美学区种植新进展

Advances in Esthetic Implant Dentistry

（埃及）阿布德萨兰·阿斯克雷　主编
（Abdelsalam Elaskary）

骆小平　主审

俞　青　张　红　主译

北方联合出版传媒（集团）股份有限公司

辽宁科学技术出版社

沈　阳

图文编辑

刘 菲 刘 娜 康 鹤 肖 艳 王静雅 纪凤薇 刘玉卿 张 浩 曹 勇 杨 洋

图书在版编目（CIP）数据

美学区种植新进展 /（埃及）阿布德萨兰·阿斯克雷
主编；俞青，张红主译. —沈阳：辽宁科学技术出版社，
2023.3
　　ISBN 978-7-5591-2872-0

　　Ⅰ.①美… Ⅱ.①阿 … ②俞 … ③张… Ⅲ.①种植
牙—口腔外科学 Ⅳ.①R782.12

中国版本图书馆CIP数据核字（2022）第257593号

出版发行：辽宁科学技术出版社
　　　　　（地址：沈阳市和平区十一纬路25号　邮编：110003）
印 刷 者：凸版艺彩（东莞）印刷有限公司
经 销 者：各地新华书店
幅面尺寸：210mm×285mm
插　　页：4
印　　张：20.25
字　　数：400千字
出版时间：2023 年 3 月第 1 版
印刷时间：2023 年 3 月第 1 次印刷
策划编辑：陈　刚
责任编辑：苏　阳
封面设计：袁　舒
版式设计：袁　舒
责任校对：李　霞

书　　号：ISBN 978-7-5591-2872-0
定　　价：398.00 元

投稿热线：024-23280336
邮购热线：024-23280336
E-mail:cyclonechen@126.com
http://www.lnkj.com.cn

主审简介
Chief Reviewer

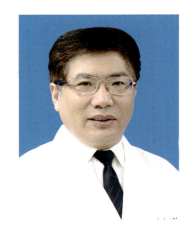

骆小平

　　南京大学医学院附属口腔医院副院长，教授，主任医师，专业技术二级。2004年获"江苏省有突出贡献中青年专家"称号，2008年获"江苏省'六大人才高峰'高层次人才"称号，同年获得国务院政府特殊津贴。先后在英国曼彻斯特大学从事牙科陶瓷材料学研究和伦敦国王学院（KCL）牙科学院临床学习种植修复。兼任中华口腔医学会口腔修复学专业委员会常务委员，口腔美学专业委员会常务委员；《Journal of Oral Rehabilitation》《中华口腔医学》等杂志编委，医疗器械行业协会增材制造专业委员会专家组成员等职。目前是江苏省卫健委"科教强卫工程"创新团队的领军医学人才。获省部级科技进步二等奖2项、三等奖3项。主编《前牙美学修复及全瓷修复体的设计》等3部图书，主译《下颌吸附性全口总义齿技术（高级版）》《当代口腔固定修复学》等3部图书。

主译简介
Chief Translators

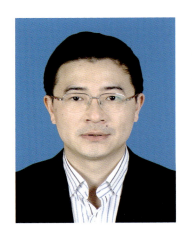

俞　青

2003年　北京大学口腔医学院获硕士学位
2009年　北京大学口腔医学院获博士学位
1990年至今　南京大学医学院附属口腔医院/南京市口腔医院修复科

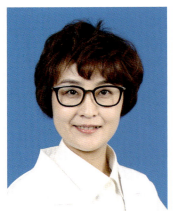

张　红

2006年　南京医科大学口腔医学专业获硕士学位
2020年至今　日本北海道大学博士在读
2013—2014年　丹麦奥胡斯大学牙学院访问学者
2006年至今　南京大学医学院附属口腔医院/南京市口腔医院修复科

译者名单
Translators

主　译

俞　青　南京大学医学院附属口腔医院/南京市口腔医院

张　红　南京大学医学院附属口腔医院/南京市口腔医院

副主译

杨　帆　浙江省人民医院

黄丽娟　南京大学医学院附属口腔医院/南京市口腔医院

译　者

李　玥　南京大学医学院附属口腔医院/南京市口腔医院

曹　阳　南京大学医学院附属口腔医院/南京市口腔医院

庄　宇　南京大学医学院附属口腔医院/南京市口腔医院

叶宝定　杭州西湖口腔医院

叶　论　杭州西湖口腔医院

徐　力　温州雅健口腔医院

张　力　南京大学医学院附属口腔医院/南京市口腔医院

马文杰　南京大学医学院附属口腔医院/南京市口腔医院

李　政　南京大学医学院附属口腔医院/南京市口腔医院

黄子维　南京大学医学院附属口腔医院/南京市口腔医院

郑　然　西南医科大学

牛　丽　南京大学医学院附属口腔医院/南京市口腔医院

关于主编
About the Author

　　阿布德萨兰·阿斯克雷（Abdelsalam Elaskary）博士是埃及亚历山大市Elaskary & Associates研究所和牙科种植与口腔重建诊所的所有者。他曾是美国佛罗里达大学的访问教授，目前是美国纽约大学的助理访问讲师。他曾编写并出版了两本口腔种植学领域的教科书，即《美学种植外科重建》（Wiley Blackwell，2003）和《口腔美学种植基础》（Wiley Blackwell，2007），均被翻译成5种语言出版。此外，阿斯克雷博士还在著名的期刊上发表了大量文章，为读者提供了许多参考文献。他是国际口腔种植专家大会的成员和大使，并于1999年被授予Ralph McKinney年度奖。他还是开罗阿拉伯口腔种植学会的现任主席，也是阿拉伯美学牙科学会的前任创始董事会成员。

编者列表
List of Contributors

Alessandro Acocella
Prato, Italy

Raquel Rezende Martins de Barros
Department of Oral and Maxillofacial Surgery and
Traumatology and Periodontology
School of Dentistry of Ribeirão Preto
University of São Paulo
São Paulo, Brazil

Giampiero Ciabattoni
Faenza, Italy

Flavia Adelino Suaid Malheiros
Department of Oral and Maxillofacial Surgery and
Traumatology and Periodontology
School of Dentistry of Ribeirão Preto
University of São Paulo
São Paulo, Brazil

Valdir Antonio Muglia
Department of Prosthodontics
School of Dentistry of Ribeirão Preto
University of São Paulo
São Paulo, Brazil

Arthur Belém Novaes, Jr.
Department of Oral and Maxillofacial Surgery and
Traumatology and Periodontology
School of Dentistry of Ribeirão Preto
University of São Paulo
São Paulo, Brazil

Roberto Sacco
Barts and The London School of Medicine and
Dentistry
and
Eastman Dental Institute
and
King's College Hospital
London, UK

Rawad Samarani
Department of Periodontology
Saint-Joseph University
Beirut, Lebanon

序言
Foreword

　　《美学区种植新进展》这本书是对口腔美学区种植外科手术和修复方案的总结，并展示了治疗结果。每一章都向读者传达这样一种理念，即如何形成和维护有骨结合的可预期的美学效果。

　　各章节介绍了口腔种植的发展历程，即从最初提出的经典方法到现代使用的方法。可以明确的是，种植体的寿命不仅与种植医生的能力有关，也与患者的依从性密切相关。治疗的结果由诊断和实际的治疗计划决定。需要考虑的因素包括微笑、邻牙的形状以及患者的年龄和性别。

　　即刻种植更容易被患者接受，因为这项技术不仅减少了就诊次数、手术次数，还减轻了患者的经济负担。然而，许多因素会影响这项技术的实际应用。周围组织的牙周健康状况不佳、被拔除牙齿在牙弓中的位置不理想，都可能成为应用这项技术的障碍。本书提供了一个循序渐进的临床方案以解决许多临床问题。唇侧骨板的状态常常限制了这项技术的应用，本书中组织学和临床应用的相关章节指导读者如何重建缺损的硬组织。对于种植专家来说，具有辨别各种不同成骨材料之间差异的能力非常重要，这样才能选择适合手术的材料。本书对可能出现的牙龈退缩也非常关注，并阐述了软组织手术程序，这不仅有助于预防牙龈退缩，而且当它发生时可以及时进行纠正。本书还介绍了各种手术程序和皮瓣设计的细节，以形成最佳的治疗效果。

　　种植修复患者的总体满意度较高。美观的满意度由种植体的位置决定。导航系统可以为种植体的微创植入提供绝对必要的指导，从而代替直视下的手术。这对牙周损害患者特别重要，这些患者对炎症具有高度易感性。因此，我们必须注意，种植体肩部和邻近骨的水平会影响此类人群牙龈的最小探诊深度。

　　为潜在的生物学并发症做好准备并在出现此类问题时能充分地应对是至关重要的。本书介绍了一种清晰的、多学科的口腔种植治疗方案，特别适用于美学区种植。每个牙科诊所的书架上都应该摆放这本教科书。

迈伦·尼维斯
（Myron Nevins, DDS）

前言
Preface

近年来，现代口腔种植学不断发展。新知识推动了数字化牙科技术的发展，提高了诊断的准确性和精确性，提升了种植治疗的效果。这些新知识包括三维成像技术、治疗计划的准确制订（对任何临床手术来说都是必要的）、微创技术、显微外科技术、数字化微笑设计、新材料和新技术恢复骨缺损以及缺失的软组织外形。

本书介绍了多种提高口腔种植美学效果和改善口腔功能的方法，特别是在美学区。会看到许多新颖的、个性化的理念与方法用于修复和改善牙槽嵴及唇侧骨板的缺损。本书最重要的特点是帮助临床医生应对口腔种植手术时面临的各种挑战，而不仅仅是常规简单病例的展示。作为本书的笔者，我不是单纯向读者展现卓越的、即刻的、难以置信的临床效果，而是详述每位种植医生都可能面对的并发症和失败，并展示几年来已完成病例的临床和影像学结果，这些结果集中体现了我的"失败原理"。"失败原理"主要涉及处理种植相关的并发症，包括术前如何制订完善的计划以避免失败的发生、如何制订应对计划处理失败、如何将失败的病例转化为成功的病例，以及如何安抚治疗失败的患者。

本书共分为9章。第1章：主要介绍科学的迅速发展改变了现代种植牙关注的焦点。人们对成功的标准发生了认识上的转变。存留率和使用寿命曾经是判断种植牙是否成功的最重要标准，但现在美

学成为了重要的指标。本章首先阐述了几十年前种植外科医生就具备的基本种植知识以及种植发展现状。同时，也强调了患者在治疗成败与否中的作用；牙科团队合作的影响；如何在患者较高的期望和残酷的临床实际条件之间达到平衡，以获得医患的和谐；对临床医生最有帮助的建议，以及出现不良事件时的终止计划。

第2章：强调了面部结构的综合评估对制订治疗计划的作用、微笑在反映个体的社会性和个人价值中的作用，以及微笑对个人和社会的影响。重点从微笑的艺术、微笑的模式、微笑设计、微笑标志、微笑弧线、颊廊、唇对微笑的影响、牙齿的形态以及与患者相关的因素（如年龄、性别、个性和对称性）等方面介绍了微笑的组成部分。充分理解这些参数对种植治疗及其治疗结果的成功至关重要。

第3章：提供了关于种植体周围组织的组织学、组织形态学和最近的显微移植物特征的独特信息。从生理学的角度详细阐述了即刻种植的效果和美学区的稳定。从动物研究和临床前研究的角度，概述了即刻种植对唇侧骨板的影响，提供了有价值的结论。

第4章：描述了一个循序渐进的临床方案，指导读者一步一步做出决策。详细介绍了美学区修复唇侧骨板缺损的非传统方法，即安放自体骨贴面，使用改良的复合自体骨移植物治疗与种植体相关的

牙槽嵴缺损，以及使用PDLLA根盾技术恢复缺失的骨轮廓。还描述了用于修复唇侧骨板小缺损的牙槽窝导板。本章内容表明，将古老的知识和先进的技术相结合，可以使患者获得最佳的功能性、稳定性和美观性效果。

第5章：种植体相关的牙龈退缩一直是许多临床医生面临的难题。在口腔美学种植领域，笔者第一次提出了一个新的种植相关牙龈退缩的分类法，详细介绍了种植相关牙龈退缩的病因，发布了一个新的评分标准来指导评价治疗效果，并提出和描述了针对不同种类牙龈退缩的治疗方案，包括预防措施、软组织的处理、新型外科技术的联合使用、三维骨移植技术以及介入式骨劈开术（三明治骨劈开术）的使用。

第6章：讨论了各种手术方案及其注意事项，尤其是在美学区，包括皮瓣设计、缺牙位点的切口、垂直向松弛切口、皮瓣推进以及其他能实现大部分软组织再生的替代方案。提供了一个指南，帮助读者决定骨移植类型，以及最大限度使用自体骨移植时，如何选择最适合的膜。阐述了美学区引导骨再生术可能出现的错误、对最终治疗结果的影响以及可能导致的失败。

第7章：强调了应用CAD/CAM技术制订种植体植入的最佳方案以及利用计算机导航手术来确认骨质较好的区域。最后还详细地讨论了软件的选择、处理方法、临床方案制订、患者满意度提升以及运用即刻负重理念完成一天戴牙等相关内容。

第8章：水平向和垂直向两个维度定义了修复空间优化的程度与方法。全面了解影响种植体最佳位置的因素后，临床医生就能更好地理解治疗的基本原理和预后。尽管事与愿违，但种植体定位不当的并发症并不少见，笔者详细阐述了对此类并发症的处理方法。

第9章：展示了再生技术应用于种植牙的长期评估结果。经过8年的随访，笔者评估了使用同种异体骨、异种骨以及人工合成骨的长期效果，无论是单独使用还是以颗粒形式使用。阐述了钛网、三明治截骨术及其他许多手术存在的问题。本章的结论可以帮助读者对再生手术进行长期跟踪的基础上，最大限度提高所有再生手术的临床效果。

最后，希望本书不仅能收藏于图书馆中，还能对日常实践有所帮助。我希望本书能对读者有所启发，制订出新颖的治疗方案。访问本书的网页可以找到许多书中提到的手术相关的教学视频和许多更有趣的内容。

阿布德萨兰·阿斯克雷

（Abdelsalam Elaskary）

致献
Dedication

我把这部作品献给诲人不倦的老师。老师是传道、授业、解惑之人。您的高尚在于，播下知识的种子，让我们收获丰硕的果实。

致谢
Acknowledgments

致父亲：您高尚的心灵、高贵的品德、无私的奉献和惊人的耐心，是您众多品质中的一部分，这些品质使我拥有了今天的地位。我希望能继承您的豁达。我感谢您是我所渴望成为的人。

致母亲：谢谢您一直以来给我的动力，谢谢您大力的支持和自我克制。您不断坚定我的志向。我衷心感谢您对我生活的积极影响。

致我的家人：Mahy、Ibrahim、Ameen和Princess Moushira——非常感谢你们理解我的工作性质、原谅我的经常缺席以及和我一起承受的工作压力。没有你们我不可能有今天的成就。

致传奇人物Mohammad Ali：虽然您已经去世了，但我还是从您身上学到了很多。我学到了什么是多才多艺、如何尊重他人、如何宽以待人，我钦佩您的耐心、毅力和内在的热情。

致Rolly Meffert：您是一个时代的传奇，您对我的职业生涯产生了巨大的影响，您在我起步的时期给予了我巨大的支持，您是一位伟大而谦逊的科学家，您最大的贡献就是教育了一批学者，他们中的许多人是当今种植界的领袖。

致Carl Misch：您是一个科学传奇，我们都从您对口腔种植的见解中学到了很多知识。我们所有人都遵循您早期在各种出版物中制定的指南。您的离去是种植界的巨大损失；我们一定会想念您。

致Charles English：虽然我本人并没有亲自见过您，但我跟随着您的脚步一直进行骨生物力学方面的研究；在这个领域，您的工作就是一种艺术，对今天的临床医生产生了巨大的影响。

致Ken Judy：ICOI的创始人和大师，一路上您支持了很多像我一样的人；因为激励年轻人，现在您是一个受到称赞的全球偶像。

致Ken Beacham：您是一个真正改变游戏规则的人！多年来，您改变了种植学教育的发展模式，您的见解教育了全球数千名临床医生，您激情洋溢的工作也造就了该领域的高质量讲师。我真的很欣赏您罕见的个人品质和您提供的工作。感谢您对我的鼓励和支持。

致Denis Tarnow：您是这一领域一颗真正的

宝石和偶像，世界各地许多人的灵感来源于您的工作，您是一位伟大的思想家，最重要的您是一个谦卑的人。您为全世界许多临床医生提供了支持、教导和启发，包括我自己。衷心感谢您，感谢一路上您给我提供的机会。

致Khaled Abdelghaffar： 我真的很感激您真挚的友情，欣赏您善良的品质和高超的专业技能。作为埃及的高等教育部长，您是高等教育的最高权威，这虽然是一项艰巨的任务，但您完全能胜任。

致Steve Boggan： 成为Biohorizons的首席执行官无疑是一项伟大的职业成就。我亲眼目睹您是如何把公司提升到最高水平的。就我个人而言，我真的很感谢您，一个真正的朋友，一个总是支持我、回应我的人，我真的很感激。

致Terrence Griffin： 我仍然记得那些美好的时光，看着您像变魔术一样地做手术，这激励了我和许多其他人，让我学到很多手术技能。感谢您在我职业生涯开始时对我的支持。您是当之无愧的AAP主席。

致Elsaied Mahrous： 30年前您对我和许多人的教导见证了您是一个伟大的人，毫无保留地将您的知识传授给他人；谢谢您，亲爱的Mahrous博士。

致我的同事们： 我真诚地感谢本书各章节的编者们所做的伟大工作。同时，亲爱的Samia，谢谢你为这本书的艺术创作做出的巨大贡献，非常出色。

致新兴的年轻临床医生们： 我在国内和国际上遇到的所有人，我衷心地感谢你们的学习热情和攀登专业顶峰的渴望。我愿意和你们分享一些其中的技巧。设定你的理想：这可能听起来很难，但试着实现你自己的理想；例如，未来10年你想在哪里工作呢？通常情况下，理想不会像计划的那样准确地实现，但是有一个明确的努力方向对你的生活至关重要，这个理想将帮助你设定以后的目标。丰富你的想象力：想象比工作本身更重要！在你的思想中翱翔，请牢记，想象力引领了许多有用的发明。如果没有想象力，这个世界就不会像今天这样，所以不要害羞。你的梦想应该接近现实；它们越接近，就越容易实现；你的梦想需要在现有的和未来可以实现的状态中保持微妙的平衡，并保持乐观。创造力是成功人士普遍具有的一个特征。发掘你的创造力。它不是靠遗传获得的，所以你可以在学习的过程中不断开发大脑的潜能，激发出更高水平的创造力。创造力和诚信密不可分。将努力与信念相结合：信念是你努力工作的永恒伴侣。你必须相信你的工作总有一天会得到认可。记住要带着荣誉和尊严前进，而不是通过胁迫或虚伪。让你的工作超越你的荣誉，而不是相反。不管你的成就有多伟大，都要脚踏实地工作。应该认识到成功与任何地理位置无关；你可以在任何地方获得成功。还要意识到，除了你之外，世界上还有很多人在幕后默默地工作，为我们目前享受的大部分事情做出贡献。你的成就可能会激怒一些人，但你也可能使很多人愉悦。只有内在力量才能让你承担和忍受人生道路上的重复性工作。回报他人，并在你的人生道路上思考，在你的人生旅途中，有多少人曾帮助过你；当你到达顶峰时，请不要忘记帮助过你的人。支持他人，包括你的竞争对手，与周围社会建立良好的关系，因为积极参与当地的活动也很重要；不要成为只在口头上参与的人，而是要给予财政支持或是推进积极的改革。在社会层面上，普通人每日工作6小时，而成功人士希望每日工作24小时！成功的人去上班的时候就像去约会！然而，对那些最亲近的人来说，与成功人士生活在一起并不是一件充满乐趣的事；在我看来，最幸福的生活伴侣是在见证胜利和失败的同时给予无条件的支持。分享荣耀的感觉是愉快的；但它来自于鼓励、支持、耐心和坚定。

致读者： 感谢你们对我的信任和支持，感谢你们购买了我以前的英文或其他语言版本的书籍；没有你们的支持，这本书就不可能出版，所以我衷心地感谢你们。

感谢所有帮助过我的人，是你们成就了今天的我，也将造就未来的我。

关于配套网站
About the Companion Website

本书提供了相应配套网站：

www.wiley.com/go/elaskary/esthetic

点开网址后，输入密码programs即可浏览有价值的素材，

协助您提高学习效果，该网站内容包括：

- 病例研究
- 视频

目录
Contents

第1章

现代美学种植的趋势
Modern Trends in Esthetic Implant Therapy

1.1　美学种植的可预期性

> 太阳和月亮的运行轨迹是可以预测的，但你的轨迹是你自己的终极艺术。
>
> ——Suzy Kassem（2011）

这句话也适用于制订美学计划。许多伟大的发明带来科学上的突破，迅速改变了种植修复在牙科领域的应用。正如结构工程原理必须与艺术技巧相结合才能建造出精美的建筑物一样，种植牙也应如此，通过最佳的设计和制作，为患者提供合适、耐用的修复体。口腔种植学，从偶然发现的骨结合（Brånemark等1969）时代开始，已经经历了很长一段时间的发展。随着种植体存留率的提高，人们的关注点已经转向美学修复，希望制作出与相邻的天然牙难以区分并且具有长期组织稳定性的修复体。美学效果的持久性正成为许多临床医生的主要关注点，因为按照目前对美学的理解，它不仅要有完美的即刻美学修复效果，而且要保证较高的远期成功率。如果没有在患者身上实现长期的实际效果，只是在向观众推广时或是在教科书和出版物中有一个即刻的美学效果是远远不够的。因此，应加强对美学病例的长期随访，为临床医生提供可预期的治疗方案。当前对美学种植的认识是治疗结果应具有长久性，即经过长期随访，种植体具有良好的稳定性、周围组织结构健康以及美学效果持久。

早期的口腔种植治疗中，人们主要关注的是组织健康和种植体存留率。过去的10年里，人们的评价标准发生了转变，将持久的美学效果作为最终修复成功的标准。然而，随着生活水平的提高，人们往往会追求不切实际的美学效果，这对最终的结果和患者的感受可能都是不利的。临床医生的作用是指导患者并帮助他获得最佳的利益，并提出最佳的治疗方案，在提供最佳美学效果的同时，获得更长的可预期的使用寿命。

市场调查发现，提升美学效果是临床医生提倡用种植体代替传统修复方法治疗部分或全部牙缺失的主要原因之一。然而，与传统修复相比，用种植体支持的修复体实现美学效果非常具有挑战性。美观的改善表明软硬组织之间的相互作用是有效且成功的（Palacci 2000）。事实上，合理的种植体周围组织成形术的理念应该有助于提高患者的生活质量，促进患者的心理健康，而不仅仅是纯粹的美学范畴。美学效果受到诸多因素的影响，除了种植体的设计、表面特征或者基台类型（保证美学效果）的选择，还需要花费大量时间收集数据，进行正确的诊断，才能在功能和美学方面都具有良好的效果（Jivraj和Chee 2006）。治疗方案的正确制订有助于为患者提供一个合理的美学预期。因此，了解患者的需求，并将其转化为可实施的计划，才能为患者提供最佳的选择。

复制自然的外观是一项艰巨的挑战，将种植

体植入美学区更是一项技术敏感性很高的工作，几乎没有出错的余地。植入时位置上的微小错误或软硬组织的处理不当，都可能导致美学失败，造成患者的不满或是糟糕的美学效果。牙齿和牙龈美学的共同作用，才能为患者提供一个和谐的、平衡的微笑，因此临床医生必须掌握与牙龈形态、结构、尺寸、特征、表面纹理和颜色相关的参数。最终目标是种植修复体与自然微笑的结构和谐一致。

术前评估患者的期望对描述审美载体的可预期性至关重要。为了获得良好的美学效果，种植体植入前需要详细地制订诊断和治疗计划，并掌握相关的临床技能。种植修复体美学效果的可预期性取决于诸多因素，包括但不限于以下方面：①患者的选择；②牙齿的位置；③牙根及相邻牙齿的形态；④牙周组织的表型、牙齿形状和牙槽骨的高度；⑤种植位点可利用骨的解剖结构；⑥植入位置；⑦相关的面部解剖结构。以上会影响整个治疗计划的结果（Elaskary 1999）。

Garber（1995）与David、Garber和Salama（2000）描述了以修复为导向的种植过程，在这个过程中，首先确定最终的修复体形态，然后反过来，将种植体仅仅看作是修复体下部的延伸。这一过程强调了高质量美学固定修复体的重要性。由于种植体的理想位置应该由修复体的参数来决定，所以种植体位置和角度的精确定位是一个很精细的过程（Misch 1997）。在有多个固位部件支持的混合型全口义齿修复体中，种植体的定位可能比单颗或部分种植体支持的修复体更宽容，在单颗种植体支持的修复体上，一个很小的错误可能会被放大，并可能导致美学的严重不良后果（Misch 1997）。

随着对以患者为主导的美学修复需求的不断增加，出现了各种类型新的放射学和种植手术的方法。例如，CAD/CAM（计算机辅助设计/制造）种植技术为提高种植体之间的平行度及确保更好的美学效果提供了重大的飞跃。这项技术强调了影像学的诊断（Engelman等1988），在计算机断层扫描（CT）结果的基础上制订修复治疗计划，或者通过精确的骨成像技术（Pesun 1997）指导种植手术、植入种植体（Minoretti、Merz和Triaca 2000）。

1.2　美学种植的回顾

美学区种植治疗在许多年前就已经开始了，源于人类对美和装扮的不断追求（Elaskary 2003）。尽管有些方法当时属于开创性的，但现在已经过时了。

多年来，临床医生们只能通过复制天然牙的形状、颜色以及复制牙龈轮廓来尽可能接近天然的口腔状况。随着外科技术的发展，医生们开始使用美学外科方案，使得美学区种植修复体能够从各个方面复制天然牙的原始轮廓和形态特征。Elaskary（2008）经过几次尝试，提供了一种三维的种植体植入和软组织成形的方案。

在美学区，手术治疗的目标是成功地实现种植体与组织的整合，并维持健康、美观的种植体周围的组织轮廓，进行功能和美学重建。因此，明确了解患者在特定口腔条件下的具体需要，掌握必要的外科技术以确定治疗目标是最重要的。然而，在非美学区，手术治疗的主要目标是实现种植体可预期的软硬组织整合，以重建种植体支持的修复体的长期功能。

优化种植体植入位置与邻近组织轮廓关系的因素很多（无论是否使用导板），包括可利用的软组织厚度、术前组织的总体积、种植导板的精确度、相邻天然牙的状况及其与牙龈轮廓的关系、咬合关系以及技师制作自然美观的修复体外形的能力（Elaskary 2003）。

我们还应认识到，种植体周围的牙龈组织应该加以增强和维护，尽量获得与天然牙周围组织相同的尺寸和结构。天然牙周围原始的软组织在种植体植入后从游离龈处开始变得平坦。龈下区域，尤其是生物学宽度，包含了最终修复体穿龈轮廓的部分，应与将要修复的天然牙的尺寸相匹配。临床医生很早就知道，种植体形态特征的设计与天然牙不同。这一认识，促进人们去研究，如何形成一个理想的扇形牙龈形态以及如何模仿天然牙龈乳头，以创造一个被最终修复体所支持的最自然的穿龈轮廓。种植体最佳的三维位置是种植体顶部应位于天然牙龈缘顶点根方2mm以内，颊侧至少有1~2mm厚度的骨壁。这就要求临床医生必须精确地制作一个能在龈缘水平使柱形种植体转换成天然牙横截面形状的过渡性修复体。塑造一个合适的穿龈轮廓对最终修复体模拟相邻天然牙的形态、实现最终的美学效果非常重要。因此，临床医生在种植体支持的修复体上复制天然牙穿龈轮廓的能力，是实现自然美学的重要因素（Garber 1995）。

种植导板（以前被称为模板）有时是用一副在丙烯酸树脂牙上带有指示标志的旧局部义齿制成的（腭侧或舌侧进行缓冲），以指导种植体植入。但局部义齿制作的导板不能进行精确的种植体定位，因为这种导板无论在颊舌向还是冠根向都不能控制钻的运动，钻孔方向上的任何偏差都会改变将来种植体的位置。使用CAD/CAM种植导板可以确保种植体相对于邻牙的准确定位或用于未来的修复；但有些导板的精度也不够。现在CAD/CAM导板有了很大的发展，改进了许多过去的技术。因此，临床医生了解和掌控种植体与周围牙龈和牙齿之间的结构关系，从而建立美观的软组织轮廓及和谐的扇形龈缘线，这对于实现最终的种植义齿的美学效果至关重要（Elaskary等1999）。

局部软组织、骨形态和修复体外形影响最终修复体的形状和轮廓，并可能对其最终的外观至关重要。例如，种植体距离邻牙太近可能会导致严重的口腔维护问题，种植体离唇侧骨板太近可能会导致美学上的不和谐和唇侧骨板吸收，并可能导致牙龈退缩。还可能导致螺丝孔开口位置不理想，位于修复体唇侧。种植体如果离舌侧骨板太近，通常需要制作一个很大的外形不良的修复体，这可能会干扰说话，影响舌体的空间，同样也必然会导致美学效果不佳。

为了优化种植的美学效果，许多医生在临床图片上测量牙龈乳头高度（Olson等1992），还有些临床医生（Jemt 1997；Nemcovsky等2000）制定了一套用于评估牙龈乳头外形的指标。一些研究人员使用骨测深技术测量牙龈乳头高度，从而将牙龈乳头与牙槽间隔联系起来。一些研究（Grunder 2000；Tarnow等2003）介绍了测量牙龈乳头高度的方法，例如在局部麻醉下探查骨的位置。然而，临床图片或这些指标尚不能准确地评价牙槽嵴顶与牙龈乳头的关系（Jemt 1997；Nemcovsky等2000）。

一些研究者建议使用低剂量X线摄片来显示种植体周围软组织的变化。虽然研究结果显示，X线片上的变化与实际软组织的变化有很高的相关性，但它并不适合于每个临床病例，因为低剂量X线照射通常不能为临床医生提供足够的骨结构信息。应用软组织造影剂可以在同一张放射图像上同时清楚地显示软硬组织（Rustemeyer和Martin 2013）。

临床医生需要利用现有X线片来评估未来的骨-种植体界面，以确保最佳的种植效果。对于任何可疑的或确认的骨吸收，无论骨缺损是垂直向的还是水平向的，或者是一壁骨、两壁骨，或者是更严重的骨缺损，都应根据骨缺损的类型和严重程度来决定治疗方案。过渡性修复体的龈下形态可以通过制作个性化转移杆转移到工作模型上。牙龈增量术可随时进行，以解决牙龈和黏膜形态的不协调，增加表面组织的厚度，遮盖显露的金属，达到满意的治疗效果；然而，临床效果并不总是可预期。

种植体的位置、角度和深度可以根据术前影像设计，为种植体的骨结合过程提供重要信息。为了确定种植体植入位置，并在术前制订一个更准确的计划，可以将CT（Besimo和Kempf 1995；Israelson等1992）或传统X线断层扫描所获得的颊舌向横断面图像传送给临床医生。

研究模型为临床医生掌握临床技能奠定了良好的基础，因为它可以提供缺牙区的三维视图信息、现有咬合与邻牙关系的信息和颌间关系的信息。使用牙槽骨影像图或超声波可以观察研究模型上未来植入部位的骨结构，检测牙槽嵴的精确宽度，而不需要进行CT扫描。使用造影剂获得的数据是精确的、可重复的，图像的可信度高，可以用于进一步分析。在多个位置进行骨宽度的测量，可以提高数据的准确性，减少测量误差（Mecall和Rosenfeld 1996）。

过去，许多临床医生用全景片和/或X线定位片进行术前检查。全景片常与直径5mm的钢球联合使用来测量X线片的放大误差系数。拍摄传统的全景片和普通X线平片时，通常让患者佩戴X线照相模板，即在蜡型上装有金属球或棒、套管或引导柱。通过计算放大系数，准确地定位植入位置和规划种植体分布（Buser等1990）。

数字化技术的突飞猛进取代了一些陈旧的方法，为临床医生提供了先进的手段。

1.3 美学种植的现状

在过去的10年里，牙科的各个方面都有超乎想象的、突破性的发明。激动人心的外科、修复科工具和令人着迷的诊断辅助工具都掌握在现代化的临床医生手中。先进的诊断辅助设备已经在临床大量使用，高分辨率、高精确度的CBCT，帮助实现从A到Z的数字化种植的工作流程。这已经成为许多牙科诊所的常规临床工作。该工作流程从准确分析现有软硬组织的结构开始，可以为临床提供一种节省时间、减少疼痛、植入精度接近98%的手术指导（Deeb等2017），如图1.1所示。这种现代化的种植设计软件已经在日常的工作中得以普及，除了预先确定种植体植入的位置和种植体支持的修复体的设计，它还可以用于最终修复体的微笑设计，甚至可以在术前就制作出修复体。目前唯一的限制就是相对较高的成本，但笔者之前的经验表明，使用这些昂贵的设备其实比传统的低成本的方法更经济。椅旁CT扫描仪的开发，可以在三维方向上评估牙槽嵴的解剖形态，临床医生甚至可以自己设计植入位置、生成CAD/CAM种植导板，并在手术时进行检查。此外，将来种植上部修复体的虚拟设计也可以在种植手术前就完成。

研究人员很早就指出，在制订治疗计划时，

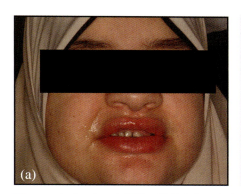
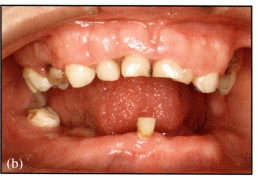

图1.1 （a和b）一名颅骨、锁骨发育不全的女性患者的术前照，主要表现为在发育不完全的颌骨上，部分牙缺失及多颗多生牙。

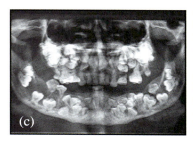
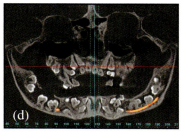
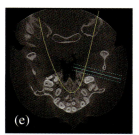
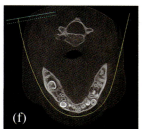

图1.1 （c~f）CBCT显示有多颗未萌出的多生牙。

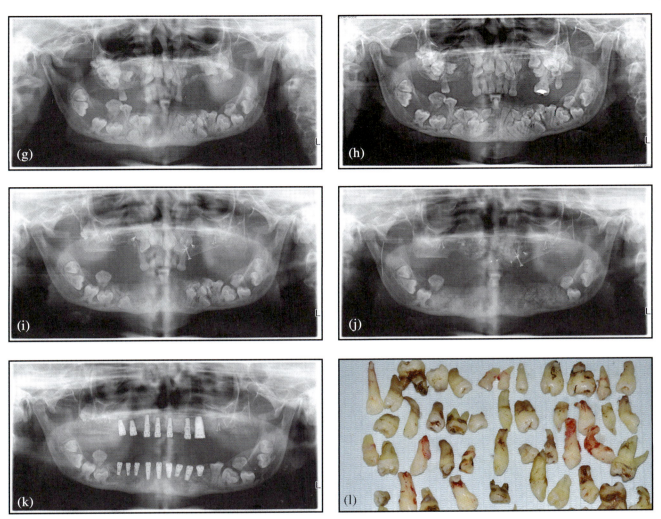

图1.1　（g~j）全景片显示多生牙拔除并同期植入多颗种植体。（k）颌骨上显示有多颗种植体；下颌骨中剩余的多生牙将在最后修复体完成之前拔除。（l）多生牙在12个月内拔除。

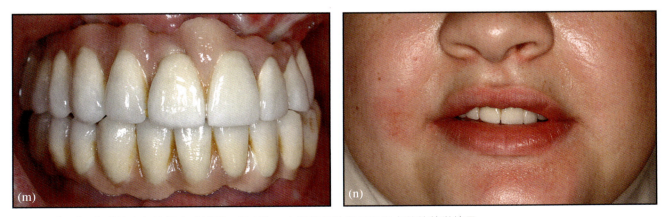

图1.1　（m和n）种植上部修复完成以后，患者的口内照和口外照显示出卓越的美学效果。

运用三维设计系统可以对骨的质量和体积做出更为准确的判断，在种植体位置、生物力学以及美学上具有更好的效果（Basten 1995；Israelson等1992；Verdi和Morgano 1993）。这些进展最大限度减少了并发症的发生，例如下颌神经损伤、上颌窦穿孔、开窗或裂开。因此，三维设计系统是术前评估种植体位置的可靠工具。种植外科医生和修复科医生可以模拟一个理想的植入程序，在CT图像上可以显示种植体准确的空间位置，包括深度和角度。

CAD/CAM指导手术的原理取决于两方面：

（1）在CT评估中，放射导板上X线阻射的标记物应提供准确的指导，以确定种植体和基台的位置与轴向。相关数据通过标记物传递到工作模型上，指导种植导板的精确定位，从而引导种植通道的预备。在修改程序中，X线阻射的标记物能保持稳定。如果在通道预备时去除了设计时的标记物，则该程序还必须包括另一个导引器，将数据从二维向三维精确地转换。

（2）放射导板向种植辅助工具的转换，便于种植体植入到理想的位置，该位置由二维扫描图像获得的数据所确定。种植导板应牢固地固定在相关结构上，以便于种植外科医生进行植入部位的准备和植入部位的显示。

随着计算机辅助种植的出现，外科医生可以非常精确地完成整个种植手术。CBCT三维容积成像系统，为临床医生和专家提供了所有口腔与颌面部结构的完整视图，为牙科专业人员提供了迄今为止最全面的诊断信息（Sanderink等1997）。CT扫描技术、基于实验室的激光扫描技术以及口内数字化印模采集技术等，与最先进的设计软件相结合，可以准确地再现一名虚拟的患者。临床医生现在可以预览甚至可以比较不同治疗方案的效果，结合所获得的数据制订一个全面的治疗计划，为患者提供一个包括美学和咬合重建在内的全功能的解决方案。

牙科专业软件是专门为临床医生服务的，数字化微笑设计软件可以在术前模拟出修复后的笑容，也可以为最终修复体的制作提供参考。牙科医生/技师之间的紧密合作及良好的工作关系，有助于促进新技术的应用。使用诊断蜡型和过渡性修复体及数字化手段复制的"数字化蜡型"可以指导CAD/CAM修复体的制作，这将取代手工蜡型制作，成为临床医生的"标准操作程序"。该技术也广泛应用于种植设计，它可以最大限度减少骨吸收并且获得最佳的美学效果。此外，为了尽可能提高去骨的精确性、最大限度减小骨组织的创伤，可以采用超声骨刀在最小组织创伤下高效、精确地去骨。

新研发的修复材料为临床医生提供了更多的选择，例如Prettau（Zirkonzahn，Tyrol，意大利），将来可用于制作高美学性能的氧化锆修复体。Prettau®氧化锆比过去的氧化锆内冠更具有半透性。

陶瓷颗粒增强的高性能聚合物，如Bio-HPP（Bredent GmbH & Co·KG Senden，德国）也是一种广泛使用的修复材料。Bio-HPP的弹性模量（E-模数约为4000MPa）与人体骨骼非常相似，在口内不发生离子交换，不变色，具有良好的生物相容性及化学稳定性。它还具有高度的美学性能和个性化特征，同时可以防止菌斑形成（Han、Lee和Shin 2016）。可以用它制作内冠，其表面可以用传统的方法上饰瓷（如Visiolign）（Bredent GmbH & Co·KG Senden，德国）。

接下来介绍的另一种创新性材料是Vita ENAMIC®（Vita Zahnfabrik，Bad Säckingen，德国），它是第一个具有双网络结构的混合牙科陶瓷。其中，占主导地位的是聚合物网络增强的陶瓷网络（重量比为86%）精细结构。这两个网络彼此完全整合在一起，可以获得强度和弹性之间的平衡，很好地吸收咀嚼力。相比而言，ENAMIC的脆性比纯陶瓷低，耐磨性比树脂高，即使是修复体的薄壁也可以切削出来。ENAMIC易产生裂纹，具有类似釉质的磨损特性，可以通过陶瓷网络精细结构实现拮抗保护作用。它具有极好的边缘稳定性，材料精度非常高，因此可以用金刚砂车针进行研磨。IPS e-max PRESS也是一种经过验证的高强度材料，具有持久的临床效果和仿真的美学效果

（Mörmann等2013）。

　　数字化牙科CAD/CAM技术使数字化牙科团队能够以一种全新的、更高效的方式（图1.2）完成诊断、治疗计划制订和为患者提供功能性美学修复。

　　目前市场上主导的治疗计划制订软件，例如Straumann®Guided Surgery（SGS）系统（Straumann Holding AG，Basel，瑞士），是独立运行的虚拟种植软件coDiagnostiX™（Dental Wings Inc.），与

Straumann公司的goniX™外科导向钻配合使用。CT扫描获得的数据可以转化为真实的种植导板，为手术提供可靠的指导并缩短制作周期。种植体可以按照costix™虚拟软件中制订的计划，通过导板准确地植入。神经管自动检测、亨氏单元检测、直观控制和菜单是coDiagnostiX™软件或大多数现有用于制订治疗计划的软件都具有的其他一些关键功能。在手术开始之前，螺丝固位和粘接固位的过渡性修复体都可以通过goniX™在技工室制作出来。定制

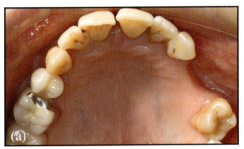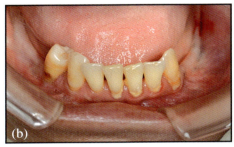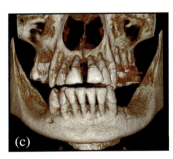

图1.2　（a和b）术前检查，严重的牙槽骨吸收导致无保留价值的牙齿。（c）术前CBCT图像显示牙槽骨缺损。

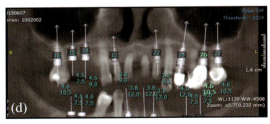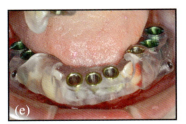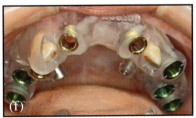

图1.2　（d）软件上的种植计划提示，可以使用短种植体来支持修复体。（e和f）制作上颌和下颌外科CAD/CAM导板，将种植体植入在最佳的位置。

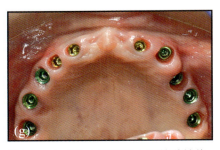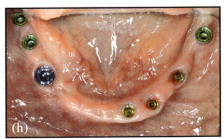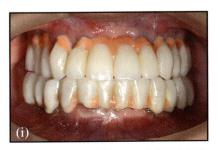

图1.2　（g和h）下颌和上颌的种植体。（i）口内照显示，最终使用混合螺丝固位的种植义齿，修复材料为聚醚醚酮和牙龈色树脂。

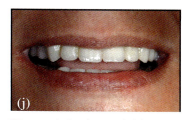 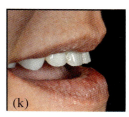 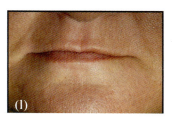 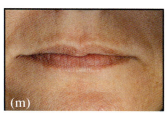

图1.2 （j和k）正面和侧面照，显示患者面型的改善。（l和m）显示术前和术后面部支持组织的改善。

的钛和氧化锆基台及其最终的修复体也可以在手术前制作出来，进行即刻负重。

Nobel Clinologies™（Nobel Biocare，Zürich，瑞士）可用于Windows和MAC操作系统。DICOM文件可以直接加载到软件中进行渲染和处理，无须事先进行DICOM文件转换。Nobel Guides™（Nobel Biocare，Zürich，瑞士）同时支持牙列和黏膜数据。每个导板都将放在一个遮光袋中，并附有每个植入位点的详细钻孔方案。黏膜支持式的导板靠辅助性针道进行稳定。使用专门的外科导向钻沿着钻孔钥匙，按预先设计的直径、位点、角度和深度植入种植体。

Implant Studio®（3Shape A/S，Copenhagen，丹麦）也是现在常用的一个软件系统，它使种植计划的制订成为一个单一的平稳的工作流程。它是一个开放的第三方表面扫描软件，可以与任何3D打印和研磨仪相连接，应用于任何种植系统、套筒系统和手术工具包。3Shape的解决方案为临床医生和技师提供了一个完整的数字化工作流程，它不仅包括直观的设计工具用于种植计划的制订，还可以形成虚拟的牙冠，这样就可以确定种植体植入的最佳位置，并与预先设计的修复体相匹配。另外，3Shape的通信集成功能使TRIOS扫描仪和3Shape桌面扫描仪扫描得到的三维表面形态更容易处理，并可与预先设计的种植体位置相结合，用于基台和牙冠的设计。

毫无疑问，数字化扫描设备将成为未来种植学的一个重要组成部分，正如今天展示的这个病例一样。1994年，Jemt和Lie介绍了一种称为"摄影测量"的技术，该技术利用一系列的三维图片来记录种植体的最佳位置来制作种植体支持的支架。他们认为摄影测量是记录种植体位置的有效方法，其精度可与传统的印模技术相媲美。后期研究表明，光学三维扫描技术可用于确定骨结合种植体的位置，图像采集技术可以替代传统印模技术（Karatas和Toy 2014）。

数字化扫描技术是临床医生的福音，它正在改变当今种植学和牙科工作的现状。传统印模技术存在以下缺点：气泡和空隙、变形、托盘与牙齿的接触、托盘结合差、分层、对温度敏感、印模材的收缩、石膏模型灌注和代型修整的误差；相比而言，数字化扫描技术可以提供一种更经济的工作方式、提高工作效率、优化临床工作流程，受到了许多临床医生和患者的好评。与传统的印模技术相比，数字化扫描技术显著提高了临床工作的准确性和工作效率（Kamimura等2017）。如今，在牙科领域，通过扫描杆扫描、设计后，相关数据可以直接传输到五轴研磨仪来完成种植基台的制作，节省了大量时间和费用。数字化印模系统的应用大大提高了临床医生的工作效率（Yuzbasioglu等2014）。现在，这些数字化系统已经常规应用于临床，为临床医生和患者提供更有效的服务。该行业在数字化市场中不断发展与竞争，随着越来越多的临床医生在临床工作中的应用，这项技术可能会变得更经济。

数字化印模系统为广大牙科医生提供了更合适的修复体，提高了工作效率。同时大大减少了技师与临床医生之间的沟通障碍，戴牙也更为顺利。这些系统可以为用户提供预备体、种植体表面，甚至无牙颌的数字化图像，将这些电子化的信息以

STL文件形式进行传递，制作工作模型和代型。比较数字化扫描和传统印模法制作的牙冠，可以发现扫描制作的修复体邻接更合适、边缘适合性更好、咬合更准确（Rhee等2015）。

iTero™数字化印模设备（Align Technology Inc. San Jose，California，美国）是一个以椅旁应用为基础研发的口内扫描系统，通过互联网可以连接到研磨中心和合作的加工所。该系统增强的可视化和实时分析工具，使临床医生能够在完成患者口内数字化扫描前进行测量。数字化扫描技术显著提高了临床工作的准确性和工作效率，可以持续提供高精度的数字印模（Derhalli 2013）。iTero数字化印模设备不需要通过喷粉来获得均匀的光分布，表面配准和精度在15μm以内（Rhee等2015）。

如今，临床医生可以在家中或工作中使用个人计算机，结合现代软件提供的先进的计算机技术，将CT扫描数据与口内扫描数据相结合。最先进的影像与口内扫描数据的结合，可以精准地确定种植体的植入位置，进行修复体的设计，为加工和戴牙做准备。

外科医生通过另一项新兴的技术——导航系统，可以像传统治疗那样进行自由引导（Mezger等2013）。这项技术使用了位置识别传感器，可以通过计算获得仪器和患者的空间方位。视觉和声学信号可以让术者明确仪器的位置、患者的图像数据和治疗计划中确定的目标形状。还有机器人系统，它已经为各种骨手术的应用铺平了道路。NaviENT & Micron Tracker（Navident，Toronto，Ontario，加拿大）系统代表了一个完整的、便携的临床治疗系统，可以直接在手术室应用。该系统实现了软硬件的结合，即标准化成像系统的接入和传统手术器械的硬件改造（Shin等2011）。导航软件集成像、虚拟植入、植入于一体。在手术过程中，计算机根据红外摄像机的数据计算出患者和仪器的准确位置。对位置进行计算后，结果可以在计算机屏幕和微型显示器上显示出来（Dirhold等2012）。

此外，在口腔种植导航系统中，应用图像支持的设计功能，可以将种植体的位置精确地转移到

领骨上。图像引导的外科手术保证种植体的轴向平行，实现精度最高、损伤最小的手术，同时避免对关键结构造成的损伤（Widmann 2007）。

牙科领域的另一个进步是显微外科技术的发展，这使钻孔时的角度更加精确。牙科显微外科使用牙科显微镜和光纤照明系统。临床医生使用牙科手术显微镜（Dental Operating Microscope，DOM）放大手术区域，可以更精确地观察手术过程。因为放大率会把光扩散出去，使得这个区域看起来更暗，所以许多牙科显微镜还包括了一个光纤光源，这比传统的头顶光源效果更好。另一种显微手术方式是使用牙科放大镜，将手术区域放大到原来的3~6倍；但显微镜可以提供更多的细节和放大倍数，使视野扩大20倍。临床医生可以在牙科显微手术中调整放大率，而牙科放大镜的设计是为了在医生和患者之间保持一定的距离并限制移动。牙科显微外科手术的好处之一是便于教学，它可以记录正在进行的外科手术过程。

临床显微镜和外科显微镜的应用，使牙周外科手术和修复水平达到了极致，可以提供美学效果更持久的修复体。手术后的并发症也减少到最低，更不用说显微镜在根管治疗中的巨大作用以及它们在日常外科手术和修复过程中的应用了。强大的激光治疗仪也被开发出来，可以一次完成无痛的牙科治疗、微创手术以及牙齿的美白。牙科显微手术可以用来提高牙科手术的效率，无论是外科手术还是修复治疗，它都能看到肉眼无法看到的微小细节，因此可以将常规结果转换为出色的效果，是一个很好的临床工具。

包括种植在内的所有牙科领域，激光无疑是一种最先进的治疗方式。CO_2激光，作为过去几年的发明之一，它在微观水平上可以保护组织，几乎没有不良影响（Schwarz等2015）。用CO_2激光治疗种植体周围炎的光动力疗法似乎也比传统方法更为有效（Caccianiga等2016）。激光治疗是无创的，对邻近骨或软组织没有损伤，避免周围组织过热，减少术后创伤。激光也有杀菌功能，几乎消除了感染的问题（Jurič和Anić2014）。在取出种植体和清

创后，临床医生可以用激光促进软硬组织的愈合。激光手术的另一个好处是它通过促进伤口愈合的过程（Chaves等2014）减少伤口愈合的潜在并发症。激光手术通过促进炎症过程中酶抑制因子的释放，来显著降低或消除炎症反应。

激光手术的适应证很多，几乎可以广泛应用于牙科的每一个分支学科，它可以用于软硬组织的切割、治疗龋齿、牙龈边缘成形、控制出血、消毒伤口和感染的牙周袋、消毒感染病变的牙髓、治疗种植相关的感染以及疱疹病变等。

1.4   种植体周围软组织优化的时代

在种植体植入前应仔细评估所有牙龈和牙周的缺陷，然后才能谈到修复的技巧和治疗这些缺陷的技能。影响美学效果的牙龈和牙周的缺陷应在术前的临床检查时进行确认。种植前，牙龈和牙周的缺陷或差异多种多样，在临床上可以表现为附着丧失、角化黏膜丧失、相邻牙龈轮廓的不对称或不平衡、局部组织体积减小、牙龈乳头缺失或萎缩以及所有已知类型的牙龈退缩（Elaskary 2008）。软组织质量或数量不理想，可能由许多因素引起，包括过度刷牙（O'Leary等1971）、吸烟、菌斑堆积以及外伤造成的组织损伤。上述任何因素如果在临床评估时存在，都应该在种植治疗前予以消除。无论是自然牙列，还是种植义齿，前牙区的美学效果很大程度上依赖于健康角化龈的存在。

为了促进种植义齿的长期维护，需要对未来种植体位点周围的软组织仔细地评估，并且在术前检查时就应进行（Kennedy等1985）。牙龈的形状和颜色需要在术前持续评估。检测牙龈的色素沉着对整体的治疗效果有很大的价值。口腔色素是最常见的生理现象，但有时也会遇到非生理性的。生理性色素沉着主要是由存在于口腔上皮基底层的黑色素细胞产生的黑色素引起的，通常比非生理性色素沉着更为普遍。色素沉着的病因可能是遗传性的，也可能是怀孕或药物引发的。非生理性着色可能是病理的或非病理的。局限的病理性色素病变包括血

管瘤、卡波西肉瘤和黑色素瘤等。病理性色素沉着还可能与全身疾病如艾迪生病、皮茨-杰格尔斯综合征、神经纤维瘤病或重金属摄入有关。局部的、非生理性的着色通常是外来植入物导致的口腔黏膜的明显变色。外源性色素沉着来源于碳、铁屑、金属银（汞合金）或石墨（Phillips和John 2005）。牙龈组织色素沉着的存在，应该特别引起重视，避免瘢痕组织的形成。这将对美学产生负面影响，尤其是对高位笑线患者。角化龈的连续性应通过微创技术来保持，例如不翻瓣种植（Elaskary 2008）。

与种植牙美学效果相关的牙龈结构包括龈缘的形态、牙龈乳头的状态、健康角化龈的颜色和纹理（Tarnow和Eskow 1995）。上颌前牙区附着龈的宽度为2~8mm。在龈沟底，唇侧牙龈的厚度约为1.5mm。对于实现种植美学和功能的软组织的量尚无明确的结论。一些学者认为，没有炎症的软组织和一定数量的角化龈是确保骨结合成功的必要因素。其他一些学者也已经证实，角化龈的缺失可能危及种植体的存活。此外，还一些学者指出，角化龈的宽度至少需要达到2mm才能获得最佳的天然牙周围组织的健康，而其他学者则认为，当菌斑控制良好的时候，不到1mm的角化龈也足以保证组织的健康（Zarb和Schmitt 1990）。

一般说来，从逻辑上讲，足够的角化龈肯定会改善种植牙最终的美学效果。角化龈的存在可以减少术后牙龈退缩的发生，抵抗刷牙对种植体的损伤，减少种植体上方软组织开裂的可能。在种植前，应该有足够数量健康的角化龈存在（Bengazi等1996）。因此，在种植治疗的不同阶段，提高软组织的质量和数量都是一个重要的前提。诊断口内软组织缺陷的类型和原因并制订合适的治疗方案，已成为种植修复成功的必要手段，但是牙龈手术的成功率有所不同。

目前的游离龈移植或外置法（Onlay）植骨可提供很好的预后，使用较厚的移植物、受体牙龈乳头部位的对接、移植物上的褥式缝合、唇侧根片的预备以及枸橼酸处理根片，能够增加成功率。近年来，结缔组织移植也得到了广泛的应用，大大改善

了软组织缺损的体积和形态。根尖冠向瓣复位术，无论是单独使用还是与其他手术联合使用，只要生物学宽度保持在正常的范围内，均能获得很好的预后。

和谐的、非潜在病理性的牙周复合体与种植体的美学及功能之间有直接的联系，因为任何牙周病变组织的发展或潜在的病变，都会不可避免地破坏临床医生重建长期健康环境的能力。在上颌前牙区尤为关键，此处软组织复合体与种植修复体及邻牙的关系常常决定种植是否成功。这在很大程度上影响治疗方案的制订。在种植治疗前，任何牙周疾病都要进行评估、诊断及制订计划治疗。Gouvossis（1997）的一项研究表明，牙周病变组织可能从牙周炎部位传播到同一口腔的种植部位。它提醒临床医生注意，从牙周炎部位到种植部位存在潜在交叉感染的风险。种植失败部位的横断面微生物学研究结果证实了这种情况的发生，研究数据表明，此处微生物的分布和牙周袋相似。有研究证明，牙周病和种植失败具有密切的联系，因为革兰阴性厌氧菌群与螺旋菌的增加与种植失败有关。还有证据支持类似的观点，稳定的种植体周围的微生物群与健康牙周组织周围的微生物群相似，而失败种植体周围的微生物群与牙周病变组织周围的微生物群相似（Gouvossis 1997）。

Sanz等（1991）报道，随着疾病的进展，种植体周围多形核白细胞（Polymorphonuclear leukocytes，PMNs）水平升高；Kao（1995）等发现，与健康的部位相比，病变种植体周围龈沟液IL-1B的水平提高了3倍。这些报道证实了之前的结论。这些发现与评估牙周组织慢性炎症细胞产生的炎症介质，例如PGE2、IL-1B、IL-6等，引起的天然牙周围牙周变性的研究相似。这些启动因子会刺激破骨细胞增殖造成骨吸收，与炎症反应非常相似。综上所述，现有的牙周病变组织在种植体界面有很大的定植潜力，通过潜在的感染可能导致种植体脱落和修复失败。因此必须制订一个临床方案，在种植前去除牙周病变。

1.5　软组织的生物学特性及其影响

牙周组织的组成和结构从美学与功能两方面影响种植体的预后。区分和鉴别牙周表型对制订治疗计划、选择合适的手术方法和预测远期疗效具有重要价值。患者的牙周生物型不仅影响手术方法，也影响临床手术的效果。健康人的牙周组织包括牙骨质、牙周韧带、牙龈和牙槽骨（Glickman 1972）。牙周组织可分为牙龈和牙周附着两部分。牙龈由游离龈、附着龈和牙槽黏膜组成。牙龈的衬里上皮要么是咀嚼黏膜，由较厚的角化上皮及其下方致密的胶原结缔组织组成；要么是被覆黏膜，由较薄的非角化上皮及其下方疏松的结缔组织组成，含有弹性纤维。咀嚼黏膜位于游离龈及附着龈、硬腭和舌背，而被覆黏膜则分布在口腔的其他部位。简单地说，游离龈是位于龈沟底以上的牙龈部分，通常<3mm。牙槽黏膜是红色的，因为上皮很薄且覆盖在血管上。牙周附着由牙槽骨、牙骨质和胶原纤维附着组成。牙槽骨包括外层的密质骨及其内部的骨小梁，密质骨位于牙槽窝的内壁，有胶原纤维附着，又称为束状骨。牙骨质覆盖在牙根的表面，是牙龈主纤维束的来源，主纤维束由胶原纤维组成，从牙根的牙骨质出发，不伸入到骨组织。龈牙纤维从牙骨质延伸到游离龈，牙骨膜纤维从牙骨质顶部伸出，越过牙槽嵴向附着龈的黏骨膜方向延伸。环形组纤维不附着在牙骨质上，而是环形分布在牙颈部周围的游离龈中，而越隔纤维则从牙骨质出发穿过牙槽嵴顶到相邻牙齿的牙骨质（Ochsenbein和Ross 1973）。这些纤维组对美学影响巨大，因为它们是构成牙龈乳头形状和位置的主要结构。但这些结构只适用于天然牙，而不适用于种植牙，因为种植牙不像天然牙根牙骨质那样具有插入纤维的结构。牙周膜纤维也由胶原纤维组成。它们被称为牙槽嵴组，因为它们伸入到牙槽骨中。它们由牙槽嵴纤维组成，从牙槽骨上方的牙骨质向下延伸至牙槽嵴顶。横纤维从牙骨质直接延伸到牙槽骨，斜行纤维（最大的一组）从牙骨质延伸斜行向冠方延伸到牙槽骨。所有这些生物单元具有独

特的构造，使牙周组织保持和谐的状态（Olson和Lindhe1991）。

健康牙周组织的自然形态特征为，无论在唇面还是近远中，龈缘的位置随着下方牙槽嵴高度而变化。在口腔中存在两种不同的牙周生物型：薄扇型和扁平肥厚型。厚龈生物型更为普遍，约占人群的85%，而薄龈生物型占15%。每种类型都有与其相邻的结构有关，具有独特的形态特征。识别和区分这些基本类型对于选择种植体大小、种植体类型和手术路径以及预测种植体与现有龈-牙结合处生物平衡的总体预后至关重要。厚龈型以大量咀嚼黏膜为特征，它是一种致密的纤维组织，在龈缘的邻面和唇侧最高处与最低处之间高度差异最小，因此，它被称为平面型（Olson和Lindhe1991）。较大的牙齿往往具备这种牙周组织特征，表现为方形。比较大的牙齿，其邻接面更宽，更偏于冠部，颈部的曲度更凸，楔状外展隙由牙间乳头完全充满。近远中向牙根的尺寸更宽，颈部的宽度几乎与牙冠相等，因此邻面的骨质减少。这种组织表型对创伤（如牙体预备、印模制取、根尖脓肿、牙折或根管治疗失败）的典型反应是炎症和结缔组织上皮根尖向移位，从而形成牙周袋。在厚龈生物型中，龈缘炎症在急性期呈现出洋红色-紫绀样红色。慢性炎症时，龈缘颜色表现为红色到品红不等。牙龈的形态可能是正常的，也可能是肿胀的。当炎症持续存在时，就会形成牙周袋。牙槽骨相对较厚的区域，龈-牙结合处会形成牙周袋并伴随骨缺损。这种组织类型对种植来说是理想的，可以获得良好的美学预期。此时，牙龈和扇形骨通常与釉牙骨质界（Cementoenamel Junction，CEJ）平行。相邻牙齿间CEJ波动越小，将来牙槽嵴顶的自然轮廓越好，牙龈组织也越稳定。因此，这种类型的牙周组织不太可能出现术后软组织萎缩。

另一方面，薄龈生物型表现出的特征包括薄而易碎的牙龈，有一条窄的咀嚼黏膜附着带和菲薄的唇侧骨板，通常表现为骨开裂和骨开窗。牙冠形状通常呈三角形或薄圆柱形，邻接面较小，更偏向切端。颈部外形与厚龈生物型相比缺乏凸度，牙龈乳头细长且未完全填满楔状隙，呈扇形外观。此外，薄龈生物型患者往往牙根较窄，呈细锥形，需要在牙根间增加骨量。这种组织类型在遭受创伤时，唇侧和邻面的牙龈都会发生退缩。急慢性炎症均可导致牙龈退缩。由于菲薄的骨板在牙龈退缩前就发生吸收，所以不会形成牙周袋或骨下缺损。至少有0.5～0.8mm的骨吸收。随后菲薄的唇侧骨板从顶部开始吸收，软组织随之退缩，引起凹陷。凹陷的程度难以预测，因为不同患者唇侧骨板的厚度不同（Esposito等1993）。这种生物型对美学区种植是个挑战，可能因种植体邻近天然牙周组织和咀嚼黏膜的减少，难以获得一个长期对称的软组织形态。由此导致的牙龈退缩和骨吸收会在牙根之间形成一个平面，并伴随修复体边缘暴露及部分牙龈乳头萎缩。对于这种组织类型的患者，拔牙时进行牙槽嵴保存非常重要，在唇侧骨板完整的情况下，不翻瓣种植将是最理想的术式。在同一名患者中有时也会出现同时具备这两种组织类型的混合类型。尖牙、上颌第一磨牙的近中根和下颌切牙区的唇侧骨板较薄，这些区域往往牙龈也比较薄，在这种情况下，可以称为厚型、薄型或厚薄混合型（Gargiulo、Wentz和Orban1961）。

评价牙周组织的性质非常有价值，在美学区开始种植治疗前，都应该对牙周组织进行适当的评价。临床医生应该能够预测牙周组织对修复体边缘、炎症和常规创伤的反应。

总之，组织整合的修复体必须位于一个健康稳定的环境中，所有原发或继发的疾病都必须在种植前处理。所有需要治疗的局部炎症或纤维性病变也应提前处理。不合适的义齿引起的炎症通常可以在种植手术前通过组织调整来解决。所有反应性的牙龈增生也都应该切除。种植前需要评价覆盖在剩余牙槽嵴表面黏膜的冗余度。如果牙槽嵴表面黏膜的吸收没有牙槽嵴吸收明显，可能会呈现出松软牙槽嵴，需要在术前切除。如果牵拉肌肉时，肌肉与牙槽黏膜结合在一起，例如在颏肌附着的部位，应该考虑黏膜的再定位。牙周手术的最新进展不仅使组织再定位或再生满足美学需求，而且还改变了修复体周围组织的质量，从而获得更可预期的治疗结果（Kazor等2004）。

1.6　过渡性修复体的作用

虽然很多情况不适合进行即刻负重，但过渡性修复体对患者来说非常有必要。种植体的愈合期取决于种植体的数量、牙槽骨的状况、种植体的位置和种植体的设计类型，因此建立一个过渡性的美学解决方案仍然是一项关键的任务。

无论是对患者还是临床医生，成功的过渡期都具有积极的影响。患者会变得自信，同时患者的推荐率可能会出乎意料的高。

在种植体的愈合期，许多患者担心社会形象或日常功能受到影响，这可能发展成对种植治疗的恐惧或排斥。因此，临床医生应该在此关键时期为患者提供稳定的、无压力的、兼具功能和美学效果的修复体。多年来，临时性往往被看作是随意的治疗方法，只能提供一种快速的、可行的、廉价的方法来获得一次性的冠桥修复体（Shavell 1979）。这一概念意味着过渡性修复体不需要完美，因为它不会在患者口内长期使用。目前，作为一种常规的修复缺失牙的手段，种植牙得到了广泛的应用，过渡性修复体的作用也发生了根本的变化。虽然在治疗之前的很长一段时间，患者一直是缺牙状态，但是种植体植入以后，特别是"美学意识"被唤醒的患者往往会提出这样的问题："在等待种植体愈合的阶段，我会一直没有牙吗？"因为从那时起，如果在公共场合看到没有牙齿或是一颗明显是义齿的过渡性修复体是件令人尴尬的事。这种情况可以理解，因为当他们决定把种植作为一种治疗方案后，意味着他们开始为新的社会形象和美观做准备了（Balshi和Garver 1986）。

在种植过程中，过渡性修复体的设计应保证或改善患者的生活质量。正如"过渡性"这个词汇的含义所指，它是在永久修复之前，提供一个暂时性的修复体。在制作过渡性修复体时，应注意以下几点：①不干扰创面的愈合；②不妨碍患者的咬合；③恢复美学和语音功能；④保护龈下组织，即保持龈–牙结合处的健康；⑤在选择延期负重的情况下，对下方的种植体不直接施加任何方向的咬合压力。正确制作的过渡性修复体是生物力学信息的重要来源。它可以为最终修复体的位置、准确的牙齿外形和咬合设计提供有价值的帮助。此外，它还可以额外提供一些新的信息，以改善美学效果和提高患者的舒适度（Balshi和Garver 1986）。

在二期手术后，过渡性修复体也可以帮助引导种植体周围软组织的愈合，使穿龈轮廓与天然牙的解剖形态一致，避免再次进行软组织处理。因此，过渡性修复体可以作为设计最终修复体的参考。过渡性修复体的类型应在术前计划阶段由牙科团队来确定。当考虑为患者制作种植体支持的过渡性修复体时，可以有很多选择，包括患者现有的义齿、可摘局部义齿、树脂粘接桥或者使用改良的牙槽窝封闭导板技术、临时植入物、牙槽窝封闭技术（利用天然牙制作的过渡性修复体）（Biggs 1996；Soballe等1990）。

1.6.1　使用或修改现有的义齿

当患者因义齿存在缺陷而寻求种植治疗时，通常不会以义齿的形状或外形作为主诉，而是抱怨产生了不良的功能。因此，旧义齿可以作为一个临时解决方案，因为无论从功能还是美学的角度，它都已经为患者服务了很长一段时间。当患者有一个旧的固定桥时，应遵循以下步骤：在拆除固定桥之前，制取一个完整的印模，然后用间接法或直接法制作临时桥；拆除后将临时桥粘固在原来的位置。如果旧的固定桥已经松动脱落，可以先将接触软组织的桥体部分进行缓冲，然后再暂时性粘固。

1.6.2　可摘局部义齿

在一期和二期种植手术之间，最简单的过渡性修复方式是可摘义齿，它通常是为患者临时制作的部分或全口义齿。它适用于非游离端、游离端的牙列缺损以及无牙颌。可以摘戴本身就是一个优点，在外科手术过程中，可以反复摘戴的优点是减少对手术的干扰，因为局部义齿可以被摘取，一旦义齿修复完成，可以直接替换，而不需要复杂的临床操作。制作时，只需要简单制取一个印模、灌模、绘制基托的设计线，然后技师据此制作即可。对无牙颌患者，可摘义齿还可以刺激种植体周围骨重建，并在最终修复之前确认骨结合。这种临时修复的方法非常经济，适应于任何需要考虑患者的经济状况的治疗方案（Leffler 2008）。当缺牙区用过渡性修复体恢复后，其他面部相关结构也得到支持，患者的心理会得到安抚。然而，应该提醒患者的是，义齿此时只是恢复缺失牙的一个临时替代方案。可摘局部义齿由于稳定性较差，功能可能受到限制，尤其是在说话或咀嚼时。另外，当可摘局部义齿作为全部或部分牙缺失时的过渡性修复体，临床使用时需要注意一些特殊事项：在愈合期间，种植体上方义齿的组织面要进行缓冲，避免对种植体施加咬合力并且不能干扰软组织的愈合。建议患者主要是出于社会因素的考虑使用义齿，而不是出于咀嚼目的。另外，当局部义齿重衬后，随着时间的推移，通常是1~2个月，义齿的衬里材料会逐渐变干、变硬。这个问题可以通过每月更换衬里材料来解决，以保持义齿表面的弹性。可摘的过渡性修复体可以影响桥体下方的牙龈组织，在种植修复体上建立和模拟天然牙龈的结构。在桥体需要塑形的特定区域，可以添加丙烯酸树脂，通过挤压使牙槽黏膜形成所需要的形状和轮廓。

1.6.3 粘接桥

粘接桥是一种值得强烈推荐的修复缺失牙的方法，也是一种保守的美学区修复缺失牙的方法。粘接桥不会对基牙产生实质性的破坏。粘接桥最初由Rochette（1986）提出，用作牙周夹板。粘接固位的修复体成功地用于过渡性修复体，可以基本满足临时修复的目的（Breeding和Dixon 1995；Rochette 1986）。这种过渡性修复体有助于恢复美学功能、维持咬合并使种植体免受咬合负重。与可摘局部义齿不同，粘接桥不会对种植体施加任何压力。由于改善了美观效果、提高了稳定和固位，患

者的接受度更好，可能比可摘局部义齿更可靠。但是，当需要多次进入手术部位时，树脂粘接桥会成为障碍。

粘接桥过渡性修复体完全由牙来支持，通过酸蚀邻牙和使用复合树脂粘接剂来固位。然而，与传统固定桥相比，粘接桥对临床技术的要求更高，而另一个需要考虑的是在边缘和轴角附近产生继发龋的可能性。脱粘接的发生率高达25%~31%，每次发生时都需要重新粘接（Williams等1989）。这种临时的修复方法适用于非常注重社会形象或需要在媒体前演讲的患者，这类患者不能使用可摘的修复体。对于首选固定临时修复的临床医生来说，当负重最小的时候，使用丙烯酸树脂粘接桥临时修复也更经济，唯一的缺点是它们在任何直接的咬合负重下都容易断裂。

1.7 患者资料的价值

牙科医生对患者的治疗负有伦理和法律责任。在患者治疗过程中妥善保存患者资料是医生的重要职责。一般来说，"资料"可以定义为在正式组织机构的事务过程中生成的信息、记录在案的参考信息和处理组织的工具（Devadiga 2014）。牙科资料是诊室的"官方文件"，记录所有的诊断信息、临床记录、治疗经过和在诊室里与患者交流的相关内容，包括家庭护理指导和治疗同意书。因此，牙科资料是临床医生拥有的法律文件，包含患者主观和客观的信息（Waleed等2015）。

治疗过程中，必须准确、全面地记录临床资料，世界各地的许多卫生管理部门都要求拍摄高质量的临床辅助影像（Valenzuela等2000）。保存良好的牙科资料有几个用途。临床资料是提供良好的牙科治疗和确保治疗连续性与完整性的基础。良好的资料可以监测患者的口腔健康状况，也可以激励患者做好口腔保健预防工作，还有助于监测治疗的成功/失败。详细和准确的牙科资料是必不可少的，在事故诉讼时，它可以帮助临床医生取得最大的利益。一份完整的资料还便于与其他执业医生

进行沟通，可以在主治医生缺席的情况下为患者提供必要的护理。资料是牙科评估的重要部分，也是质量控制的重要内容。牙科评估严格地分析牙科治疗的每一个方面。它从最初的患者信息开始，评估牙科医生诊断、治疗、使用资源和实践证据的能力。所有这些因素都会影响患者和医生对生活质量的评估。资料可用于卫生保健设施和服务的管理与规划、卫生保健研究以及卫生保健标准的制定（Charangowda 2010）。最后，牙科资料还可以在法医鉴定失踪人员时发挥重要作用。

由于牙科医生只对完整和准确的患者资料负责，所以在书写牙科记录时需要遵循一些基本的标准。Dar-Odeh等（2008）对约旦大学医院牙科患者的临床资料进行了一项研究发现，受调查的牙科专科医生对药品处方和局部麻醉药注射的记录很少。Osborn等（2000）也进行的一项研究，调查了美国明尼苏达州的临床医生对其牙科记录文件充分性的看法，85%的医生认为他们进行了充分的记录，但实际上与美国牙科协会（ADA）的标准相比，9.4%~87%的时间信息是缺失的。

所有资料的备份都应在移动媒体上进行，以便在系统出现故障时能够恢复数据。当临床医生从患者那里了解到的私人信息在未经患者同意或法庭命令的情况下泄露给第三方时，就违反了保密原则。Garbin等（2008）发现，尽管临床医生声明要注意职业保密，但近50%的调查对象都有违反道德的行为，他们有时会向朋友或配偶谈论患者的临床病例。违反职业道德，无论多么轻微，都会给临床医生和患者带来麻烦（Devadiga 2014；Garbin等2008）。

牙科资料可能会交给另一名临床医生查阅或治疗，或用于法律调查，或税收原因。临床医生离开或出售诊所时，最好事先书面通知患者，告诉其所有权的变更。如果即将离职的临床医生无法做到这一点，即将上任的临床医生也应通知患者，他或她现在是诊所的所有者，拥有他们资料的所有权（Devadiga 2014；Lawney 1998）。

Morgan（2001）强调了及时保留牙科资料的价值以及保留牙科资料的原则。此外，除了使用准确的牙科资料外，还应获得患者的知情同意，告之所有可能的治疗方案和治疗方案可能导致的并发症以及每种治疗方案的优缺点（Nelson 1989）。

数字化牙科摄影也可以使资料更有价值性和真实性，它可以用于文件、教育、沟通、档案和营销。虽然大多数患者通常不会反对记录病理和治疗过程的牙科文件，但他们可能不太愿意提供完整的面部图片或者同意将他们的图片用于市场营销，例如用于宣传手册或邮寄广告（Osborn等2000）。

数字化图像时代和多媒体设备的使用，打印的图像已经过时了（图1.3~图1.5），因此再也不需要通过打印的图片对患者进行宣教（Oberbreckling 1993）。

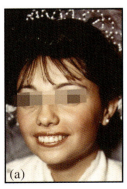 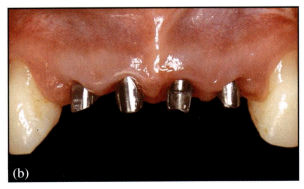 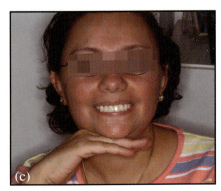

图1.3 （a）一名女性患者计划拔除上颌4颗门牙（15岁图片）。（b）种植体及其相连的基台。（c）最终修复完成后。注意牙齿形状在缺牙前后的相似性。

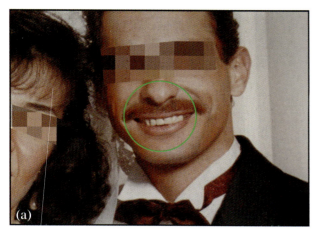
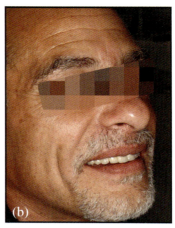

图1.4　（a）10年前男性患者的图片。（b）患者修复后的图片。修复体复制了牙齿外观和形状，保留了患者原有的生理特征。

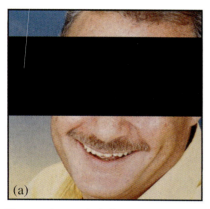
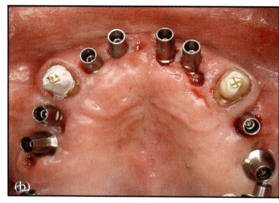
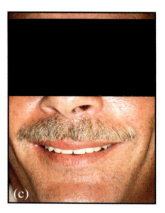

图1.5　（a～c）术前和术后的图片，新修复体复制了患者原有牙齿的解剖结构及微笑弧线；这是修复12年以后的图片。

1.8　团队的价值

合作是医学领域的一门现代学科，一个精确的治疗计划的制订通常需要许多优秀的专业人员共同参与。专业知识通过对相关信息的识别和应用得出符合实际逻辑的结论而展示，这一点非常重要的。这种专业主义的观点属于存在主义。专业人士拒绝教条，也不轻易接受他人的结论，除非这些结论得到专业人士的验证。这种存在主义的态度与基于证据的治疗理念是一致的，Chichester等（2002）认为应该将科学证据和个人特长相结合，满足每名患者的需求和期望。因此，参与合作的人

员必须同意彼此的诊断和治疗计划以证实或改进这些决定（Atkins和Walsh 1997）。一项研究探讨了最新关于以患者为中心的专业协作实践以及这种形式下护理的作用，他们强调牙科护士的作用，结论是：所有的专业人士，包括护士，必须将以服务为导向的护理转变为以患者为中心的协作式护理（Orchard 2010）。

2011年，由美国护理学院协会、美国骨科医学院协会、美国药学院协会、美国牙科教育协会、美国医学院协会、美国公共卫生学院协会发起了一个由其成员组成的专家小组，以确定和发展成功的多学科协作实践所需的4个核心能力：①多学科协

作的价值观/职业道德；②角色/职责；③多学科的交流；④团队合作（Swihart 2016）。

　　理想情况下，现在的从业者可以通过风险识别、疾病预防和疾病早期处理来共同创建病例管理计划，从而减少昂贵的治疗费用（Barnsteiner等2007）。到目前为止，最有效的交流是医生和患者面对面的交流，真正专注的交流是令人愉悦和彼此信任的。团队成员的交流方式也非常重要（Barrington等1998），应该通过不断的培训和激励来提升交流的效果（Barnard等2007）。明确的指导方针和有效的系统使团队成员能相互授权并提高在诊所时的信任度。为了让一个团队能够很好地协同工作，每个成员都必须相信任务能够准确及时的完成（Cooper等2005）。团队中的每个成员都应该有各自的职责，这通常需要决策能力的持续发展（Jiffry 2002）。

1.9　满足患者对美学种植的期望

　　种植义齿确实为全部或部分缺牙患者提供了安全、有效和可预期的结果，也为许多以前没有解决的临床病例提供了功能和美学的解决方案。衡量种植义齿成功率的参数有很多，其中最有用的参数是临床效果。患者的满意度也是判断治疗成功与否的一个重要指标。

　　患者满意度对治疗结果的评价具有重要的意义。几十年来，患者对治疗的感知一直是评估医疗质量的重要因素（Fong Ha、Ana和Lomgnecker 2010）。患者对治疗的期望会影响他们对治疗结果的满意度。大量的文献报道了各种各样的用于研究患者对种植义齿期望值的方法（Waitzkin 1984）（图1.6）。

　　患者的期望往往是不切实际的，这可能会导致对最终治疗结果产生不满。期望和满意之间应该达到平衡。

1.9.1　理想的医患关系

　　患者对种植美学效果的满意度是种植治疗效果的基石。显然，任何成功的种植治疗都应该首先关注患者对整体治疗体验的满意度，并且应该在治疗的各个阶段进行检测，而不仅仅是在最后。评估的主要标准之一是患者的期望值（Elaskary 2008）。具有合乎实际期望的患者比具有不合乎实际期望的患者更容易得到满足。当患者被及时告知并意识到手术可能会在短时间内给他们带来不便时，现状和不适就很容易被克服。掌握的信息越多越好，当患者知道造成现状的原因时，他们就会调整期望并做出相应的反应。在制订治疗计划时，对患者心理状况的准确评估是必要的。患者对自身形象的认知和临床医生的美学评价之间不能有任何差

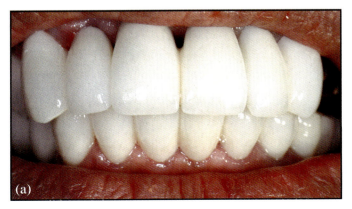
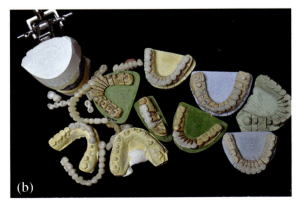

图1.6　（a和b）患者的错误选择可能会导致患者失去信心、临床医生的沮丧和经济损失。

异。患者和临床医生之间的良好沟通无疑是基础。通过沟通，患者可以获得关于治疗费用、治疗效果和治疗风险等的完整信息。良好的沟通使临床医生能识别任何预先存在的心理失调，患者进行手术的动机是否真实，患者的期望是否合乎实际（De Bruyn等1997；Levi等2003；Rittersma、Casparie和Reerink 1980）。

在某种程度上，良好的医患关系是至关重要的，需要特别强调，寻求美学重建的患者往往最先从身边亲密接触的人或做过治疗的患者那儿得到相关的信息。他们通常对口腔重建手术并没有明确的概念。临床检查前，患者的期望是需要收集的第一个有价值的信息，许多患者对他们的临床医生感到失望，因为他们不切实际的期望没有得到满足。因此，在治疗前应首先检测和确定患者的期望。另一个重要问题是费用问题，费用应充分解释、详细告诉患者，对于重大的美学病例，有时需要额外的矫正手术，任何可能超过预算的费用也应该向患者交代清楚。应充分考虑到治疗风险和可能出现的并发症，费用以及可能出现的不适和恐惧等也应在手术前向患者解释清楚。事实表明，如果术前能充分地交代相关事项，患者术后就更能接受出现的并发症，例如肿胀、淤伤等。有研究证明，仓促开始的治疗不能增加患者的接受度（Karunakaran等2011）；相反，它有时会让患者感到不适，并怀疑匆忙开始治疗的必要性。对忧虑和焦虑的患者应谨慎、缓慢地处理，以获得他们的信任。结论是，大多数治疗前的恐惧是由于患者从别处，而不是从临床医生，收集了错误的信息。手术前后，这类患者比其他患者往往需要更多的安慰，他们可能希望能在任何时候都能联系到你或你的助手，解答他们的疑问或倾听他们的主诉。通常，他们只是想要确认他们正在好转，处于恢复的过程中（Newsome和Wright 1999）。

许多因素可能影响患者对整个种植治疗计划执行的满意度。文献缺乏对满意度与人格特征之间的关系及其对治疗成功率影响的有效研究。美学和功能之间的平衡是决定修复方案对生活质量和满意度的影响因素。患者满意度和生活质量评价的提升是决定治疗是否成功最关键因素之一，因为大多数相关研究表明，在患者满意度和生活质量评价的各个方面（Al-Omiri、Hantash和Al-Wahadni 2005），种植修复提供了可预期的结果。任何可预见的或不可预见的治疗并发症都应该得到很好的处理，不要拒绝患者，而是应该为他们提供一个解决方案，因为大多数人都欢迎和赞赏以诚相待的行为。已经证明，通常情况下，与其他临床医生交流咨询对患者的心理会产生非常积极的影响。对于治疗中可能出现的困难，安抚患者内心的担忧对患者有很大帮助，因为这样可以让患者放心，有很多途径可以尝试解决问题。患者几乎都能恢复信心回到他原来的医生那里。如果患者要求医生提供其他治疗方案，医生应该从患者的利益出发，以开放的心态和真诚的态度面对患者的诉求（Terry和Geller 2013）。当一名新的患者，离开他最初治疗的诊所，寻求你的帮助时，应在患者同意的情况下，当着患者的面与他之前的医生联系，这样可以让患者觉得，所有的努力都在朝着积极和建设性的方向发展。这种开放的态度已经证明比隐蔽的或委婉的方式更有效，如果各方同意，临床医生也有责任接收该患者（Somani等2010）。

1.9.2　牙科治疗不当的危险后果

可以用定性的方法对患者治疗前后的心理和社会经历进行更深入的探索（Sutton 2015），这对治疗方案的选择及其结果（包括口腔卫生行为）有一定的启发。治疗前的预期可以准确地预估牙科治疗结果的满意度，因此有必要从经验上确定和理解患者对不同类型的种植手术的预期，并采取措施纠正错误的预期。

大多数人的口腔意识过度强化，越来越多的治疗是由患者所驱动，而不是完全由临床医生指导。牙科的重点和范围也发生了变化。社会对外表越来越重视，对具有吸引力的、令人向往的美学认识正在全球化，同时也吸引着普通大众的注意力。近几十年来，修复材料和技术的显著发展，大大改进了修复和改善微笑的能力与技术。在当今以消费者为导向的社会中，患者不仅在医生那儿进行常规的牙科治疗以恢复口腔健康，而且还要求进行美学修复，以创造"美"并改善外貌。商业化的趋势有可能使服务的平衡或重点更倾向于商业利益和利润，而不是患者利益的最大化。

在媒体和公众需求的推动下，这一趋势已经开始形成一种商业化的实践模式，这在牙科领域是前所未有的。

临床医生根据日益增长的美学修复的需求，积极发展他们在这一领域的技能和知识，并在他们的实践中改善美学参数。临床医生经常面对的问题是，如何为患者提供最合适的治疗方案。临床医生有义务提高自己的专业技能，使患者能充分地了解替代方案、可能的并发症和相关风险，这样临床医生才能够实施这种方案。然而，在日常生活中，临床医生不断关注微小的细节，不断应对恐惧和忧虑的患者，不断追求完美，往往导致与压力相关症状（心率加快、高血压、出汗等）的出现。这进而可能导致临床医生早期心脏病发作（Ahmad 2010；Bellini等2009；Critchlow和Ellis 2010）。相关研究已经详细阐述了牙科医生出现这些症状背后的原因：①过分注意细节；②极端的责任心；③谨慎控制情绪；④对自己和他人（员工和患者）有不切实际的期望；⑤过分在意个人表现和声望。虽然压力不可能从日常工作中完全消除，但必须将它尽可能地减小，避免出现许多与压力相关的身体和情感问题（Soldz和Vaillant 1999；Somani等2010）。

1.9.3　费用问题

在人类历史上，牙科一直是一个关怀的职业，其道德义务的核心是治疗和预防疾病，并最终提升幸福感（Simonsen 2007）。只有通过患者的积极参与、多学科的联合治疗和卓越的治疗效果，才能实现提升美学效果的目标（Nash 1988）。临床医生的决策、行为和治疗标准应由专业的、伦理的行为准则为指导，该准则基于以下4项基本的伦理

原则。它们决定了道德界限、伦理准则和职业职责，具体原则为：①有益性（促进健康）；②非伤害性（预防伤害）；③自主权（患者做出或参与决策并做出自己选择的权利）；④公正性（平等地对待彼此）。在这些准则中，自主性原则的概念是患者有权利根据自己的意愿选择或拒绝治疗，牙科医生在专业的可接受范围内应尊重患者的选择权。

临床医生的主要职责包括让患者参与治疗方案的决定，充分考虑患者的需要、愿望和能力，并通过知情同意的方式确定下来（Leffler 2008）。知情同意是有组织地、正式地与患者协商后获得共识，协商内容包括治疗目标、替代方案、不同方案可能带来的收益及风险、预后或治疗结果、成本和不治疗导致的其他风险（Nash 1988）。临床医生有告之真相、保护隐私和尊重隐私的义务（Jessri和Fatemitabar 2007）。通过有效、公开、真实的沟通，临床医生有义务帮助患者从所有可用的治疗方案中做出明智的选择，参与建立和维持最佳的口腔健康，而不是促进实施最有利可图的方案。牙科医生应该接受不断变化的市场，应维护或进一步促进患者的健康状况，同时也满足他们的需求。

在选择最终治疗方案之前，患者必须了解治疗的大致费用和时间。在治疗过程中，治疗费用的变化往往导致患者的不满意和不信任，并引发其他新的问题。因此，治疗前应做出明确的预算。预算应该详细描述所有的治疗过程，这样患者也可以对手术有一个适当的预期。任何时候患者都应该知道改变治疗过程可能出现的问题及其经济影响。种植治疗中最重要的经济问题之一是种植失败。术前应制订一份解决方案并让患者签署，明确发生种植失败时患者的权利。这个终止计划在很大程度上减少了可能出现的法律问题，并为失败后的处理奠定了基础。例如，当一颗种植体植入失败时，可以免费重新植入一颗新的种植体（仅更换一次）。或者退给患者之前支付费用的一半，或者没有任何补偿。所有这些决议都是可以接受的，前提是双方在治疗前就已达成协议。

一些临床医生将种植失败的费用在后期修复时（12个月内）进行抵扣（如果上部修复在他们诊所完成），而有些医生更愿意和患者分清失败的责任，按比例进行划分；还有些医生会提供终身保修服务。比较难以处理的情况是，种植外科手术在一个诊所完成，而上部修复在另一个诊所完成。种植体支持的美学修复体不像其他单纯功能性修复体，制作时可能涉及更高的治疗成本，因为可能需要使用和牙齿一样颜色的基台、激光研磨基台，或要进行额外的成形手术。另外，需要阐明的事实是，美学修复的费用比常规修复要高。与后牙区种植相比，前牙区美学种植需要临床医生付出更多的时间、精力和技巧。临床医生要参加更多的培训，学习更多的修复技巧，才能为患者提供可预期的美学效果。因此，单颗前牙区种植义齿的总成本增加1/3，最终完成治疗所需的时间可能会增加1倍。每个治疗方案大约需要的时间和费用应该成为医患双方术前沟通的一部分，然后由患者签署知情同意书加以确认。有时，临床医生会选择一些特殊的治疗方案，而不仅仅是遵循常规的治疗方案，因为他有能力比其他人更好地实施这些方案。最终还是临床医生负责治疗方案的选择及其结果。因此，临床医生有义务选择一个合理的治疗方案，既符合患者的最大利益，又能充分地利用临床医生的技能和教育背景。每名患者的治疗方案都应该是个性化的。

在某些国家，治疗费用和保险范围在很大程度上影响治疗计划和方案的接受。拟订的治疗计划必须是患者负担得起的，并且对医生有利。治疗先后顺序的决定，在许多情况下是为了获得保险最大限度地支付。虽然分阶段或按象限治疗已成为患者想要最大限度获得保险利益的常见因素，但它不一定是理想的或适当的治疗顺序。例如，一名患者有许多牙齿需要治疗，但由于保险影响，他可能会希望先进行前牙冠修复以改善美观，尽管在功能上可能更需要修复后牙冠。首先治疗前牙可能是一个错误，特别是患者如果没有继续修复后牙。一个合理的治疗计划不能为了满足患者不切实际的要求或保险利益最大化而被破坏。公众认为牙科保险应支付牙科疾病的治疗费用，然而现实情况是大多数保险为有效治疗牙科疾病提供的保障不足，无论这种治疗是创新的，甚至是标准的。保险计划和第三方支付者数量的增加明显影响（并将继续影响）治疗计划过程。Brägger、Krenander和Lang（2005）的一项研究评估并比较了单颗牙种植时两种治疗方案的经济参数。37例患者接受了41例传统三单位固定义齿修复（FPDs）。52例患者接受了59个单冠植入。患者治疗方案的制订不是随机的。在1~4年的时间里，研究人员记录了准备阶段、实际修复，以及此后生物和/或机械并发症治疗费用的经济参数：就诊次数、椅旁时间、治疗费用、种植体的成本、技工室工作。结果显示，总体治疗时间相似，种植修复的加工室费用高于FPD，生物或机械并发症的治疗费用相似。即使考虑每次就诊的机会成本，种植方案也更便宜，两种情况下并发症的治疗成本也差不多。

扫一扫即可浏览
参考文献

第2章

口外临床评估
Extraoral Clinical Reflections

2.1　微笑的价值

微笑……

有爱的微笑，有欺骗的微笑，有这两种微笑交汇在一起的微笑。它只能笑一次。但当它一笑，所有的痛苦就结束了。

——Blake（1908）

微笑是皱眉的舒展。微笑是小丑脸上的颜料。微笑能使阴沉的天明朗起来。微笑能驱走泪水。微笑是一份礼物，它能表达你的关心。无论在哪里，微笑都是无价的。微笑是幸福的关键。微笑是成功的标志。如果真的有魔法，那就是微笑无声的魔力。

——Hearth（1986）

值得世界赞美的微笑，是透过泪水闪耀的微笑。

——Ella Wheeler Wilcox（1995）

作为社会行为的一个重要方面，微笑虽然只是一个面部表情，但它可能包含了有价值的信息，影响互动关系。

——Fridiund（1994）

从对方的面部表情，我们不仅可以推断出他们的情绪（Ekman、Friesen和Ellsworth 1982），还可以推断出他们的意图、性格和复杂的社会特征（Horstmann、Lorenz和Egelhaaf 2003）。对方的微笑表情可以推断出信任、合作或归属等意图，有助于相互接近。相比之下，愤怒的面部表情可能被解释为威胁、恶意或恶毒，并与拒绝或造成伤害等意图相关，令人回避（Horstmann等2003）。因此，我们认为面部表情对决策有直接影响，如图2.1所示。

微笑始于我们的感觉神经。情绪数据汇集到大脑，尤其是刺激左颞前区，然后刺激面部，作用于颧大肌和眼轮匝肌（Abel和Kruger 2010），

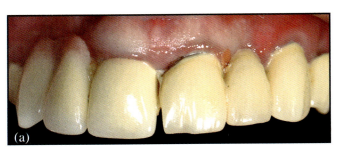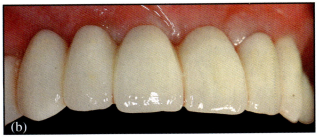

图2.1　（a）术前和（b）术后使用种植牙（再生和修复）修复缺失的微笑和牙齿外形，改善患者的笑容。

肌肉开始收缩。其他肌肉也可以影响微笑，但只有颧大肌和眼轮匝肌才能产生正面情绪的真实表达（Bernstein等2010）。心理学家称之为"杜兴式（Duchenne）微笑"，大多数人认为这是真正快乐的唯一标志。这个名字是对法国解剖学家Guillaume Duchenne的致敬，他通过电流刺激面部肌肉来研究情绪表达（Duchenne 1990）。

年龄、性别、文化和社会背景等都会影响微笑模式。科学家们发现，微笑是人类最简单的表达方式，也是非常复杂的表达方式（Mehua、Grammerb和Dunbara 2007），如图2.2和图2.3所示。

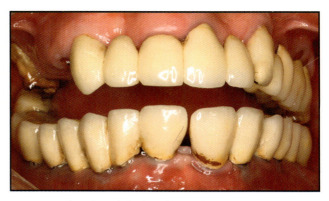

图2.2　一个义齿设计失败的病例，缺乏对天然牙解剖形态的再现，并扭曲了整体的美学外观。

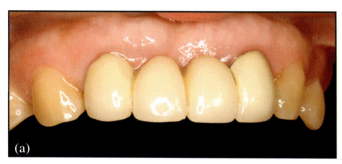

(a)

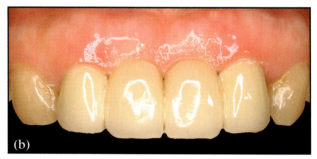

(b)

图2.3　（a）种植义齿解剖形态不良及桥体设计不佳。（b）重新修复后，改善患者的整体外观、牙齿形态、微笑弧度和桥峭关系。

2.1.1　面部

面部是人体非常独特的一部分，它是一个奇迹，非常精致、非常完美，各部分协调地组合在一起。对于开展口腔美学修复治疗的临床医生来说，应该关注口腔解剖结构与面部形态特征之间的比例关系。然而，人脸的无限变化通常会成为一个限制因素，因为面部的"分类"是多样的，而且变化是无数和无限的（在生活中是一个真正的奇迹）。另外，情感的表现使评估变得更加复杂。构成人类微笑的面部器官也很丰富，脸颊、鼻子、鼻梁、颏部、眼睛、眉毛、前额、颧弓、嘴唇和露出的牙齿都被认为是影响面部外观的变量。此外，种族、肤色和性格也构成了最终的面部外形。因此，对微笑的整体评估仅仅是个人的感知，而不是一个循序渐进的方法学（Elaskary 2008）。

人们曾多次尝试建立牙齿解剖学和面部解剖学之间的比例关系。虽然这些比例经常在临床应用，但在许多临床病例中，由于面部模式的变化众多，它们有时会偏离实际（Rufenacht 1990a）。到目前为止，口颌面复合体一直是牙科医生和整形外科医生面对的主要挑战。许多临床医生认为，面部作为独立的结构，应该与牙科分开评估，尽管它们是相互联系的。许多牙科医生进行美学重建时主要应用的是口内参数，而整形外科医生只关注口外的参数和面部结构，这常常使得整形手术不完整。因此，将两个结构结合在一个治疗方案中才合乎逻辑，事实上，任何治疗方案都应该能够实现口内口外特征之间微妙的平衡与和谐。

这对于成功地实现一个综合治疗计划是很有价值的。因此，满足患者的愿望需要对面部和微笑进行仔细的评估，并将其纳入治疗方案中，同时也不能忽略面部平衡在综合性美学治疗方案中的作用。随后，评估微笑模式成为口腔重建修复程序中的主要关注点。寻求高难度美学重建修复的患者通常有自己的期望值，这些期望往往围绕着他们外观的改善，特别是他们的微笑方式以及他们的微笑是否变得更漂亮、更年轻和更健康。他们并不会特别在意新修复体本身的质量或精度，而更在意它们对整体外观的影响（A. Ameed 2001, Personal communication英国）。应该对面部形态进行深入分析，它与未来牙齿结构相关，包括唇部的解剖结构（Hulsey 1970）、厚度、线条和曲度。其他需要评估的相关指标，包括鼻唇角、口角线、微笑弧线、Burstone线（Burstone 1967）、Steiner线（Weickersheimer 1995）和Ricketts E平面（Viazis 1991）等，也应该被纳入治疗计划。

影响面部美观的其他因素包括：脸颊的大小、鼻梁的连续性、鼻子的整体大小、颏部的形状和大小、眼睛的宽度、颜色和体积、眉毛的高度、前额的大小、颧弓的突度。因此，了解面部标志、识别微笑模式、检查牙齿的暴露量、观察患者面部组成的细节，对美学修复重建具有很大的价值。大部分信息应该在与患者进行口头交流时收集，最好是在评估过程中悄悄地收集，以免患者夸大他们的面部反应。

患者的性格、职业、社会地位和治疗期望等其他因素也应引起重视，这有助于对治疗方案进行全面地评估。牙齿缺失对面部特征的影响表明，口腔内外的状况具有密切的联系。根据Misch（2005）的描述，牙齿缺失会导致面部垂直高度下降，颏唇角减小，面垂直线加深，颏部向前旋转形成一个前突的面容，口角下垂，唇缘变薄呈鲜红色，包括面部表情肌在内的肌肉弹性下降，鼻唇沟加深，同时伴随出现人中鼻小柱的深度增加，使鼻子显得更大，肌肉附着的丧失导致颏部下垂（"女巫的下巴"）、唇线倒置以及鼻唇沟的增加。牙齿缺失造成的影响是渐进性的，首先是牙齿缺失，然后是骨吸收、肌肉附着的改变，最后是软组织的塌陷（图2.4）。

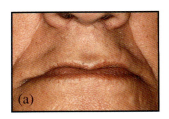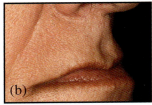

图2.4 （a和b）牙列缺失对面部的影响。

2.2 微笑的艺术

微笑不能用金钱来衡量，尽管它有很多值得赞美的地方，它丰富了人们的灵魂，虽然只在瞬间起作用，但它可以在一个人的记忆中持续很多年。真正的微笑能带来快乐，它不会因为人们的智力和经济状况而不同，并能消除人与人之间的隔阂。我们在婴儿时期就能感觉到微笑的美好。当它消失的时候，它的价值就能被感觉到。文献中对微笑的定义为，从现有情绪状态到高兴时，面部肌肉组织发生的变化。微笑时嘴唇、牙齿和面部轮廓协调一致，使其具有特别神奇的特征。微笑对人类大有裨益，它对人类的心理具有深刻的影响。我们所有的面部特征中最生动的就是微笑，因为它是一个人整体的延伸和表达，也是日常基本非语言交流的一种面部表达方式。微笑放大了面部之美，赋予了面部魅力。在生活中，你见过在微笑时缺乏活力的脸吗？微笑也反映了每个人的性格特点。微笑可以传达无数的情感，从尴尬的微笑到幸福、迷人的微笑，再到兴奋的微笑。它可能只会持续短暂的一段时间，也可能持续很长一段时间，因为它揭示了快乐和喜悦的情绪（Elaskary 2008）。

日常对患者进行临床评价时，动人的微笑应该得到评估或重建，如Morley（1997）所述，达到以下4个主要的组成部分和谐互补：①面部美学：

研究在说话、微笑和大笑时唇部和面部肌肉的运动；②牙龈美学：研究在牙龈乳头不对称、炎症或肿胀时评估牙龈的健康状况；③微观美学：研究牙齿解剖形态及其在牙弓内的位置、形状和特征；④宏观美学：研究牙齿与口颌面系统结构的关系。当一个人在表达内心喜悦时，喜悦的感觉就会通过面部相应的肌肉运动表现出来。微笑通过下唇周围的肌肉运动来表达。Duchenne（1990）注意到真诚喜悦的情绪是颧大肌和眼轮匝肌下头联合收缩完成的。第一块肌肉受意识控制，而第二块肌肉只有在适当的情绪下才能起作用。虚假的喜悦或虚假的笑不会引起后者的收缩。与微笑相关的肌肉主要有：提上唇肌，作用是提起上唇；颧大肌和提鼻翼肌，作用是上抬口角；降口角肌，作用是拉口角向下；笑肌，作用是大笑的时候，把口角向侧方牵拉；颊肌，作用是将颊部贴向牙齿；口轮匝肌，是唇部最基本的结构，作用是开闭口；颏肌，作用是在大笑的时候，将颏部的皮肤上抬；降下唇肌，作用是牵位下唇向下。

值得一提的是，Gibson（1989）开发了一个微笑训练程序，通过锻炼和控制面部肌肉来改善一个人的微笑。在Gibson的第一个微笑训练中，患者站立或坐在镜子前完成微笑的过程。患者从微微笑到大笑，然后再反向练习。每个状态保持10秒钟，重复几次。在这种等张收缩运动中，肌肉在整个运动过程中反复运动。另一种锻炼是等长收缩运动，包括在手指的阻力下合上微笑，这样可以增加口腔周围肌肉的张力和强度。患者收住微笑，并抵抗手指的阻力，这样可以增加口周肌肉的肌张力和肌力。然后，患者再大笑，用手指紧紧地撑住口角，然后慢慢地闭嘴，不笑，抵抗手指的阻力。

2.3 微笑的模式

微笑时牙齿的显露量决定了微笑的类型。这适用于所有微笑的分类系统，在评价一个人的微笑时，应该牢记这句话。临床医生应该学会如何通过微笑时牙齿的显露量区分微笑的类型。任何刺激都

可以让人微笑，但微笑时牙齿的显露量可能会有所不同。因此每个人的微笑都是独特的。许多因素会影响微笑时牙齿的显露量，包括年龄、面部肌肉的张力、刺激的程度、上颌切牙的长度、嘴唇的长度、嘴唇的厚度、骨性分型和牙齿的咬合关系。Ackerman等（1998）根据微笑的本质进行分类，如图2.5所示。享受式微笑是一种无意识的微笑，在真正体验快乐时它才会出现，此时唇部肌肉最大限度收缩，牙龈和牙齿最大限度显露。社交式微笑是特意的、不紧张的、静态的面部表情，唇部肌肉适度收缩，牙齿和牙龈少量显露（Elaskary 2008）。

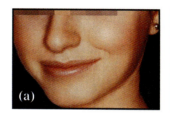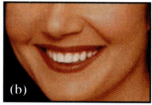

图2.5 （a）社交式微笑与（b）享受式微笑的区别。

Rubin（1974）提出了另一种根据牙齿显露量来区分微笑的方法：单纯上颌的微笑，只显露上颌牙齿；上颌的露龈微笑，露出3mm以上的牙龈，常被称为露龈笑；上下颌牙齿都显露的微笑；单纯下颌的微笑；最后，如图2.6所示，上下颌牙齿都不显露的微笑。

笑线是Philips（1990）定义的一条线，当上下颌分开时，可见一个黑暗的空间（负空间）形成的线。笑线也可以定义为与下颌牙切缘相对的上颌牙的切缘。笑线有不同的形状，女性一般呈凸形。临床医生可以根据微笑的过程（从1/4的微笑，到半微笑，到完整的微笑）与牙齿显露量的关系，决定牙-牙龈的形态是显示的还是隐藏的（Hulsey 1970；Tjan和Miller 1984）。临床上，笑线如果比上唇下缘低，微笑时牙齿就不能显露，且与上颌前牙的边缘嵴和下唇内缘弧度一致。Rufenacht（1990b）认为理想的笑线是口角与瞳孔连线和咬

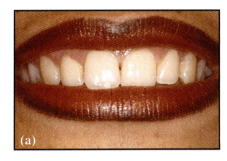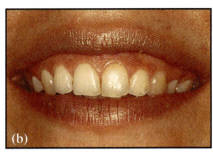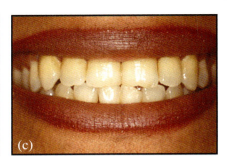

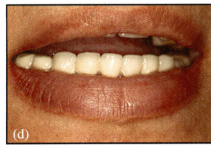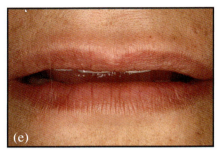

图2.6 （a）单纯上颌的微笑。（b）上颌的露龈微笑，露出3mm牙龈。（c）上颌和下颌的微笑。（d）单纯下颌的微笑。（e）上下颌牙齿都不显露的微笑。

合面平行，尖牙的牙尖几乎不碰到下唇。当下唇向上并向后弯曲，与上唇相交于口角处，观众的注意力就被吸引到与上唇曲线协调的牙列上。当观众的眼睛被吸引到下唇的高度，注意力就会集中在咬合面和切平面上。Frush和Fisher（1985）关注的是笑线应该与上颌前牙切缘的弧度及下唇上缘相协调，Hulsey（1970）发现，笑线（下唇上缘弧度与上颌前牙切缘的弧度应该一致）对于一个迷人的微笑来说是非常重要的，最有魅力的微笑的笑线比为1.00∶1.25。据Tjan和Miller（1984）报道，普通微笑可以显露上颌全部前牙，上颌牙切缘的弧度与下唇内缘的弧度平行，露出上颌6颗前牙和前磨牙。在进行所有美学综合治疗之前，收集原始牙列及其周围面部组织的位置、形状和大小的信息对于恢复患者的微笑至关重要。Rubin（1974）认为微笑有3种基本类型。会心的微笑是最常见的类型（67%），口角开始向上和向外牵拉，然后上唇上抬，只露出上颌的牙齿。31%的人会露出"丘比特式的微笑"，露出尖牙，然后是口角。另外，只有2%的人会出现复杂的微笑，在上唇抬高和下唇收缩同时上下颌所有牙齿显露（Elaskary 2008）。

在进行美学修复重建之前，应该收集原始牙列及其周围组织的位置、形状和大小的信息，这些信息对恢复患者的微笑至关重要。临床医生在微笑分析中的作用是了解患者对治疗的预期和期望，然后收集导致美学或功能问题原因的信息，例如创伤、不当的牙科治疗、病理或其他因素。摄影对于观察说话和停顿时面部的特征有很大的帮助。对患者的期望、个性和心理状态的全面了解将会提升患者的满意度（Levin 1988）。

2.4 微笑设计

微笑设计是Morley（1997）提出的一个新词。他将微笑设计定义为一门学科，涉及诊断和后续包括美学在内的整体牙科治疗方案的制订。换句话说，微笑设计就是使用适当的工具，按照前牙美学设计的原则，决定微笑时牙齿的显露量。它把一个普通的修复工作变成一个杰出的工作，同时保持现有的自然美（Golub-Evans 1994）（图2.7）。

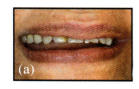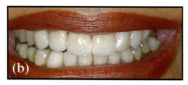
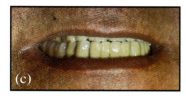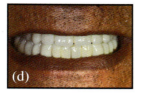

图2.7 （a和b）利用"微笑设计"理念改善患者微笑的病例。（c和d）另一个使用微笑设计理念改善患者微笑的病例。

用于微笑设计并在后期治疗时可以改变的美学因素，包括切缘平面和咬合平面、中切牙的大小和倾斜度、中线位置、余留牙的轴倾度、牙弓的大小和形状、唇线与切缘的位置、牙齿的形式和形态、接触点的位置以及牙龈高度、顶点颜色和轮廓（Dickerson 1996；Moskowitz和Nayyar 1995；Rufenacht 1990c）。患者的性格和生活方式也会在一定程度上影响治疗。临床医生自己的个人艺术能力和主观认知水平可以使治疗计划更具个性化，从而将优秀的临床医生与普通的临床医生区分开。因此，微笑设计应该更加关注个性化的特征，使每个修复体都根据特定的个性化需求进行设计，并与功能需求保持平衡与和谐。当各种线条、比例和结构彼此在视觉上保持平衡时，就可以达到微笑的和谐（Gwinnett 1992）。微笑可以通过一些微小的变化得以改变，包括调整比例、创造幻觉、使牙齿、牙龈和唇部减少因不正确排列所产生的负面视觉紧张（Moskowitz和Nayyar 1995）。当进行微笑设计时，必须意识到牙齿不是独立存在的，而是面部整体结构的一部分。

许多学者和著名哲学家都讨论过美学的概念。虽然定义是主观的，但他们都同意"美学"一词的自然起源。因此，人们认为，牙科美学的真正目标必须是模仿自然，虽然自然很容易被感知，但却很难被模仿，尤其是面下1/3部分。牙科团队的

技术操作能力和视觉感知能力是实现这一目标的关键，牙科医生通过塑造微笑的生理功能，扮演着口腔和牙周组织的"建筑师"和"工匠"的角色。牙科手术越来越多地采用多学科的方法来改善面部和微笑，其中临床医生扮演着重要的角色，创造了牙齿、口内及周围组织、面部、微笑与人之间的美学理念，并通过必要的艺术能力和专业知识进行面部美学的设计。目前，美学与测量、比例和对称性的联系越来越紧密，这些联系在古代文明中已经存在，但在今天数字化的时代得到了进一步地完善。现代科学知识为专业人员提供了各种治疗方法的选择。不同的医生（正畸医生、种植医生、牙周病医生、牙科技师、颌面外科医生、整形外科医生）之间的紧密合作，使得治疗计划的制订越来越精确（图2.8）。

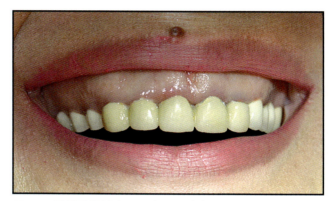

图2.8 牙龈暴露过多，牙齿显露过少。

数字化牙科技术拓展了微笑设计的范围，通常称之为数字化微笑设计。今天，使用2D和3D软件编辑图片和数字图像，通过数据处理，可为每一名特定的有临床和美学需求的患者进行微笑设计，确定修复参数。现代数字化技术被应用于临床医生的日常工作中，这是数字化微笑设计成功的基础。数字化微笑设计是一个多用途的工具，可以在整个治疗过程中，帮助修复团队提高其对美学问题的理解以及患者对结果的接受程度（Coachman等2012）。数字化微笑设计将最终的美学效果和治疗过程统一起来，可以为患者提供一个更可预期的结

果。术语的组合，例如"美学牙科""跨学科协作""数字化牙科"和"可预期性"甚至可以考虑形成一个新的职业形象——"微笑设计师"，他们在制订虚拟计划中至关重要，可以与患者和美学治疗团队进行沟通（Coachman、Calamita和Sesma 2017），如图2.9所示。利用各种软件平台，临床医生已经开发了一种用于美学数字化微笑设

计（Aesthetic Digital Smile Design，ADSD）的方案（Tak On和Kois 2016），它与其他对诊断和预后有帮助的重要诊断要素一起，能最终改善患者的健康和幸福。通过向患者详细解释计算机显示器上的图像并对比手术前术后的图片，可以为患者提供一个适当的预期。

数字化微笑设计方案首先要获取带有特定视

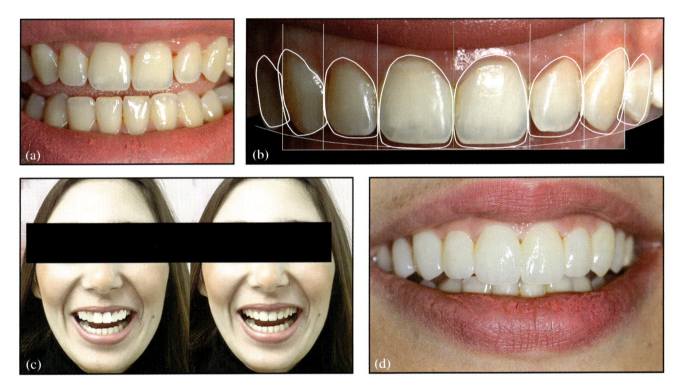

图2.9　（a）拟接受微笑设计的患者的术前照。（b）进行微笑设计。资料由埃及Mansoura A. Radwan博士提供。（c）口内模拟效果。（d）最终修复后，明显改善了患者的整体容貌。

图的全帧数字图像和患者的视频记录（Coachman和Paravina 2016）。视频记录能更好地捕捉到与生理相关的微笑的动态信息（模拟、语音、唇齿关系）。需要3张基本的图片：整个面部牙齿分开的大笑照、安静状态下整个面部的图片、牙齿分开时上颌全牙弓的图片。医生还会建议患者录制一段简短的视频，描述他对治疗的顾虑和期望。同时，视频应该捕捉各个角度牙齿和微笑的情况，包括45°和侧面像（Coachman等2017）。拍照时应使用具

有半专业功能和良好照明系统的普通单反相机。将下载的图片和视频插入到幻灯片中。导入患者的重要数据并建立数字化临床档案，是口内口外客观检查的重要组成部分，便于之后用美学的主要指导原则进行分析。然后在数码图片上勾画出面部的参考线、所选牙齿的形状。在这个阶段，所有不对称、不协调和违反美学原则的表现都将得到控制和纠正（Coachman等2012）。

数字化数据处理的下一个阶段是使用数字图

像编辑进行虚拟设计，它可以在power point软件或key note软件上实现，然后进行绘图，从用3条参考线调整口内图片开始。根据设计的中切牙的长度以及中切牙的长/宽比，绘制中切牙的外形轮廓。然后根据微笑弧线公式绘制其他图形，完成美学设计。数字化标尺可以帮助我们在术前测量出原来牙齿的精确尺寸，以及将来新修复体的实际尺寸，这些数据可以转移到模型上，用于蜡型制作。通过数字卡尺或数字化标尺可以获取更准确的牙齿和牙龈的详细测量参数，将标尺放在牙齿的颈缘和切缘（牙齿的长度）或近远中（牙齿的宽度）。用这些数据制作蜡型，然后在口内进行模拟试验，以确保临时和最终修复体的高精度。用数字化方法编辑图片和图像是非常可靠的，特别是在与技工室进行交流的时候。

2.5 微笑标志

不同笔者所提供的用于客观分析微笑美学相关的临床指标包括：

- 面部分析。正面/侧面、确定形态特征、水平/垂直参考线、垂直/水平面部比例、黄金比例、水平/垂直尺寸、面部轮廓分析以及唇、鼻和眼的位置及大小分析。
- 牙齿分析。牙齿的组成、排列和位置、尺寸、比例、形状、轮廓、边缘、纹理、表面、轴倾度、切角、邻接区和颜色。
- 唇齿分析。唇的动态表现、笑线、微笑宽度、唇廓、咬合平面、中线、切缘线和口角线。
- 语音分析。这是对唇齿分析的补充，特别要注意辅音及其组合的发音。此外，"/m/"和"/i/"（有时"/e/"）的分析对检查和确定嘴唇与上颌切牙的位置关系非常重要，与被分析对象的年龄和性别有关。
- 牙龈分析。结构、平行度、对称、顶点、牙龈乳头、生物型和色彩。

在构建新的微笑或进行微笑设计时，需要诊断和评估这些临床的面部标志。这些标志在很大程度上影响了治疗效果和自然微笑的形成，同时也避免了口内口外关系的不平衡。在所有拟行重大美学重建的病例中，如果临床医生想要制作出和谐的美学修复体，这些标志应该充分考虑（Elaskary 2008）。

2.5.1 口角线

口角线（IntercommissureLine，ICL）是一条连接两侧口角的假想线。在微笑停顿时连接两侧口角。上颌牙齿在ICL下的显露量可以提供有关患者年龄的信息。年轻人微笑时，这条线以下可以显露75%～100%的牙齿，从切缘到这条线的显示量可达10～13mm。老年患者，这条线以下显露的上颌牙齿较少，这主要是由以下两个因素造成：①面部肌张力的丧失；②牙齿的磨损（Elaskary 2008）。

这条线的价值在于它突出了患者的年龄并使其年轻化。牙龈显露得越多，患者看起来越年轻。因此，这条线可能很重要，特别是在无牙颌病例的修复重建中（图2.10）。

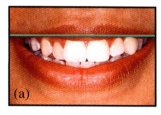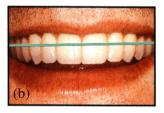

图2.10 （a）口角线，露出年轻的微笑。（b）老年患者的口角线，其下方的牙齿显露较少。

一项有趣的研究（Choi和Demf 1991）评估了年龄增长导致的微笑变化。该研究测量了230名年龄在20～69岁的受试者（103名男性，127名女性）在息止颌位和微笑时上下颌中切牙的暴露情况。结果显示，上颌切牙暴露量随年龄逐渐减少，与此同时，下颌切牙在微笑时的暴露量逐渐增加。上颌切牙平均暴露量为5.92mm，下颌切牙为2.78mm。另一项关于牙齿暴露量与年龄关系的研究（Robinson 1969）结果显示，上唇休息状态下上颌中切牙的暴露量，30岁时超过3mm，40岁时为1.5mm，50岁时小于或等于1mm，60岁时为0.5mm，而80岁时上颌唇缘与上颌中切牙的边缘持平。下唇与上颌切牙切缘的比例关系正好相反。

2.5.2 微笑弧线

上颌切牙切缘、尖牙牙尖的与微笑时下唇弧度的关系称为"微笑弧线"（Golub-Evans 1994）。理想的微笑弧线为两条线，一条线与切牙切缘和尖牙的牙尖接触，另一条线与下唇的弧度接触，这两条线与眶下缘连线平行，与面部中线垂直。换句话说，理想的微笑弧线为上颌切牙切缘弧度与下唇弧度平行（Moskowitz和Nayyar 1995；Sarver2001）（图2.11）。

上颌切牙的曲线与下唇的平行度分为3类：①平行，上颌前牙的切缘与下唇上缘的弧度平

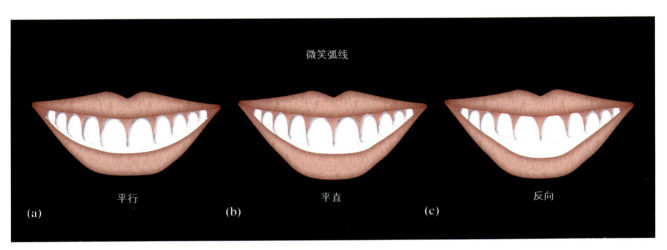

图2.11 （a～c）显示不同的微笑弧线变化。

行；②垂直，上颌前牙的切缘形成一条直线；③反向，上颌前牙的切缘形成向下的曲线，与下唇上缘的弧度相反（Elaskary 2008）。

Dong等（1999）的一项研究结果显示，有许多受试者（60%）的微笑是平行的，有些受试者（34%）的微笑是平直的，只有少数受试者（5%）的微笑是反向的。平行的微笑和平直的微笑比反向的微笑美观（$P<0.05$），如图2.12所示。

另一项对理想微笑的研究（Yoon和Dong 1992）显示，当所有上颌前牙在上下唇之间暴露时，上唇的曲线应该是向上弯曲或平直的，上颌前牙的切缘曲线应该与下唇平行，暴露出第一磨牙（图2.13）。

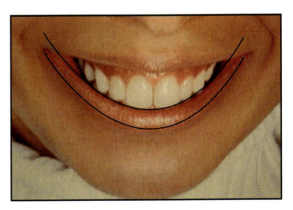

图2.12 理想的微笑弧线。

2.5.3 前庭显露

前庭显露是指从正面观察时，在唇部的不同位置上，从颊廊看到的牙齿数量和/或牙龈结构。微笑时后牙的暴露量可称为前庭显露。在天然牙

列中，尖牙之后的上颌牙齿开始看起来更小，颜色更深，变得模糊。当在上颌牙弓上制作修复体时，应该反映出前庭显露量的特点，不得违反。当颊廓有过多的牙齿暴露，这种情况叫作前庭显露不足（DeficientVestibular Reveal，DVR），反之为前庭显露过度（ExcessiveVestibular Reveal，EVR）（Morley 1999）（图2.14和图2.15）。在开始制订美学计划之前，对前庭显露的评估有积极意义，在数字化微笑设计时也非常有用。前庭显露是自然外观显示与和谐美学修复的基石（Elaskary 2008）。

临床上检查牙齿显露量时，要求患者端坐，连续发字母"M"音。发音停止后，在嘴唇回到放松的息止颌位时进行评估，并拍照检查最小的牙齿显露量。然后要求患者发字母（E）并暂停，以检查牙齿的最大显露量。通过这些参数的检查，临床医生对患者的牙齿显露量将形成一个想法或目标，并在最终修复时体现出来（图2.16）。

上下颌牙弓之间的相对关系决定了上颌切牙

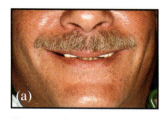 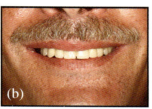

图2.13 （a）解剖知识的错误应用导致反向的微笑弧线。（b）微笑弧线被矫正。

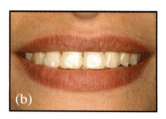

图2.14 微笑时牙齿的显露量，最少（a）及最多（b）。

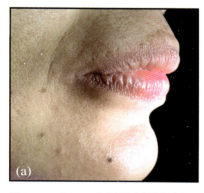 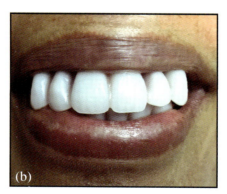 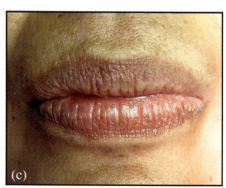

图2.15 （a~c）因牙齿暴露过多而导致种植修复失败。

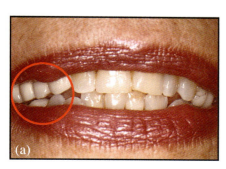 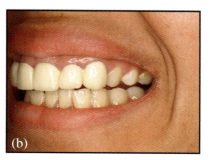 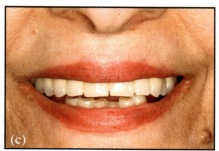

图2.16 （a~c）3个前庭显露量有问题的病例。

的长度，上颌切牙对患者的前牙引导和语音起着重要的作用。在无牙颌病例中设计上颌切牙的长度时，应考虑以下几个因素：上唇的长度、患者的年龄、最大和最小牙齿显露量。在最大牙齿显露的位置，显露的上颌牙应位于上、下唇线中间的位置（Vig和Brundo 1978）。

上颌中切牙（切1/3）的舌斜面决定了字母"F"和"V"的正确发音。上颌中切牙应该轻轻地与下唇内侧的唇红缘接触，将剩余的空气保留在口内（Dawson 1983）。

在无牙颌病例中，许多临床医生在决定最佳切牙边缘位置时很随意。Misch（2005b）创建了一个确定上颌切牙切缘位置的方法。在前牙区，与其他天然牙相比，尖牙位置更恒定，受年龄的影响更小。一般来说，尖牙牙尖位于唇弓的外侧，在20～40岁时通常比上唇长1mm（在发"M"音时）；在40~60岁时，尖牙与唇线相平；60~80岁时，比上唇短1mm。一旦尖牙尖的位置确定了，其他牙齿就可以确定下来。然后通过发"F"音来确定唇舌向的位置。发"N"音可以用来确定切牙切缘与下唇边缘的接触点，它应该与下唇的干湿交界线（类似于大笑时的位置）轻轻接触（Heinlein 1980）。他还指出，当患者发"E"音时，上颌中切牙应占据上下唇之间50%～70%的空间。如果少于50%，牙齿通常需要延长；如果超过70%，牙齿就不能再延长了。

2.6　唇的影响

唇部参数与面部及口腔都有关。上唇和下唇构成了嘴唇的框架，它们就像幕布一样，在向各个方向运动的时候，幕后的内容就揭露出来了。一般来说，上下唇都会影响面部的外形和发音，是面部的一个重要结构，围绕着自然牙列的唇缘，对牙齿美学有很大影响。因此，需要进行仔细的检查和评估（Hulsey 1970）。嘴唇的解剖包括口轮匝肌，它将嘴唇与上方的鼻底相连，向外与鼻唇沟相连，向下与颏唇沟连接，上唇的垂直凹陷称为"人中"。

它从上唇结节向上延伸到面部皮肤，一直延伸到鼻底。当中线的位置受到关注时，人中是最重要的标志之一（Vig和Brundo 1978）。因为肌张力较弱，在垂直或水平方向上，嘴唇的外观会随头部姿势的不同发生改变。从兔唇对外观的影响，可以看出上唇对面部结构的重要性（Elaskary 2008）。

牙齿缺失早期，嘴唇失去支持，向口腔内侧塌陷。这可能是面部畸形和随后皱纹出现的起点。在这种情况下，临床医生应将缺失的唇支持恢复到缺牙前原来的位置。修复缺失的牙齿已证明可以极大地改善面部外观。牙齿缺失不仅会影响对嘴唇的支撑，还会影响对脸颊的支撑，因为后部（颊肌）支撑丧失。

当牙槽嵴吸收严重时，在研究模型上精心制作的蜡型会提示恢复唇部支持所需的骨量，它将与修复体轮廓一起恢复原来的唇部支持，牙冠颈部和中2/3的外形对决定唇部支持起主要作用（Maritato和Douglas 1964）（图2.17）。

下唇有变宽、变厚、变长、弹性增加的趋势（Renner 1985）。上下唇之间的关系根据咬合的骨性分型而变化。这种关系在决定牙齿空间排列方面起着重要的作用，而唇部前突或后缩的程度对侧面形有重要的影响（Tweed 1991）。

一些研究者描述了唇的解剖特征，在制订治疗计划时，用于诊断面部畸形。Burstone线是连接鼻下点和颏前点的参考线。上下唇应该位于这条参考线的后方（理想状况下，分别在这条参考线上+3.5mm和+2.2mm）（Burstone 1967）。Steiner S线是一条连接鼻中点和颏部的线，患者的嘴唇应该和这条线相接触（Weickersheimer 1995）。Ricketts E平面描述了一条从鼻尖延伸到颏部的直线，上唇和下唇分别位于该线4mm和2mm处（Viazis 1991）。对于最理想的面部美学，鼻下点（鼻底）和上唇之间的距离应该是下唇到颏下点（下颌）距离的一半（Rifkin 2000）。

上唇位置可以分为3类，所有这些位置都是在大笑的状态下进行记录（Dong等1999）：

（1）高位笑线，全部上颌前牙及其上方的牙

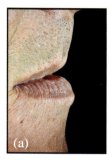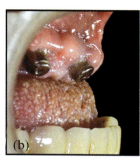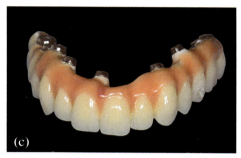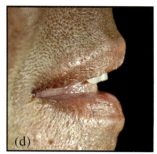

图2.17 （a）长期缺牙导致上唇支持不足。（b）安装种植义齿。（c）具有研磨BioHPP杆和Visiolign人工牙的混合支持式种植修复体（Bredent，德国）。（d）种植义齿改善了上唇的支持。

龈暴露。

（2）中位笑线，仅有75%～100%的上颌前牙及牙龈乳头暴露（等于上颌微笑）。

（3）低位笑线，上前牙暴露量小于75%，没有牙龈暴露。

唇线的另一种分类包括以下3类（Touati、Miara和Nathanson 1999）：

（1）低位唇线，隐藏了牙龈和相当一部分前牙，在息止颌位时，很难看到切牙切缘。大笑时，可以暴露前牙。对于这类患者，可能有必要通过牙冠延长前牙，在息止颌位和微笑时以建立唇线之间的平衡。

（2）中位唇线，在息止颌位时，上颌切牙切缘暴露1～3mm。

（3）高位唇线，微笑时，能看到超过4～5mm的牙龈。

在一些口腔重建修复中，中位唇线被认为是最理想的类型（图2.18）。

上唇弧度直接影响微笑，可分为3类，如图2.19所示。

（1）向上的曲线（12%），当口角高于上唇下缘中心时。

（2）直线型（45%），当嘴角和上唇下缘中心在一条直线上时。

（3）向下的曲线（43%），当口角低于上唇下缘中心时。

在高难度口腔重建修复病例中，当决定牙齿暴露量和选择人工牙的种类时，嘴唇的大小会影响治疗计划的制订。厚的嘴唇通常不会显露出太多的牙龈结构，因为嘴唇将后面的牙齿掩盖起来了。

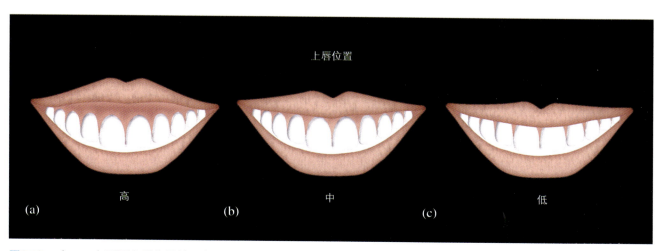

图2.18 （a～c）不同上唇位置的示意图。

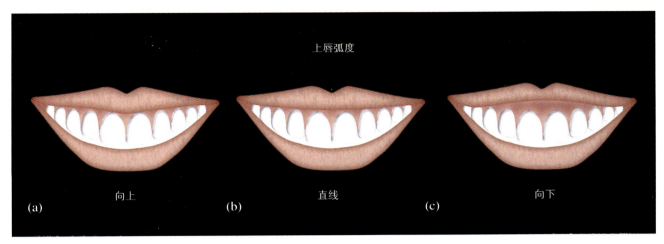

上唇弧度

(a) 向上　　　(b) 直线　　　(c) 向下

图2.19　（a~c）不同上唇弧度的示意图。

值得一提的是，厚嘴唇可能比薄嘴唇更有利于牙齿的美学重建，因为厚嘴唇可能掩盖所有修复体的边缘（如果它存在）。另一方面，当薄嘴唇收缩时，它会显露出大部分龈牙结合处。薄嘴唇需要更多关注修复体边缘的细节。短而薄的嘴唇常通常伴随天然牙的舌倾（Martone和Edwards 1978）（图2.20）。对于可能影响牙齿美学的缺陷，使用丰唇治疗可能有助于改善牙齿的暴露，如图2.21所示。

上唇较厚的患者常常牙齿暴露不足，可能需要选择颜色较浅的牙齿来增强和改善牙齿暴露量。建议牙齿的暴露量最好由上唇来决定，而下唇主要起辅助发音的作用。治疗高位唇线的患者时，通常比较复杂，结果难以预测。因此，对嘴唇大小、厚度和特征的仔细评估，将决定在微笑或其他状态时修复体的暴露量。

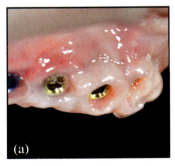
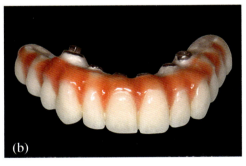
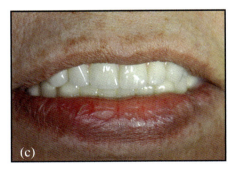

图2.20　（a）种植体支持的混合桥修复体戴入前。（b和c）用于改善软硬组织缺陷的螺丝固位混合桥，切端舌倾，与薄的上唇结构相匹配。

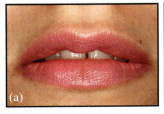
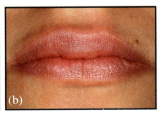

图2.21　（a和b）使用丰唇治疗以增加嘴唇厚度。

2.7　牙齿的形态

在科学革命的时代，临床医生通过循证医学的方法试图解决美学问题。虽然牙齿修复美学的探索由Williams（1914）引领，但也包括了许多其他的学者和理念（Wavrin 1920；Young 1954）。人们经常把功劳归于William Hall（1986），他第一次描述了脸型和牙齿形态之间的相关性。他指出牙齿有3种基本的形状：方形、锥形和卵圆形（Stein 1936）。这种相关性的意义在于它的实用性和获得制造商的支持，而并不在于这种关系的真实存在性（Young 1954）。大多数研究已经表明，面部形态和牙齿形态之间不存在显著的相关性（Sellen、Jagger和Harrison 1998），临床上影响面部形态的因素非常复杂，包括年龄、发型、眼镜和体重变化等。此外，面部形态本身的多样性也是两者之间没有显著相关性的原因，因为神奇的面部结构不能被任何形式和公式所限制。在所有情况下，对整体外观分析时，本概述中提及的指导原则有一定参考价值，但并不是必须遵循的规则（Elaskary 2008）。

对人类牙齿形态的正确理解使我们能够获得种植修复体的自然外观。Lombardi（1973）详细描述了人工牙的特征及其对微笑设计和最终治疗效果的影响。对标准天然牙解剖特征的学习，丰富了我们在美学重建过程中的知识和信息。许多影响牙齿特征的因素——年龄、性别、个性、习惯、牙齿位置、颜色、亮度和错觉，都是影响选择上颌前牙形状的因素，无论对于无牙颌还是部分缺牙的患者都是如此。为了在美学区修复缺失的上颌牙列，无论是否种植，临床医生在制作修复体时都应该努力复制天然牙列的形态。如果因为牙齿缺失而无法获得天然牙的参考，那么可以利用其他解剖标志作为参考。因此，虽然牙列的形状和面形之间的关系缺少证据，但牙齿、性格和口腔内外因素之间的关系具有逻辑性（Elaskary 2008）。

2.7.1 年龄

深入了解年龄与牙齿形态之间的关系，可以使所有美学方案产生卓越的美学效果，因为患者的年龄对上颌前牙的形态特征影响很大。中切牙和侧切牙长而方，是年轻的表现（图2.22和图2.23）。

老年人，切牙由于磨损从长方形变成正方形，有些切牙有微裂纹或明显的裂纹，有时还会形成碎片。中切牙由于副功能运动、牙龈退缩、牙釉质裂纹和不当的牙科治疗而变短。微笑时，牙齿结

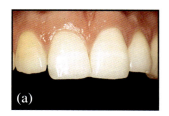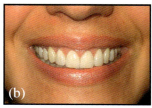

图2.22 （a和b）中切牙长度越长，所产生的效果愈年轻。

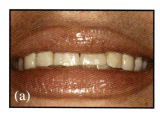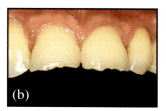

图2.23 （a和b）两幅图，中切牙都有磨损，呈现出老龄化的笑容。

构的暴露量会减少。切外展隙变小，同时由于牙龈退缩，龈外展隙变宽（Goldstein 1998）。出现平而宽的切缘和功能性或副功能性磨耗导致后牙区牙列磨耗。这种过度的磨损最终会导致牙齿变窄，上颌中切牙切缘的磨损越来越向颈部发展，对舌面釉质的影响比唇侧更大。最终，上颌中切牙与侧切牙切龈向的长度将一样（Yamamoto、Miyoshi和Kataoka 1990/1991）。

当微微张开嘴时，20岁以下的年轻人可以看见上颌切牙约3.5mm的部分，而下颌牙几乎看不见。在30～40岁，下颌切牙暴露增加，而上颌牙齿暴露减少（Vig和Brundo 1978）。

上颌中切牙是最关键的牙齿，它的大小和位置决定着口腔的组成，维持口腔的秩序和连贯性（Frush和Fisher 1956）。有时，在息止颌位时中切牙看不见，但微笑时可以看到。这往往呈现出苍老的面容。如果原始尺寸和轮廓存在形态上的偏差，则可能需要考虑跨学科的治疗方案（图2.24）。

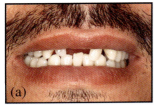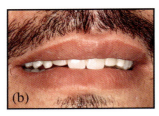

图2.24　（a和b）术前照，两颗中切牙缺失，选择最合适的牙齿长度，以改善笑容。

因此，对于种植修复的病例，无论大小，中切牙形状的选择正确非常重要。制订修复计划时，许多因素都会影响中切牙形状的选择，包括：①所需的牙龈暴露量；②嘴唇、唇线；③微笑的类型；④患者的年龄；⑤上下颌可用的空间；⑥黄金比例；⑦现有咬合；⑧上唇长度和弧度。影响上颌中切牙形状选择的其他因素包括唇肌张力和骨结构，以及切缘与前导的关系（Qaltrough和Burke 1994）。

当为无牙颌患者进行种植美学修复时，正确选择上前牙的外形和微笑时牙齿的暴露量对治疗计划的总体预后至关重要。上颌中切牙的切缘是义齿制作时最重要的决定因素。一旦确定下来，就可以确定牙齿比例和相关的牙龈位置，因此中切牙设计不当可能导致牙齿暴露不充分或牙齿、牙冠比例不理想（图2.25）。

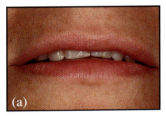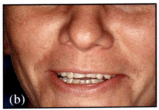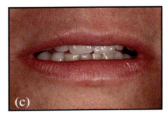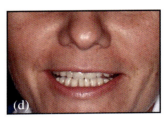

图2.25　（a和b）由于中切牙解剖结构缺陷，导致笑容欠佳。（c和d）两颗中切牙已恢复到原来的解剖结构，全面改善患者的笑容。

在一些临床病例中，有时候可能需要缩短切缘以弥补由于牙龈退缩导致牙齿过度暴露的情况，特别是对高笑线患者。

患者的自我形象和患者对充满活力的年轻外表的渴望可以帮助决定牙弓的突度。解剖学上，上颌中切牙牙冠的平均长度为10.4～11.2mm。治疗记录可能有助于在未来修复体上恢复原来的形状和高度。如果没有这些参考资料，恢复缺失牙齿的原始形状和形态就成为一项艰巨的任务。当治疗记录不存在时，临床医生可以使用上唇位置、微笑弧线和余留牙作为参考。因此，确定缺失的中切牙和嘴唇之间的关系，除了已经提到的因素外，主要取决于临床医生的技能和修复经验（图2.26）。

上颌牙切缘的最佳位置不仅影响美观，而且影响语音，因为发出每一个声音时，嘴唇和牙齿的

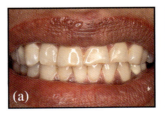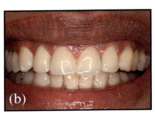

图2.26　（a和b）术前和术后照，恢复4颗前牙解剖结构以改善患者的微笑。

位置和关系都不同。临床医生可以要求患者发字母"V"音，以确定上颌中切牙的切1/3的长度和舌倾度；发字母"F"音，可以确定上颌牙齿与下唇的位置关系。

为了让修复体呈现出年轻的外观，可以将修复体边缘线设计在牙龈边缘以下，圆柱形切牙对

年轻化的外观可能也有帮助。年轻人的牙齿，牙釉质表面是半透明的、坚硬的、表面有稍微不规则光泽。年轻人的牙齿通常有白色的发育不良线，饱和度较低，特征不明显，因为彩度较低，显得更有质感、色淡、更亮，有更高的明度（Heymann 1987）。

2.7.2　性别

女性牙齿的形态特征与男性不同。女性牙齿的线角一般是圆的而不是方的。女性气质可以用细腻和温柔来表述，而男性气质可以用活力和棱角来表述。女性形体的特点是圆润、平滑、柔软，这是典型的女性特征。另外，根据Frush和Fisher（1956）的观点，男子气概是"立体的、坚硬的、健美的、充满活力的外观，这是典型的男性特征。"例如，上颌侧切牙的形状在一定程度上表现性别特征。女性侧切牙的边缘呈圆形，颈部狭窄。而男性侧切牙的形状更长、更方、更宽，并具有锐利的线角（Lombardi 1973）。女性侧切牙近中面向外旋转、远离中切牙的远中面，这样在观察时侧切牙处于更微妙或更柔软的位置。相反，男性患者侧切牙呈方形，表面平整，线角较尖，如图2.27所示。

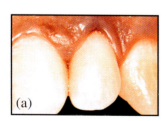 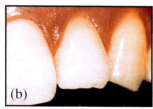

图2.27　（a）女性侧切牙（圆形，颈部缩窄）。（b）男性侧切牙（扁平，角锐）。

2.7.3　个性

外表是否有吸引力主要看面容是否姣好。对自己外貌高度满意的成年人通常比其他人更自信。尽管尚无研究支持人格与面部特征相关，但人们普遍认为漂亮的成年人和儿童在社会资源和才智方

面比普通人更有优势（Adams 1977，1978；Dion、Berscheid和Walster 1972）。根据Proffit和White（1990）的研究，患者对畸形的心理反应可分为以下几类：①补偿反应（患者认为他能够克服缺陷）；②反应不充分（患者将生活和人际关系中的某些困难归咎于该畸形）；③病理反应（患者表现出神经症和一些早期精神病的特征）。负面的身体形象可能会导致一些严重的防御性情绪，这些情绪在畸形纠正后可能会慢慢好转，并可能改变与身体形象相关的心理问题（Belfer等1982）。早期发现和处理面部畸形可以改善患者的心理状况，提高他们的社会形象。在不太极端的情况下，如患有牙-骨骼畸形的患者，会有一些心理问题，虽然未被提及，但当面部外形得到改善时，这些问题就能得到解决（Arndt等1987；Strauss等1988）。

Kiyak和Bell（1990）研究了977名青少年，研究牙齿美学对身体形象和社会因素的影响。有颌间关系不调的患者与没有颌间关系不调的患者之间存在显著差异。颌间关系不调越严重，对自尊和身体形象的影响越大。然而，Kenealy、Frude和Shaw（1989）研究了1918名1～12岁的儿童，没有发现颌间关系不调的儿童有任何心理问题。

一般来说，相对于口腔功能的改善，患者更在意对人格和外貌的改善。Wictorin、Hillstrom和Sorenson（1969）在一项纵向研究中，对95名术前的患者和49名术后12个月的患者进行了调查研究，结果显示：96%的患者感到满意，74%的患者报告他们的社会关系得到改善，60%的患者变得更加自信。Laufer等（1976）研究了25名面部畸形矫正手术术后2~6年的患者，他们发现84%的人感到满意并且性格也变得更好。但仍有一些患者尽管取得了良好的结果，却并不满意。虽然可能推测到一些原因，但真正的原因通常也很难理解。可能有些患者以前就有心理或精神问题，但没有向外科医生交代。

Kim等（1995）研究了人格因素与微笑的关系，认为微笑美学与个体的身体状况和心理状态密切相关。入选的30名男学生和30名女学生没有缺

牙，没有正畸或修复治疗经验，牙列良好。研究人员使用16个人格因素问卷对受试者的人格进行了评估。研究人员对每位受试者在微笑时的正面照进行了标准化处理，并对微笑评分进行了估计。然后他们研究微笑得分和性格之间的统计学关系。热情、冷静、乐观、冒险、自信、团队导向、放松的个性特征与迷人的微笑相关。从主要人格特征衍生出的二级人格因素中，外向和放松与迷人的微笑相关。有趣的是，女性的性格与迷人的微笑有关，而男性则不然。女性微笑的美学评分与4种主要的和两种次要的人格特征在统计学上有显著的相关性。然而，对于男性来说，性格特征和微笑美学之间没有显著的统计学差异。

上颌尖牙对表现人格魅力非常关键，因为它们能增强人格魅力（Lombardi 1973）的表达。尖锐的牙尖展现出更多的魅力，而平缓的尖牙可能表现出没有攻击性的性格。平缓的尖牙有圆钝的牙尖和凸起的轮廓，通常在侧切牙和尖牙之间形成一个大的切外展隙，造成消极的外观（Morley 1997），如图2.28和图2.29所示。

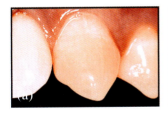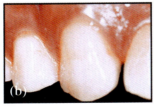

图2.28 （a）尖锐的牙尖，强调个性的活力。（b）平缓的牙尖，强调中等的个性。

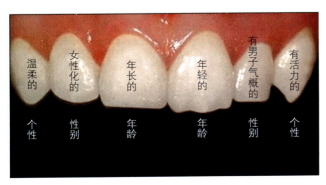

图2.29 牙齿形状的影响。

牙齿颜色的深浅也会影响人的个性印象。一般来说，浅色的牙齿代表年轻、强壮和/或鲜明的个性，而深色的牙齿则代表工作狂、紧张或压力大的个性。上颌前牙的位置稍微向唇侧调整，可给人一种年轻、乐观的感觉，而前牙切缘略微增大（在非常有限的微米范围内）可提升个人的影响力（图2.30）。

锋利的牙齿线角使面部看起来更锐利，牙齿外形与牙弓形状的一致以及正确的面部比例，是获得满意的牙列和提高个人影响力的基本因素。在设计中切牙长度时，牙齿的比例必须与面部的强弱特征相协调（Rufenacht 1990b）。

2.8 结论

对称性是决定面部是否具有吸引力的重要生物学因素，评估患者面部的对称性对完整的牙-颌面诊断至关重要。对称和平衡是所有口腔美学修复（包括口外组织）的共同要求。当达到最佳状态时，或者换句话说，达到和谐状态时，在视觉上给人以舒适感，不会干扰或模糊自然的面部美感。影响口腔种植重建修复平衡和对称性的因素包括正确的𬌗平面、切缘平面和中线（Strub和Turp 1999）。口腔的对称意味着不同元素间的和谐一致。任何偏离自然而创造出来的对称可能不仅会导致美学问题，而且还会导致功能问题。

平衡可以定义为通过对反向力的精确调整而获得的稳定结果（Goldstein 1984）。平衡与对称是有区别的，当眼睛从物体的中心向远中移动时，可以观察到平衡，而对称则相对于正中而言（Goldstein 1984）。不对称的一个典型的例子是两颗相邻的中切牙的大小不成比例，或者其中一颗向唇侧或舌侧旋转；不平衡的另一个典型的例子是中线偏离，或者种植修复体高度不一致。Lombardi（1973）指出，中线位置的正确对于牙列结构的稳定性是必需的，因为中线位置不当会导致两侧结构的不平衡。中线位置偏移会产生张力，观察者觉得参考线必须移动到适当的位置，修复体才具有稳定

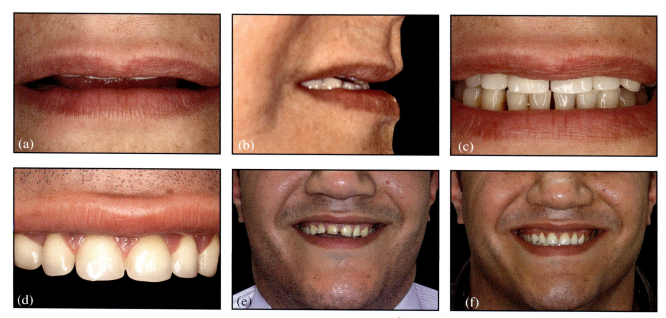

图2.30 （a）牙齿有缺陷的患者。（b）侧面照。（c）通过"微笑"设计理念，牙齿显得更为美观。（d~f）重新设计切牙的形状，以改善露出的牙齿外形。

性和持久性（Elaskary 2008）（图2.31）。

据报道，面部功能的不对称与情感（Richardson等2000；Wylie和Goodale 1988；Zaidel等1995）、积极/消极的情绪（Benson和Laskin 2001）、相似性（Chen等1997）和吸引力（Zaidel等1995）有关。颅颌面研究人员描述的结构不对称（Ferrario等2003；Peck等1991；Skvarilova 1994；Vig和Brundo 1978）早在古希腊和古埃及的现实主义艺术中就被描绘过（Peck等1991；Peck和Peck 1995）。

美学面部特征的具体表型尚未明确，面部结构的空间关系也有待进一步研究。然而，当感知美时，普遍认为左右两侧对称是其主要特征。美与不美的分界线是无形的，甚至区分美不美的范围也是未知的。然而，当参与者比较在实验室构建的左右两侧对称的脸的吸引力时，这种假想的分界线似乎确实起到了作用。这一点在将本研究的结果与本实验室早期报告中的强不对称吸引力外观与普通面孔进行比较时可以看出（Zaidel等1995）。

三分法是确定咬合平面的一种方法。该方法将面下1/3再分成3分，咬合平面的理想位置位于上1/3和中1/3的交界处，如图2.32所示。

关于中线，牙列中线是一条假想的垂直线，并不一定与面中线重合。理想情况下，上颌中切

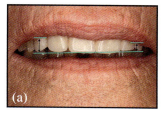 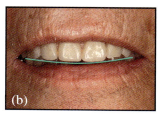 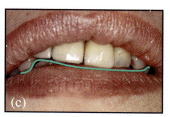 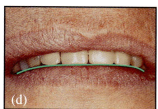

图2.31 （a~d）术前和术后照，切缘平面的改善获得左右两侧的对称。

牙之间的牙龈乳头与面中线相吻合。实际上，牙列中线与面中线不一定重合（Johnston、Burden和stevenson 1999），因为并非所有患者的面部都是对称的。这可能是因为他们的颏部或鼻子并不总是在中间，这对他们的外貌并没有明显的影响，有时

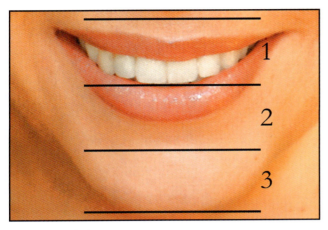

图2.32 三分法。

左右两颊也不对称。因此，不可能将它们作为面中线的标志（Rufenacht 1990）。

整个面部的自然外观不会影响对牙列中线的视觉感知，牙列中线应该与微笑的中线一致，与牙列的对称性保持一致。在牙列中线和面中线不一致的情况下，应使牙列中线垂直于瞳孔连线或水平线，以防止产生不对称的错觉。一旦它是垂直的，整体看上去就是对称的或至少赏心悦目的（Latta 1988）（图2.33）。

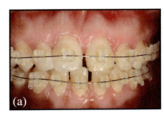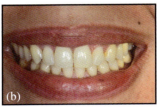

图2.33 （a和b）使用正畸的方法恢复对称性。

扫一扫即可浏览
参考文献

第3章

美学区即刻种植和即刻负重的美学效果
Esthetic Outcome of Immediately Implanted and Loaded Implants in the Esthetic Region

——临床前和临床证据的讨论

A Discussion of Preclinical and Clinical Evidence

Arthur Belém Novaes, Jr.[1], Raquel Rezende Martins de Barros[1], Flavia Adelino Suaid Malheiros[1], and Valdir Antonio Muglia[2]

[1] Department of Oral and Maxillofacial Surgery and Traumatology and Periodontology, School of Dentistry of Ribeirão Preto, University of São Paulo, São Paulo, Brazil
[2] Department of Prosthodontics, School of Dentistry of Ribeirão Preto, University of São Paulo, São Paulo, Brazil

3.1 临床前实验证据

据报道，从骨结合的角度考虑，拔牙时植入种植体与拔牙创愈合后再植入种植体的效果都是可以预期的（Chen等2009）。

患者更愿意接受即刻种植，因为可以缩短缺牙的时间和整体治疗的时间。即刻种植可以更好地保留软组织的形状和轮廓，保存骨量，是美学区种植的首选方案。然而，即刻种植想要达到这些理想的美学效果，诊断和治疗计划的制订必须准确。

近年来，临床前研究的结果丰富了对即刻种植的认识。它们提供了关于种植体周围组织的组织学、组织形态计量学以及最近的显微摄影术的独特信息。因此，一系列关键证据有助于美学区即刻种植和即刻修复方案的制订。包括：①微创不翻瓣拔牙手术；②种植体定位；③种植体表面特征；④颊侧骨板与种植体之间的间隙充填；⑤颊侧骨板的存在和厚度（组织生物型）。

3.1.1 不翻瓣拔牙术：使用依据

选择即刻种植的首要目的之一是避免牙槽骨因牙齿缺失而逐渐吸收（Pietrokovski和Massler 1967；Schropp等2003）。然而，一些动物研究表明，在新鲜拔牙窝中植入种植体后，颊侧硬组织高度显著降低（Araujo等2006a和2006b）。该研究结果提示骨板的解剖和显微结构特征对种植是否

成功具有重要影响。为了更好地理解这一生物学基础，有学者对狗的下颌前牙区进行了组织学评估（Novaes等2011b）。研究观察到，颊侧和舌侧骨板的宽度从冠1/3到根尖1/3都有增加，但颊1/3比舌1/3明显变薄（图3.1）。此外，颊侧骨板冠1/3和中1/3的骨密度比舌侧骨板高，有统计学意义，这意味着这些区域没有或少有骨髓腔（图3.2）。骨膜和牙周膜血管的主要功能之一是为牙槽骨中的成骨细胞（Osteoblasts，OB）提供营养（Matsuo

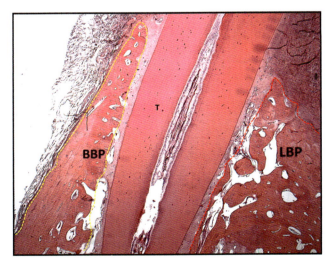

图3.1　颊（BBP－黄色虚线）和舌（LBP－红色虚线）侧骨板的宽度从冠1/3到根尖1/3都有增加，但颊1/3比舌1/3明显要薄。

等2000）。此外，骨髓腔也是血供的来源。一些有趣的图像显示了骨膜和骨髓腔的直接联系，正如Novaes等报道所示（2011b）（图3.3～图3.5）。Nobuto等（2005b）在此研究的基础上，观察狗黏骨膜瓣手术后的微血管反应，并得出结论：骨膜分离可能会引起循环障碍，导致骨吸收。一般来说，

暂时暴露在外的骨表面通常会经历一个坏死过程，并随着骨吸收而结束，但必须强调的是，含有骨髓腔的厚骨板在愈合结束后骨高度的吸收可能会较少（Wilderman、Wentz和Orban 1960）。

这些观察结果对种植治疗具有普遍的意义，对即刻种植更是有深远的意义。基于这些研究，

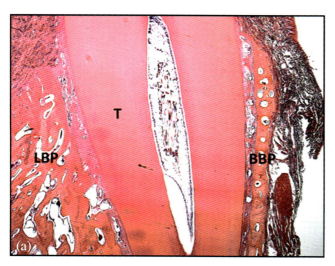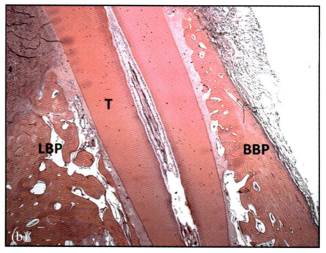

图3.2　（a和b）显示了Novaes等（2011b）研究的狗下颌前牙（T）的舌侧骨板（LBP –在牙齿左侧）和颊侧骨板（BBP –在牙齿右侧）的图像。请注意它们之间的微观结构差异，如骨髓腔的厚度、数量和体积。

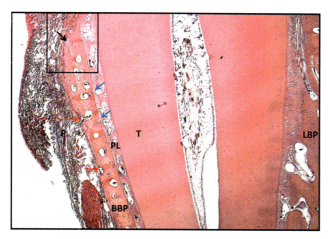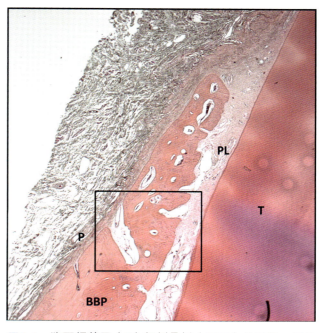

图3.3　狗下颌前牙（T）在牙槽骨内的图像。黑色矩形框突出显示的地方可见，颊侧骨板（BBP）的冠1/3非常薄，由少量骨髓腔组成。其中一个骨髓腔（黑色箭头处）直接与骨膜（Periosteum，P）相连。在颊侧骨板的中1/3处（红色箭头处）也可以观察到类似的情况。此外，BBP的骨髓腔与牙周韧带（PL）直接连接（蓝色箭头处）。

图3.4　狗下颌前牙（T）颊侧骨板（BBP）的图像。黑色矩形框突出显示了骨膜（P）与BBP的骨髓腔之间的直接联系，以及牙周韧带（PL）与其他骨髓腔之间的直接联系。

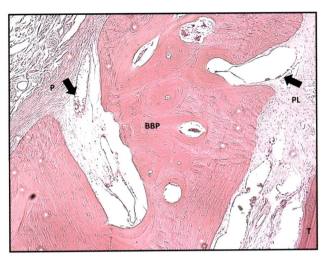

图3.5　图3.4高倍放大的图像。

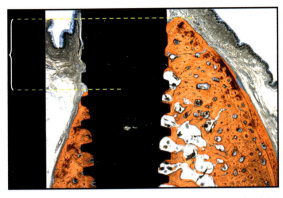

图3.6　颊侧骨板吸收的评估。请注意，在翻瓣手术过程中，即刻种植时，种植体周围的颊侧骨板（左侧）和舌侧骨板（右侧）的高度差异。

一种不剥离骨膜的微创手术方法——不翻瓣的理念出现了。一些学者（Rocci、Martignoni和Gottlow 2003；Zeren 2006）描述了它的优势，即美学和舒适，但其背后的主要原因是保持骨板的完整性，在种植体周围形成的骨缺损局限在完整的骨壁内，具有较高再生潜力。

不同研究者（Fickl等2008；Novaes等2011a）观察了不翻瓣手术后认为，作为一种替代方法，不翻瓣手术可以在一定程度上有效地保存颊侧骨组织。拔牙减少了牙槽骨来自牙周膜的血供，此时牙槽骨的血供只能由骨膜的血管来提供。因此，在这种情况下，黏骨膜瓣可能会严重损害来自骨膜的血供，对解剖上较薄且在微观结构上由皮质骨构成的区域产生直接影响。

Novaes等（2011b）评估了翻瓣或不翻瓣的情况下，给狗即刻种植后，颊侧骨重建的状况。他们发现翻瓣手术与即刻种植体周围骨吸收的程度有很强的相关性。在该研究中，两组间唯一的差异是对照组皮瓣的高度，对照组颊侧骨板高度的吸收至少是不翻瓣组的2倍（图3.6）。

如前所述，与狗下颌牙周围骨板的解剖和显微结构特点相似（Novaes等2011b），后续组织学研究（Novaes等2011b）的标本显示，即刻种植的种植体周围颊侧骨板与舌侧相比明显要薄（图3.7和图3.8）。当比较骨密度时，颊侧骨板由皮质骨

构成，骨髓稀疏且数量减少，而舌侧骨板有大量的骨髓（图3.7和图3.8）。颊舌侧骨密度的差异在不翻瓣组和翻瓣组的根尖部及翻瓣组的根尖部及冠部均有统计学意义（表3.1）。这一发现可能意味着这部分组织表现出骨髓腔和血供不足，继而由于缺乏血管生成，最终导致骨吸收（Nobuto等2005）。

3.1.2　种植体颊舌向定位

从技术上讲，即刻种植时种植体必须植入在牙槽嵴特定的区域内（Blanco等2008），根尖5mm必须植入骨内，以获得初期稳定性（Nemcovsky等2002）。此外，还必须考虑的是，即刻种植体颊舌向的位置也会影响骨吸收水平。

Qahash等（2008）证明了颊侧牙槽嵴宽度与光学显微镜下观察到的骨吸收程度之间存在显著的相关性。他们建议颊侧牙槽嵴宽度至少为2mm，以保持牙槽骨高度。这一观点得到了Polimeni等（2004）和Wikesjo等（2006）的支持，他们研究了牙槽嵴严重吸收的情况下，种植体周围牙槽骨的愈合潜力。他们发现，较厚的骨板可以提供较大的愈合空间，增强骨再生能力，而种植体靠近较薄的颊侧骨板（通常出现在即刻种植的过程中），会增加牙槽骨的吸收。该结果支持了Araujo等（2005）的另一种解释，即在刚拔完牙的部位行即刻种植，

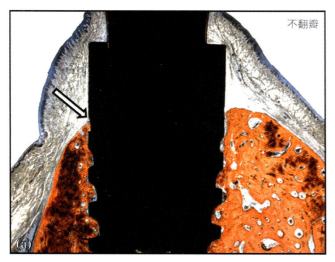
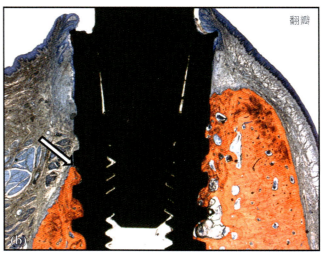

图3.7　与种植体右侧的舌侧骨板相比，种植体左侧的颊侧骨板明显要薄。在骨密度方面，颊侧骨板主要为皮质骨，骨髓区稀疏，数量减少，而舌侧骨板骨髓区数量多、面积大。在（a）中，在不翻瓣的情况下，即刻植入种植体，与舌侧骨板相比，颊侧骨板适度吸收；然而在（b）中，采用翻瓣手术时，颊侧骨板吸收明显增加。

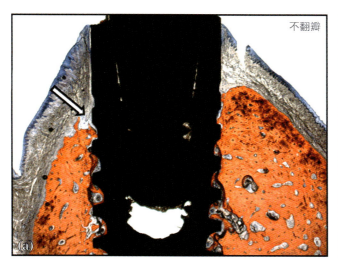
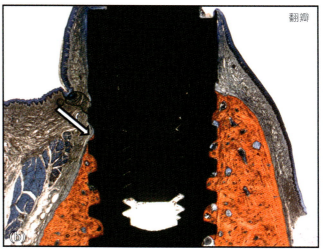

图3.8　颊侧骨板与舌侧骨板有很大差异，包括骨髓腔的厚度、骨密度、数目和体积。在（a）中，另一个不翻瓣情况下植入种植体的例子，而在（b）中，种植体是在翻开黏骨膜瓣的情况下植入的。观察两者颊侧骨板高度的差异。

表3.1　不翻瓣组和翻瓣组，种植体不同部位的骨密度，用mean ± SD表示。

	不翻瓣组		翻瓣组	
	冠部	根部	冠部	根部
颊侧	90.37 ± 6.12	85.80 ± 13.87^{a}	93.42 ± 4.43^{b}	94.39 ± 5.29^{c}
舌侧	87.13 ± 7.99^{d}	$59.88 \pm 13.19^{a,\,d}$	$84.55 \pm 4.97^{b,\,e}$	$50.69 \pm 9.90^{c,\,e}$

^{a}p=0.0070。
^{b}p=0.0070。
^{c}p=0.0006。
^{d}p=0.0023。
^{e}p=0.0006。

颊侧骨板吸收更多。他们在前磨牙拔除处植入了直径为4.1mm的种植体，此处牙槽嵴的颊舌径平均宽度为（3.8±0.2）mm，这意味着种植体的直径大于牙槽嵴，并在种植过程中侵犯了BBP空间。边缘黏膜的退缩也与种植体在颊舌向的位置有关。Buser、Martin和Belser（2004）建议，与邻牙位置相比，种植体的肩台必须向舌侧偏1~2mm，确保颊侧骨板有足够的宽度，并稳定颊侧种植体表面的黏膜。另外，Evans和Chen（2008）观察到，种植体颊侧肩台边缘黏膜的退缩是舌侧的3倍。

在Novaes的第一项不翻瓣研究中（Novaes等2011a），种植体植入在距颊侧骨板1mm的位置，保持骨板完整性，同时也在骨板和种植体之间留下了一个间隙。愈合12周后，组织学标本上未见残余缺损，这可能是新骨形成的结果，"跳跃间隙距离"研究也证明了这一点（Botticelli等2003）。

3.1.3　跳跃间隙与种植体表面

在愈合的骨中植入种植体和在新鲜的拔牙窝中植入种植体的一个重要区别是，拔牙窝的骨壁与种植体之间经常可以观察到存在间隙，通常在植体冠部最宽（Botticelli等2003）。对这种现象的一种解释是，新鲜拔牙窝在结构、骨壁的健康状况、大小和形状上都与已愈合的骨有很大的不同。"跳跃间隙"的定义是，在不使用额外的生物材料（如生物膜、移植物或复合材料）的情况下，在即刻种植的种植体周围修复缺损的再生能力。即使这种"自我完善"的骨缺损可以通过血凝块的存在以新骨形成的方式完全愈合，但这在很大程度上还是要取决于间隙尺寸、种植体表面和种植体植入后的愈合时间（Barros等2012）。在此类缺损中生物材料是否能促进骨生长，仍存在争议（Araujo、Linder和Lindhe 2011；Hsu等2012）。

从历史上看，来自不同动物模型的实验数据（Akimoto等1999；Carlsson等1988；Caudill和Meffert 1991；Knox、Caudill和Meffert 1991）的研究表明，在没有使用骨再生技术时，种植体植入时大于0.5mm的缺损可能会影响其骨结合。这些研究中

残余间隙和骨-种植体接触建立在更靠近根尖的位置。相比之下，Barros等（2012）的组织形态测量结果表明，当存在直径为1.0~2.0mm、深度5.0mm以内的环形缺损时，在微粗糙的纳米种植体表面周围可以形成完整的骨充填（图3.9~图3.13）。然而，总的来说，随着间隙的扩大，骨-种植体接触减少，骨密度也降低，垂直向骨吸收增加；换句话说，骨充填间隙的愈合潜力减小。

这一趋势已经得到证明，但仍有一些重要的差别需要强调。Akimoto等（1999）研究了宽0.5~1.4mm的间隙时的骨填充量。他们在狗的模型中使用了类似的方法，观察到所有实验组之间的骨-种植体接触有统计学差异（对照组为38.8%；0.5mm缺损为22.9%，1.0mm缺损为11%，1.4mm缺损为2.7%）。在Barros等（2012）的研究中，两组之间的差异并没有那么明显，即使是2mm这样较大环形间隙也达到了18.97%或21.36%的骨-种植体接触指标（图3.13）。这可能归因于种植体的表面特性，Akimoto等（1999）测试了种植体表面的机械设计，而Barros等（2012）比较了纳米和微粗糙表面。两项研究结果显示，颊侧骨板的垂直向骨吸收，在测试点之间差异较大，但在比较对照点时没有发现这种差异。Akimoto等（1999）显示，对照组种植体肩台至颊侧骨板的平均距离为0.9mm；在1.0mm骨缺损时为2.4mm；1.4mm的缺损时为3.1mm。而Barros等（2012）发现，对于纳米和微粗糙表面，对照组垂直向骨吸收为0.6~0.8mm，在1.0mm骨缺损时为1.4~1.5mm，在1.6mm骨缺损时为1.5mm。因此，在处理即刻种植体周围的环形缺损时，种植体表面设计的改变可能会影响骨结合的质量。改良的种植体表面可能部分抵消这些不良结果，特别是当间隙变宽时。在这种情况下，必须考虑骨再生过程。

3.1.4　间隙充填及种植体冠根向定位

为了提高较大骨缺损间隙的骨结合效果，许多骨替代材料被用于促进这些缺损中的骨生长。这些材料表现出骨引导性，并作为细胞黏附和增殖的

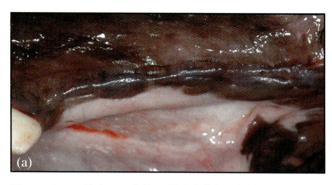
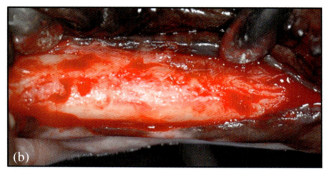

图3.9　Barros等（2012）的一项对狗进行研究的图片。（a和b）4颗下颌前磨牙拔除8周后，可以看到牙槽嵴完全愈合。

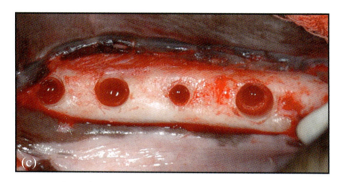
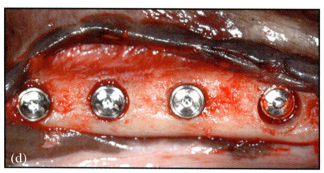

图3.9　（c）每只动物缺损间隙的位置与对照组的位置是随机确定的。对照组没有间隙，实验组使用其他增量钻形成3个不同宽度的环形缺损间隙（1.0mm、1.5mm或2.0mm）。（d）在每条狗的一侧牙弓上植入4颗3.25mm×10mm的表面由纳米级CaP离散晶体沉积的纳米改性种植体（Nanotite™ Biomet3i, PalmBeachGardens, Florida, 美国）而另一侧植入4颗3.25mm×10mm微粗糙表面的植体（Osseotite® Biomet3i, PalmBeachGardens, Florida, 美国）。

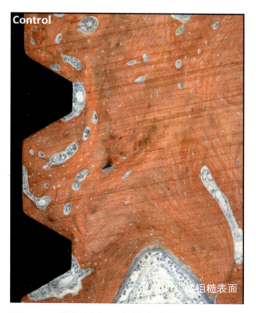
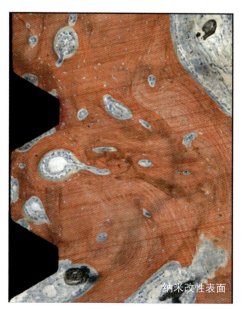

图3.10　微粗糙表面和纳米改性的种植体表面对照位点的组织学图像（Barros等2012）。注意两个标本的邻接区的密度都很高。斯蒂夫尼埃尔蓝和茜素红染色。放大100倍。

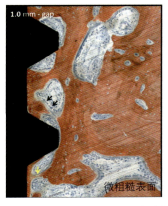
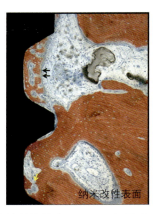

图3.11　微粗糙表面和纳米改性的种植体表面1.0mm间隙的组织学图像（Barros等2012）。两幅图像的骨髓腔的数量和体积与皮质骨无关，可以观察到骨密度的下降。黑色箭头表示成骨细胞排列在活跃的骨形成层，黄色箭头表示新骨形成的骨小梁连接到种植体表面，建立了良好的骨–种植体接触。斯蒂夫尼埃尔蓝和茜素红染色。放大100倍。

图3.12　微粗糙表面和纳米改性的种植体表面1.5mm间隙的组织学图像（Barros等2012）。值得注意的是，这两幅图像都显示有许多骨髓腔，与图3.10中对照组的图像相比，骨密度较低。同样的，黑色箭头表明OB层有活跃的骨形成，而黄色箭头显示新骨形成的骨小梁连接到种植体表面。斯蒂夫尼埃尔蓝和茜素红染色。放大100倍。

支架，从而促进间隙填充（Karring等2005；Molly等2008；Schopper等2005）。一些生物材料在即刻种植中的应用获得了成功（Gher等1994；Molly等2008；Schwartz–Arad和Chaushu 1997）。

　　由于骨组织在愈合过程中不断进行垂直向和水平向的重塑，所有方向在种植前都必须仔细考虑，以获得合适的种植体定位。种植体植入后，通过种植体周围组织中生物空间的形成、种植体与基台的连接以及种植体的设计和位置可以证实可能发生了骨吸收（Oh等2002）。然而，当设计莫氏锥度连接时，观察到骨吸收减少，这可以通过基台和种植体之间内部连接的特性以及这种连接的外部轮廓来解释（Barros等2010；Doring、Eisenmann和Stiller 2004）。

　　为了进一步展开即刻种植研究，并再次强调保留BBP对此类治疗的美学效果和长期成功的重要性，Suaid等（2014）研究了不翻瓣的情况下，即刻种植后BBP重塑的情况。该研究特地比较了在种植体和BBP间隙内是否放置人工骨移植物（BCP）对成骨的影响，并验证了垂直向上两种不同种植位置对成骨的影响。根据研究变量，实验分为4组：骨水平种植与人工骨移植物（双磷酸钙：BCP）（ECTG试验）；骨水平种植与血凝块（对

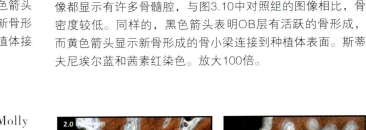
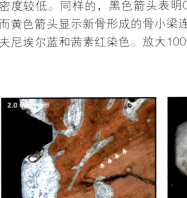
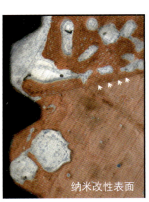

图3.13　微粗糙表面和纳米改性种植体表面1.5mm间隙的组织学图像（Barros等2012）。黄色箭头表示新骨形成了通往种植体表面的骨小梁。白色箭头突出了旧骨和新骨之间的区别（深红色）。值得注意的是，在种植体冠1/3以上的部分被新骨包围，骨与植体之间的接触减少。斯蒂夫尼埃尔蓝和茜素红染色。放大100倍。

照组ECCG）；骨内种植（2mm）与人工骨移植物（双磷酸钙：BCP）（SCTG试验）；骨内种植与血凝块（对照组SCCG）。在组织学分析中，新骨（newly formedbone，NB）多见于间隙区，新骨与母体板层骨（"旧骨"）之间的界面清晰（图3.14a、b，图3.15和图3.16a）。骨样基质（osteoid matrix，OM）可以在某些新骨形成区域看见（图

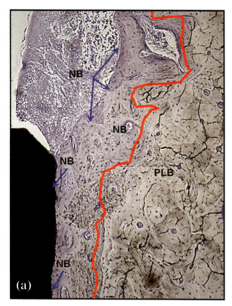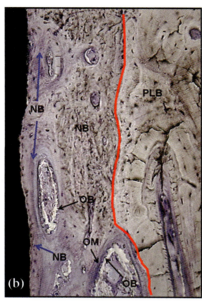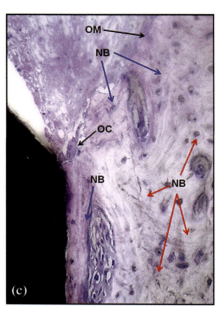

图3.14　对照部位的组织学图像。（a）两种骨组织的存在：代表"旧骨"的母体板层状（Parent Lamellar Bone，PLB）和新骨（NB）。注意红线代表了"旧"和"新"骨结构之间的界线（放大10倍）。（b）新骨的这一特定区域显示骨的不成熟特征，有一些同心圆状薄层骨（蓝色箭头）和成骨细胞（OB）和骨样基质（OM）（放大20倍）。蓝色箭头：新骨直接与种植体表面接触，有时会环绕板层骨。（c）蓝色和红色箭头表示新骨（NB）结构的细节。NB外表面骨样基质及破骨细胞（OC）活性（放大40倍）。甲苯胺蓝染色。

3.14b、c和图3.16c），同时也铺满在成骨细胞中，表示有骨形成过程（图3.14b，c和3.16c）。在实验组中可以观察到残余移植颗粒（RGP）的存在，这些颗粒分散在间隙区域相应非矿化和矿化的基质中（图3.16）。

　　关于种植体垂直向定位，组织形态计量学用牙槽嵴垂直向骨吸收（VCBR）分析种植体肩台牙槽嵴吸收量，研究结果显示，在骨水平种植组，移植位点和非移植位点分别有0.08mm和0.20mm的少量吸收（表3.2）。相反，在骨内种植组，移植位点和非移植位点分别有1.95mm和1.28mm吸收（表3.2）。骨水平组与骨内组的比较具有统计学差异（表3.2）。然而，这种更高的骨吸收可以由种植体骨下的部分来补偿，这意味着尽管有骨吸收，但种植体周围的骨水平依然在种植体肩台以上。

　　从历史上看，种植体如何获得更好的垂直向定位在文献中没有形成共识。Negri等（2012）也研究了即刻种植的种植体在骨水平和骨内2mm水平植入时的垂直向骨吸收情况，采用翻瓣手术路径，

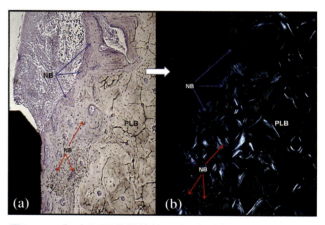

图3.15　（a）不同的骨结构。（b）偏振光：红色箭头所示为新骨（NB），呈板层状（平行纤维）（PLB），在某些区域为编织纤维结构，其特征为编织骨。蓝色箭头所示为新骨（NB），其特征是平行的纤维状骨（PLB）和残余的编织骨（放大10倍）。甲苯胺蓝染色。

但没有间隙。结果表明，骨水平组的平均骨吸收为1.88mm，而骨内组为1.26mm，差异有统计学意义。Barros等（2009，2010）比较了莫氏锥度连接

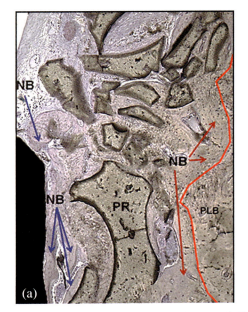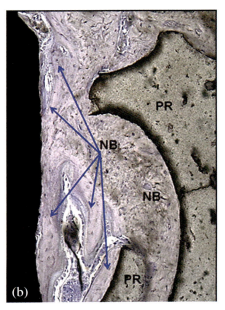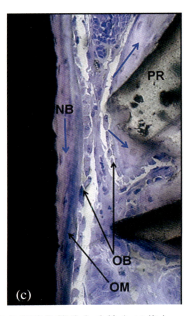

图3.16 对照部位的组织学图像。（a）骨移植（PR）残余颗粒被新骨包绕（NB，红色和蓝色箭头）（放大10倍）。（b）种植体表面覆盖NB（蓝色箭头），其结构与颗粒直接接触，新骨形成结构间的骨小梁（放大20倍）。（c）成骨细胞（OB）、骨样基质（OM）、NB（蓝色箭头）与种植体表面及骨移植物残余颗粒直接接触（放大40倍）。

表3.2 对比骨水平和骨内水平对照组以及所有测试位点的组织形态计量学的参数：垂直向骨吸收（VCBR），垂直向骨高度（vertical bone level，VBL），所有区域新骨的骨密度（NB）（邻近处和较远处组间和组内分析），最近形成的骨（recently formed bone，RFB）（邻近处）和残余颗粒的百分比。

| | VCBR（mm） | | | VBL（mm） | | | 骨密度（%） | | | | | | 残余颗粒（%） |
| | | | | | | | Adjacent（NB–100%） | | | Distant（NB–100%） | | | |
Site	平均值	中位数	标准差	平均值	中位数	标准差	平均值	中位数	标准差	平均值	中位数	标准差	
ECTG	0.08^a	0.2	0.7	1.58	1.5	0.95	35.7^b	35.1	17	16.5	30.3	8	11.16
ECCG	0.20^a	0.2	0.4	1.67	1.8	0.82	$51.4^{b,\,c}$	41.8	17	17.3^c	17.4	9	—
SCTG	1.95^a	2.0	0.5	1.31	1.2	0.41	45.1^b	59.1	16	13.7	32.9	4	8.40
SCCG	1.28	1.5	0.6	0.75	0.6	0.33	$80^{b,\,c}$	86.5	10	18.1^c	48.6	12	—

平均值；Med：中位数；SD：标准差。
[a] 组间（VCBR参数）差异有统计学意义（Bonferroni post-hoc $p=0.03$；$n=8$）。
[b] 组间（邻近参数）差异有统计学意义（Bonferroni post-hoc $p=0.0001$；$n=8$）。
[c] 组内差异有统计学意义（Wilcoxon test - Bonferroni post-hoc；$p=0.01$；$n=8$）。

的种植体，在骨水平和骨内1.5mm水平种植时周围骨重塑的情况，发现在骨内水平组骨吸收明显降低。

Suaid等（2014）使用其他组织形态计量学参数进行评价，从种植体肩台到骨-种植体结合起始处的距离，即垂直骨水平。研究结果显示，与骨水平组相比，骨内组骨吸收较少。Negri等（2012）也观察到，骨内种植体的垂直向骨高度（2.21mm）优于骨水平组（3.39mm）。与Suaid等（2014）的研究相比，两组患者的骨吸收量都更

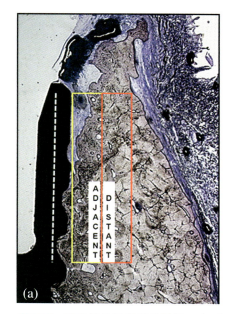 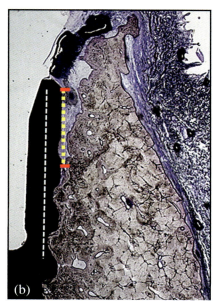 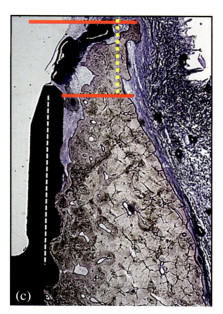

图3.17　形态测量组织学的图像。（a）在包含缺损区域的矩形框内确定组织学"骨密度"。种植体左侧的虚线表示3mm的长度。相邻的区域是黄色矩形框，再旁边是红色矩形框，它是由黄色矩形框镜像而来。（b）垂直向骨高度（VBL）计算种植体的颊侧骨板从种植体肩台到骨–种植体结合起始处的距离。（c）牙槽嵴垂直向骨吸收（VCBR）是指从种植体肩台的假想线（第二条虚线）到牙槽嵴最高点（虚线）的线性垂直距离。甲苯胺蓝染色。放大2.5倍。

表3.3　残余间隙（RG）（mm）通过线性水平测量法，观察骨水平和骨内所有组的内部缺损：（1）从种植体到骨中点处的缺损；（2）从种植体到骨的最顶端处的缺损。

									Mean	Med	SD	Bone fill (BF)
ECTG	1	0	0	0	0.5	0.3	0.2	0.0	0.7	0.24^a	0.00	0.28	3
	2	0	0	0.0	0.1	0.0	0.0	0	1.1	0.17	0.15	0.37	3
ECCG	1	0.5	0.2	0.0	0.1	0.0	0.0	0.1	0.3	0.19^a	0.00	0.15	0
	2	0.5	0.2	0.0	0.1	0.0	0.0	0.1	0.3	0.04	0.00	0.07	4
SCTG	1	0	0.1	0	0	0.9	0.2			0.16	0.16	0.32	5
	2	0.2	0.0	0	0	0	0.4	0		0.10	0.00	0.16	4
SCCG	1	0	0	0	0	0	0	0	0.1	0.02^a	0.13	0.04	6
	2	0.2	0.2	0	0	0	0.2	0		0.08	0.04	0.12	4

均数；Med：中位数；SD：标准差。
[a]统计学有显著差异（Bonferroni post-hoc $p=0.04$；$n=8$）。

高，这可能是因为在Suaid等（2014）的研究中使用不翻瓣的方法以且愈合期设计为12个月。

最后，Suaid等（2014）发现骨内组有更好的间隙分辨率（图3.17和表3.3）。他们使用线性水平测量（图3.18）来评估在不同情况下间隙骨充填的能力。研究结果表明，大的骨缺损是完整骨充填

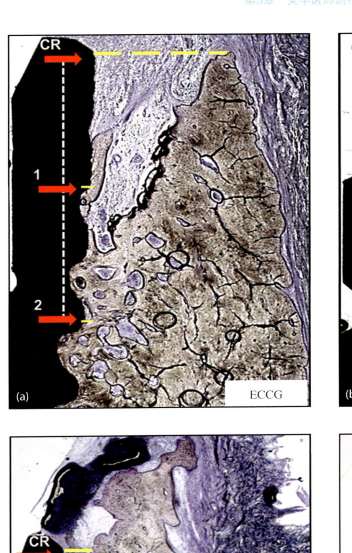
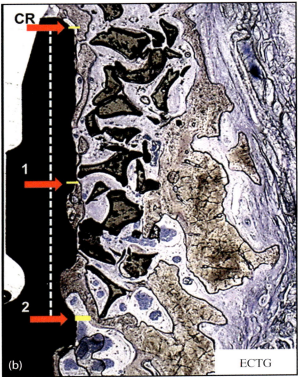
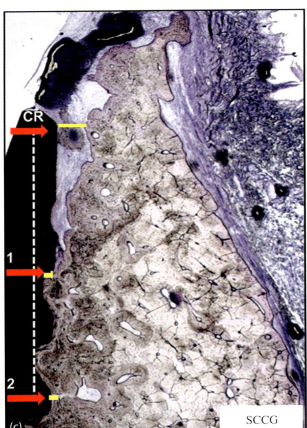
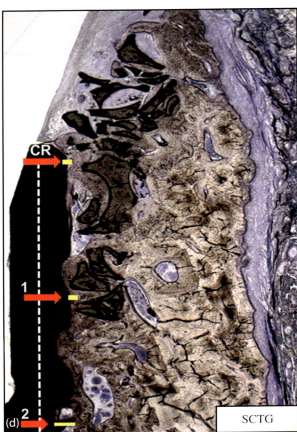

图3.18 （a～d）牙槽嵴吸收（CR）：从骨缺损的最高处开始进行线性水平测量。残余间隙（RG）：从缺损的中点到骨进行线性水平测量（1）和从骨缺损的最低点到骨。（2）以评估缺损内部的骨形成。在一些标本中，可以观察到牙槽骨吸收，包括颈1/3的缺损，可能达不到第一次测量水平。甲苯胺蓝染色。放大2.5倍。

的挑战，而不是障碍。在表3.3中，通过新骨与种植体表面结合的次数可以确定完整骨充填的存在（表3.3）。根据这些发现，Araujo等（2011）使用去蛋白的牛骨矿化物来修复间隙缺损，证明了对照部位的边缘硬组织与移植部位明显不同。因此，尽管移植部位颊侧牙槽嵴相对较厚，位于或接近SLA边界，但对照部位相应的牙槽嵴较薄，位于SLA边界以下的不同距离。根据以上研究结果可以得到如下结论，在种植体和新鲜拔牙窝的颊侧邻间骨壁之间放入Bio-Oss collagen®（Bio-Oss collagen，Geistlich，瑞士）可以促进硬组织愈合的过程，在拔牙窝的开口处提供额外的硬组织，可以改善骨种植体界面的边缘。

关于间隙的存在或缺失，de Sanctis等（2009）观察到，使用全厚度皮瓣和在不同大小的间隙进行即刻种植时，颊侧骨吸收2.5mm。Blanco等（2011）在小间隙（<1mm）的情况下，在骨水平进行不翻瓣即刻种植时，颊侧牙槽嵴约为0.86mm，距SLA边界向根方约1.3mm。与Suaid等（2014）的研究相比，结果表明较宽的间隙并不会对颊侧骨的维持产生负面影响。此外，Negri等（2012）的研究表明，较大的间隙似乎比没有间隙的结果更好。

综上所述，Suaid等（2014）发现即刻植入的种植体周围骨吸收较少，但其良好的结果是不翻瓣手术、缺损间隙的骨移植、种植体的莫氏锥度设计以及种植体表面处理等联合运用的结果。Suaid等（2014）的实验组和对照组间隙的大小是一致的，这可能也是通过仔细选择每个手术步骤实现的。在计划美学区重建修复时，这些优势对颊侧骨板的保存是非常重要的。

3.1.5　颊侧骨板的存在及厚度（组织生物型）

拔牙处颊侧骨板的厚度似乎对人类的拔牙窝水平向和垂直向牙槽嵴吸收有显著影响（Spinato等2014），同样，对即刻种植的牙槽窝也有影响（Ferrus等2010；Tomasi等2010）。这对于考虑即刻种植时，确定植入位置非常重要。

Maia等（2015）通过临床和组织形态测量学研究，不翻瓣的情况下，在颊侧骨板较薄的新鲜拔牙窝进行即刻种植，评估牙龈厚度和植骨对颊侧骨板重建的影响。将狗一侧下颌骨牙龈变薄，在肩台离开BBP（间隙）1.5mm的位置，所有种植体以骨水平植入。该方法与Suaid等（2014）的方法相似，但用的是异种骨移植材料（Bio-Oss collagen，Geistlich，瑞士）。

所有动物的颊侧骨板都较薄，并且实验组通过手术前处理明显减少了牙龈的厚度。所有测量均在颊侧骨的区域进行。根据Suaid等（2014）的研究，测量了垂直向骨吸收（VCBR）、垂直向骨高度（VBL）和残余间隙（RG）。组织学上所有实验组颊侧间隙均为新骨充填，颊侧骨高度略低于种植体肩台。组间的组织测量学形态参数的差异无统计学意义。一般情况下，所有实验组均观察到颊侧骨吸收（VCBR和VBL），无显著性差异。此外，所有组均表现出相似的组织学骨密度和RG。

需要强调的是，Maia等（2015）用比格犬进行了研究，其特征是天生的薄龈生物型。这项研究的结果表明，无论牙龈厚度或是否植骨，当种植体植入到最初较薄的新鲜拔牙窝中时，BBP的尺寸都会发生变化。用大型动物（拉布拉多犬）进行颊侧骨吸收方面的研究可以观察到较好的结果（Suaid等2014），因为它们通常有较厚的牙周生物型/颊侧骨板。

Maia等（2015）的结果与科学文献（Qahash等2008）报道的一致，证明薄的BBP更容易吸收，即使在不翻瓣种植和用生物材料充填颊侧间隙的情况下。

3.2　临床证据

上颌前牙区的即刻种植和临时修复必须始终被视为具有挑战性的病例，尽管单颗牙的种植已被证明具有较高的成功率和可预期性（Mijiritsky等2009）。

目前，牙周组织对种植美学效果的影响已达

成普遍共识。和谐的美学软组织形态避免出现与邻牙临床冠长度不一致的情况，这需要有牙龈乳头和一定厚度的颊侧软组织（Ahmad 1998）。然而，这些效果的实现主要依赖于BBP和邻间骨高度的保持，换句话说，也就是潜在的硬组织（Spear 1999）。例如，在即刻植入过程中或后续过程中检测到的BBP缺损经常与牙龈退缩的发生相关，两者对最终美学效果都有直接的影响（Evans和Chen 2008）。

如前所述，动物研究已经证明和支持，一些策略性因素可以影响即刻种植过程中BBP的保存，例如皮瓣推进、种植体定位、种植体表面结构、牙周生物型（软硬组织厚度）以及种植上部的临时修复体。为了获得最佳的美学效果，了解这些生物学基本知识是提高外科手术方法的基础。

下面的临床病例汇集了本章所阐述的各方面的关键因素来说明这种治疗策略，这些因素已在科学研究中得到广泛的认同。这是一名40岁的女性患者，右上中切牙出现牙根吸收和晚期的根尖周病变（图3.19～图3.21）。考虑到根尖有足够的骨高度来保证种植体的初期稳定性，在制订种植计划时根尖周病变不应被视为禁忌证（Novaes等2003）。在拆除冠修复体后（图3.22），根据不翻瓣的指导原则，只做了龈沟内的切口。使用牙周膜分离器进行微创拔牙，而不损伤颊侧骨板和邻间骨（图3.23）。经喷砂和酸蚀处理的莫氏锥度连接

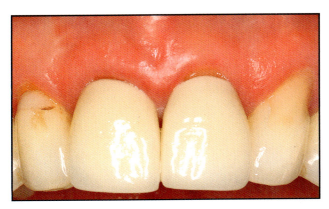

图3.19　右上中切牙受损病例的最初表现。

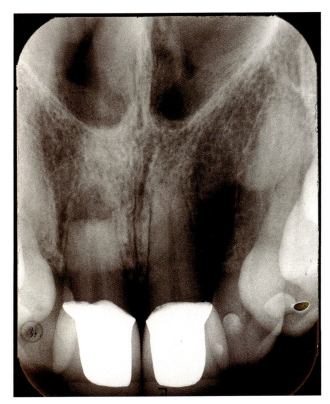

图3.20　右上中切牙根尖周病变的影像学图像。

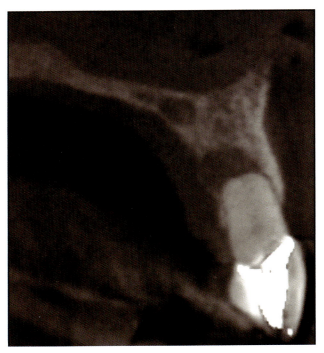

图3.21　术前CBCT图像。观察根尖周病变的大小和颊侧骨板的厚度。

种植体（ANKYLOS C/X®，DentsplySirona Implant，Mannheim，德国）在骨水平下偏舌侧植入（图3.24），保持颊侧骨板的完整性。植体和颊侧骨

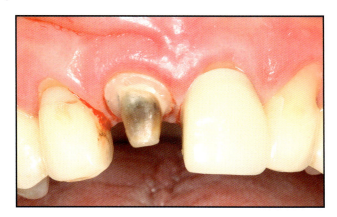

图3.22 冠修复体拆除后，仅做龈沟内切口。

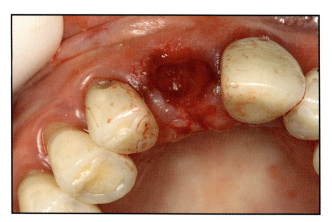

图3.23 不翻瓣拔牙后的腭侧观。请注意组织的保存。

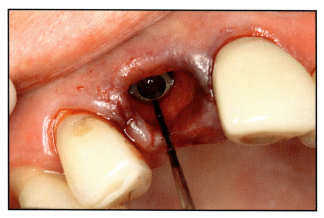

图3.24 种植体骨内水平植入，偏舌侧。

板之间的残余间隙放置去蛋白牛骨矿物质（Bio-Oss®，Geistlich，瑞士）。由于种植体的植入扭矩高于25Ncm，可以确认种植体获得了良好的初期稳定性，因此可以将预制的修复基台安装到种植体上

（图3.25），并将拆除的牙冠作为临时牙使用（图3.26），进行即刻修复。X线和断层图像证实种植体定位良好，在颊侧及邻面都保持了骨的高度。BBP与种植体之间的间隙对维持颊侧牙槽骨的厚度至关重要（图3.27和图3.28）。虽然该患者不是薄龈生物型，但还是进行了结缔组织移植，并通过半厚瓣固定在上皮下，用可吸收缝线固定在原位（图3.29）。

医生给患者开了抗生素和止痛药，并指导患者用0.12%的葡萄糖酸氯己定溶液漱口，每日2次，持续2周。手术后1周内建议吃流质食物，第二个月建议吃软质食物。1周后随访，该区域出现水肿，但软组织仍保持在原位，无收缩（图3.30）。在1个月后随访时，缝线全部拆除（图3.31

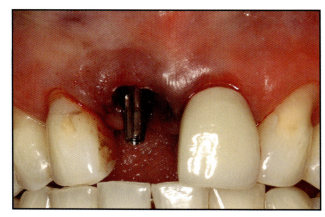

图3.25 修复基台与种植体相连。

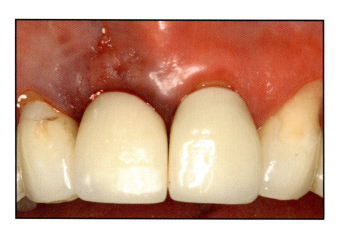

图3.26 用拆除的牙冠作为临时牙使用。结缔组织移植物需通过半厚瓣固定在上皮下，并用可吸收缝线固定在原位。

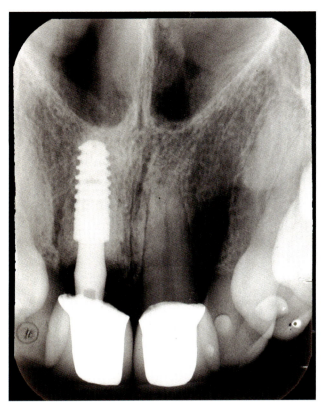

图3.27 种植体位于骨下，即刻修复的影像学图像。

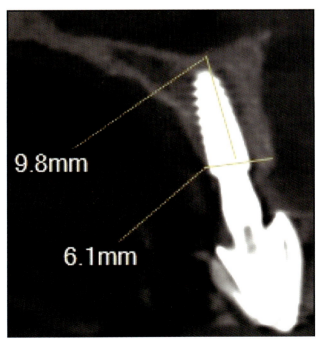

图3.28 临时修复后立即拍摄CBCT图像。可见种植体偏向舌侧，完全保留颊侧骨板的厚度。颊侧骨板和移植物之间的残余间隙用异种移植物充填。

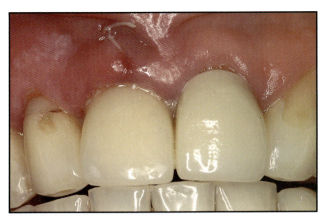

图3.29 临时修复1周后，前牙区颊侧观。注意缝合使结缔组织移植物保持在原有的位置。

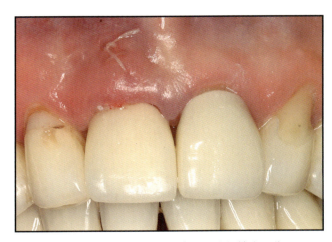

图3.30 1周后，该区域出现水肿。缝线保持在原位。

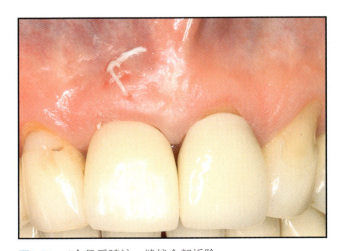

图3.31 1个月后随访，缝线全部拆除。

和图3.32）。6个月后，颊侧软组织明显增加（图3.33），并在基台水平制取最终的印模。氧化锆冠的底部置于龈沟内（图3.34）。种植体周围软组织的体积和高度，对最终全瓷修复体粘接后获得的自然形态起决定性作用（图3.35）。

从放射图像上看，平台转移的种植体–基台连接部分完美地整合在一起（图3.36）。术后2年CBCT图像上可以看到，骨水平稳定（图3.37）。似乎有理由认为，表面处理的平台转移的种植手术是取得成功的基础。

在临床上，对种植体周围软组织厚度和颜色的考虑是很重要的，同时还要考虑基台类型的选

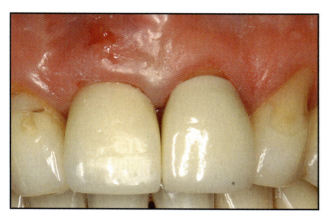

图3.32 负载4周后，前牙区颊侧观。注意缝线已被拆除。

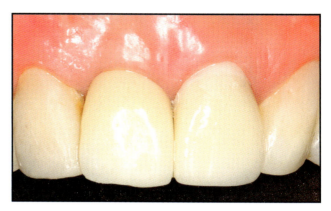

图3.35 最终修复体粘接后的美学效果。牙龈外形有利于种植修复的美观效果。

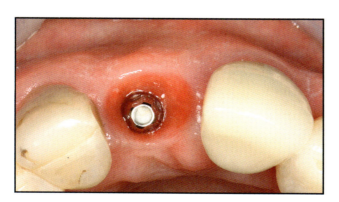

图3.33 6个月后，殆面观，注意种植区软组织的外观和体积。可以观察到种植体周围、颊部和邻接区的软组织形态良好，有利于最后的修复和美学效果。

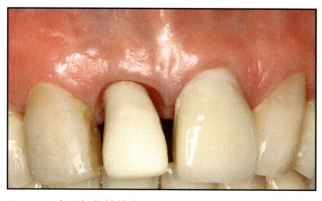

图3.34 安装氧化锆基底冠。

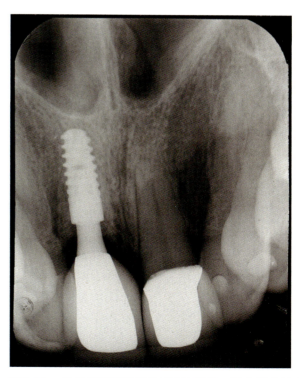

图3.36 最终修复后拍摄的X线片显示，平台转移的种植体–基台连接部分完美地结合在一起。

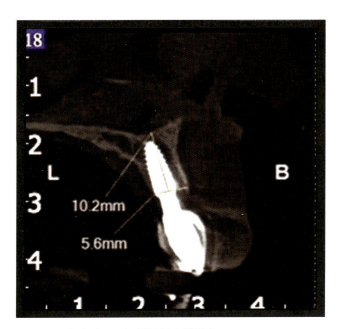

图3.37　术后2年CBCT显示骨水平稳定。

择以及种植体与基台的连接必须协调一致，以达到可预期的美学和修复效果。一些笔者研究了种植体周围软组织厚度与颜色掩蔽能力之间的相关性（Bressan等2011）。虽然对于种植体周围软组织厚度的要求还没有形成一致的意见，但都认为它对美学效果有重要影响。从修复材料强度的角度来看，种植体周围软组织的存在和体积影响着种植体基台的选择。此外，我们还知道软组织厚度对种植体周围软组织的稳定性至关重要，同时也可能有助于下方牙槽骨高度的保持。换句话说，增加种植

体周围软组织的厚度似乎可以增强对基底颜色的掩蔽能力并提高骨的稳定性（Puisys和Linkevicius 2015）。

鉴于此，上皮下结缔组织移植与即刻种植和临时修复同时进行，可以显示出良好的美学效果。在牙周整形手术报告中提出，作为一个"金标准"，包括天然牙的牙龈退缩，在薄龈生物型区，种植体周围提倡使用移植物抵抗牙龈退缩，从而增加种植体周围软组织的量（Waki和Kan 2016）。

以前的一项研究评估了自体结缔组织移植在即刻种植和临时修复过程中的作用（Rungcharassaeng等2012）。结果表明，该方法可获得更大的种植体周围软组织高度和厚度。临时修复体提供的外形可以支持种植体周围的软组织，有利于保护血凝块以及相关的骨移植颗粒。另一项采用类似方法的随机对照前瞻性研究（Yoshino等2014）表明，在进行即刻种植和临时修复时，与未接受结缔组织移植的受试者相比，接受上皮下结缔组织移植的受试者颊侧牙龈高度的变化较小。综上所述，在仔细选择患者、调查病史和吸烟习惯等危险因素后，一项慎重的种植体植入和修复治疗计划必须满足上述关键方面的要求，才能使牙-牙槽骨复合体的重建一期愈合。毫无疑问，即刻种植和负重的种植方案缩短了手术过程和愈合期，缩短了无牙期，增加了拔牙后患者对牙齿修复的接受度。然而，必须慎重地选择患者，以获得最终的美学效果。

扫一扫即可浏览
参考文献

第4章
即刻种植唇侧骨板缺损修复的新理念
Novel Concepts in Restoring Defective Labial Plate of Bone in Immediate Implant Therapy

4.1 引言

1977年，Brånemark等提出的口腔种植骨结合的概念无疑改变了牙科的面貌，也改变了牙外科学和修复学的基础知识。从那时起，口腔种植学就成为口腔医学领域研究最多的课题之一。数据显示，美国用于口腔修复的种植体数量从1983年至2002年增加了10倍，从2000年至2010年（Misch 2014）也增加了10倍。研究人员现在把重点放在缩短疗程、简化手术和改善美观上（Prakash 2015；Turkyilmaz、Company和McGlumphy 2010）。口腔种植为全世界的研究打开了大门：在最近进行的MEDLINE电子文献搜索中，PubMed搜索最初查到了15695篇文献，人工搜索还额外增加了5048篇文献。文献报道最多的外科主题是即刻负重（14.3%）、骨替代材料（11.6%）、即刻种植（7.5%）、种植同期植骨（6.4%）、外置法植骨（4.3%）、医源性损伤（4.0%）、愈合方式（3.7%）、经窦底提升（3.0%）、不翻瓣手术（2.7%）、牙槽窝移植（2.6%）和引导骨再生（2.4%）。即刻负重（14.3%）、跨牙弓种植桥（8.0%）、早期负重（4.5%）和平台转移（1.7%）是当前口腔种植研究中最热门的课题（Pommer等2015）。即刻种植的成功率在文献中得到了有力的证明；结果与延期种植相同（Becker2005；Meredith、Alleyne和Cawley

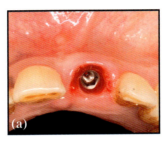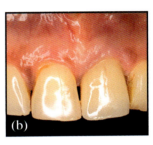

图4.1 （a和b）即刻种植成功就位和负重。

1996）（图4.1）。

4.1.1 美学区即刻种植的优势

患者对种植修复体美学效果的高要求促进了即刻种植修复的不断优化（Paolantonio等2001），促使临床医生提升美学效果，特别是对于美学要求比较高的情况下进行种植治疗。尽管第一例拔牙后立即植入种植体的临床应用早有报道，但直到最近才有人对这种临床方法的细节进行了深入研究（Hammerle等2004）。对新鲜拔牙创植入种植体的初步观察表明，该步骤本身有助于保持种植体周围骨高度，从而防止拔牙后的骨吸收，保持牙槽嵴的原始形状（Paolantonio等2001）。然而，Botticelli等（2003）的一项临床研究报告并不支持这一假说。

在与其他临床方法相比，选择即刻植入方案之前应该考虑以下临床因素，例如：①骨形态；②邻间牙槽嵴顶到天然牙邻接点的水平；③笑线；④牙龈组织状况；⑤牙槽窝的组织形态分型；⑥牙龈生物型；⑦保留牙间乳头的必要性；⑧防止牙槽嵴吸收的必要性；⑨患者的需求（Elaskary 2008）。

4.1.1.1　治疗时间缩短

如今，临床技术和生物材料的进步极大地扩展了种植牙的适应证范围。与延期种植相比，不仅减少治疗总时间和手术次数，而且还提高种植体存留率、美观性和患者的满意度（Norton 2011）。手术次数的减少、治疗时间的缩短、种植体理想的三维定位和软组织美学已被认为是这种治疗方法的潜在优点。

早在1976年，Schulte和Heimke首次报道了在拔牙窝中立即植入牙科种植体。随着时间的推移，为了能快速安装种植修复体，不同植入和负重方案得以发展。其目的是尽可能保存组织形态、尺寸，并缩短治疗时间（Capelli等2013）。在新鲜拔牙创立即植入种植体能够减少手术治疗次数，缩短从拔牙到最终修复的时间，从而显著缩短整体治疗时间（Covani等2004；Lazzara 1989；Schwartz-Arad和Chausu 1997）。然而，仍有一些因素可能妨碍上述治疗的成功，例如牙周病或根尖周围病变引起的感染（Marconini等2013）。

4.1.1.2　患者认可度提高

曾经骨结合种植体在无临床症状和最小限度周围骨吸收情况下的长期存留，被认为是判定种植治疗成功的主要标准（Albrektsson等1986）。发展至今，以往考虑的一些因素也在与时俱进（Misch等2008；Albrektsson等2012）。功能性负重的保持、骨结合种植体的长期健康及美学已经成为新的治疗目标。患者满意度高、种植体周围无炎症、边缘骨水平的稳定性以及最佳的修复效果、种植体周围软组织美学也成为治疗的目标（Annibali等2012；Furhauser等2005；Papaspyridakos等2012；Sohrabi等2012）。

4.1.1.3　更佳的美学效果

通常在前牙美学区，唇侧皮质骨比舌侧要薄，并且在拔牙或外伤后最先吸收。天然牙脱落后，唇侧牙槽骨常发生快速吸收，第一年体积减小约25%，随后3年宽度减少40%~60%，导致唇侧皮质骨比原来位置更靠内侧。牙缺失后骨吸收会危及功能和美学效果。许多研究指出（Barzilay 1993；Hammerle等2004；Werbitt和Goldberg 1992），在缺牙区进行种植并同期植骨有几个优点，包括更精确的植入位置、种植区的骨保留、最佳的软组织美学效果、手术次数减少以及治疗时间缩短至6个月内，从而将总体治疗时间和发病率降至最低，并减少患者的费用。如图4.2所示，拔牙后保存完整的唇侧骨板是即刻种植获得长期稳定和成功的主要前提。

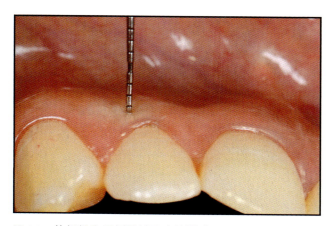

图4.2　软组织和唇侧骨板厚度的影响。

义齿安装后，较薄的唇侧骨板吸收后可能会导致牙龈退缩，暴露出种植基台或种植体，影响美观。因此，适当的保留顶部骨结构有助于美学参数的维持。

根据Camargo等（2002）和Covani等（2004）的研究，翻开黏骨膜瓣可能会导致牙龈退缩、牙龈乳头破坏和牙槽骨吸收。因此，1998年Al-Ansari和Morris提出了不翻瓣的即刻种植术。他们注意到不翻瓣手术出血减少，能够维持组织外形并减少患者术后不适。此外，维持现有解剖结构比重建新结构容易得多。

4.1.2　即刻种植的并发症

4.1.2.1　唇侧龈缘退缩

新鲜拔牙窝即刻种植修复的主要美学并发症是种植体围唇侧龈缘退缩（Becker 2005；Blanes等2007；Botticelli等2006；Buser等2004；Ferrus等2010；Grunder、Gracis和Capelli 2005）。据报道不翻瓣即刻种植术并不能阻止龈缘退缩的发生。在最近一次系统回顾研究中，Chen和Buser（2014）得出结论，即刻种植临床结果的变异性更大，更有可能导致唇侧中1/3牙龈退缩量>1mm。在一项即刻种植同期植骨的回顾性研究中，CBCT检查结果发现，分别有36%和57%的区域未检测到唇侧骨壁的存在。

与唇侧骨相比，这些区域唇侧牙龈的退缩更明显（Chen和Buser 2014）。因此建议种植时在唇侧龈瓣下植入结缔组织移植物，从而增加唇侧黏膜的厚度，降低牙龈退缩的风险（Kan等2005）。然而，Chen、Wilson和Hämmerle（2004）的研究未能证明在手术时进行结缔组织移植对牙龈退缩的发生率或程度有任何影响。

4.1.2.2　唇侧轮廓萎缩

即刻种植治疗的可靠性和临床疗效已被证实（Blanes等2007；Chen、Darby和Reynolds 2007；Evans和Chen 2008；Kan、Rungcharassaeng和Lozada 2003；Lazzara 1989；Tolstunov 2007；Wheeler、Vogel和Casellini 2000）。然而，近期动物实验的一些研究结果表明，在即刻种植治疗后，颊侧骨板和舌侧骨板均发生明显吸收（Araujo和Lindhe 2005；Becker等1998；Paolantonio等2001）。

也有报道称，当颊侧骨板持续吸收时，种植体植入后牙槽窝愈合的早期阶段所建立的骨与种植体的接触会部分吸收（Araujo和Lindhe 2005）。在一些薄龈型病例中，一旦唇侧骨板发生吸收，被

覆的唇侧软组织也开始下降，边缘性骨吸收最终导致美学效果不佳。为了克服这些问题，一些研究人员建议在尽量小翻瓣（Becker 2005）或不翻瓣（Schwartz等1998）的情况下将种植体植入拔牙窝中。动物研究表明，牙周黏骨膜手术时的翻瓣会导致2～4mm的骨吸收（Pennl等1967；Wildermann和Wentz 1970）（图4.3）。

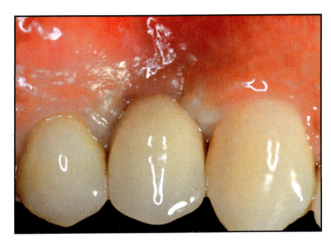

图4.3　唇侧骨板缺失后美学效果不佳。

动物研究证明，拔牙窝的即刻种植可能会导致牙槽窝间隙的早期骨组织填充，但在后期组织重塑开始后会发生骨吸收（Araujo和Lindhe 2005，2009）。在类似研究中，颊侧骨板比舌侧骨板更容易被吸收（可能是由于厚度的原因）（Araujo和Lindhe 2005；Botticelli、Berglundh和Lindh 2004）。该研究还显示，牙根半切术会导致更多的骨吸收，黏骨膜瓣掀开会造成手术创伤并导致骨吸收，但间隙大小在目前的实验中并不稳定，也没有提到组织表型。另一方面，一项评估拔牙后牙槽嵴变化的人体研究指出，颊侧和腭/舌侧边缘间隙被来自缺损内部的新骨填充，在牙槽嵴外侧发生了实质性骨吸收，并且在整个研究过程中种植体周围都有骨包绕（Botticelli等2004）。有假说认为种植牙的美学成功更多依赖于种植体理想的三维定位、种植体表面覆盖充足的颊侧骨质和组织生物型，该假说意义深远，为我们提供了更广阔的视野

（Chiapasco等2004）。

一项对即刻种植美学效果的回顾性研究显示，种植体骨结合具有高度的可预期性，谨慎的病例筛选和高超的手术技巧有助于获得良好的美学效果（Evans和Chen 2008）。

4.1.2.3 美学效果不佳和组织变色

在唇侧骨吸收或与种植体相关的牙龈退缩的情况下，新鲜牙槽骨即刻种植的美学效果可能无法维持，并且进一步发展的结果是相邻牙间牙龈乳头的萎缩。

当唇侧骨板厚度随着时间的推移减少时，可能会出现软组织退缩，种植固位体或基台的金属色开始显现，使覆盖在底层结构上的牙龈呈现金属的灰白色（图4.4）。

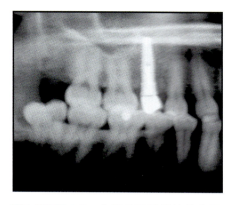
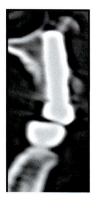

图4.5和图4.6　全景片显示种植体位置正确；CT显示该种植体侵犯了唇侧骨板。

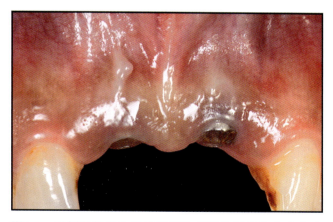

图4.4　唇侧骨板吸收导致种植体相关软组织变色的临床病例。

4.2　即刻种植疗效不佳的原因分析

4.2.1　缺乏诊断工具

明确的诊断和全面的检查是拔牙后即刻种植修复成功的关键因素。诊断明确后制订治疗方案并准确评估可供种植的牙槽骨的范围，是获得良好疗效的重要前提。通常进行的检查项目包括目测、根尖片、CBCT（图4.5～图4.7）和三维虚拟种植软件

（Becker和Goldstein 2000）。

诊断能力不足或缺乏检查设备会妨碍治疗成功和美学效果。首先要检查是否存在根尖周炎症（Andersson等2003），还需要通过CBCT扫描准确评估牙槽嵴颊舌向的宽度，计算机断层扫描能够评估牙槽嵴颊舌向的宽度，这对即刻种植的准确定位至关重要（Ziegler等2002）（图4.8）。

传统的全景片检查早已成为历史，其影像只能显示患者的大致情况，存在一定程度的失真，在许多情况下可能会导致误诊。而CBCT为临床医生提供了软硬组织结构的精确细节，以便做出正确的诊断和制订精准的治疗计划。Hatcher、Dial和Mayorga（2003）研究认为，CBCT可以在横断面、冠状面、矢状面和斜面上创建实时图像，提供准确三维信息。它通过一次扫描就能生成口腔结构、软组织、神经走行和颌面部骨骼的三维图像。Van Assche等（2007）认为，CBCT能为临床医生提供植体植入过程中所需的所有测量数据。通过单次低辐射扫描，它能获得相关区域高精度的三维图像，全面提供患者颌骨的细节以及制订计划、进行治疗时所需的解剖标志，确保更好的种植预后和结果。Jung等（2009）、Sonick（1994）和Sukovic（2003）研究认为，CBCT对牙槽骨的评估有助于临床医生评估皮质骨和松质骨的骨量和密度（图4.9）。

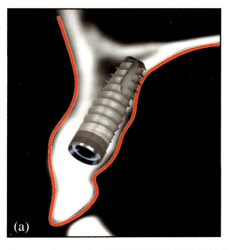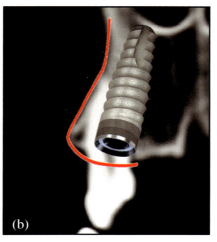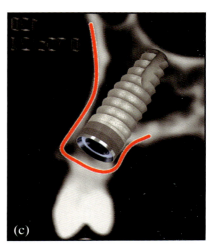

图4.7　（a~c）CT是不翻瓣种植时种植体定位的重要诊断工具。

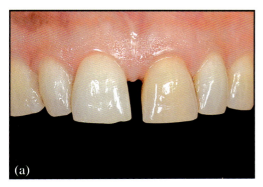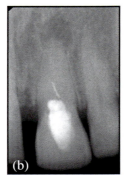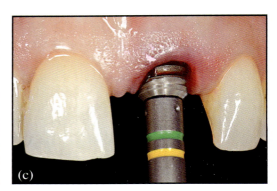

图4.8　（a）术前图片显示患牙为左上中切牙。（b）根尖片显示患牙存在器械分离、根尖周炎、根管不通等问题。（c）拔牙后将平台转移的种植体植入拔牙后的牙槽窝中，在没有CBCT扫描的情况下进行不翻瓣种植。

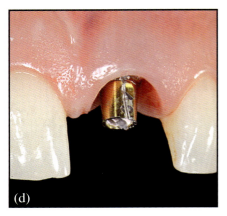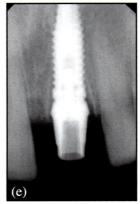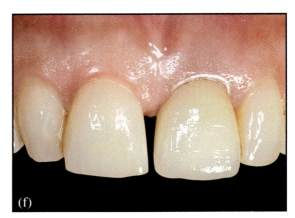

图4.8　（d）基台安装后，软组织愈合。（e）未行CBCT扫描情况下根尖片显示的种植体位置。（f）最终修复完成。

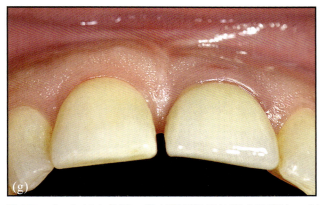
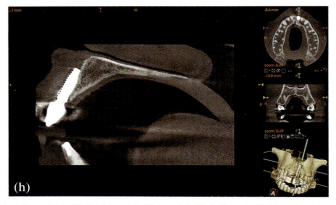

图4.8 （g）12个月后，患者唇侧组织外形出现萎缩。（h）CBCT扫描影像显示因为种植时盲目定位，植体过于偏向唇侧，导致唇侧骨板完全吸收。

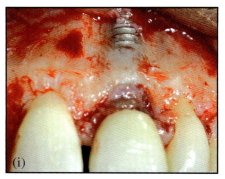
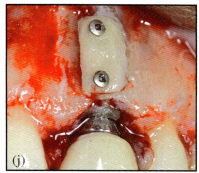
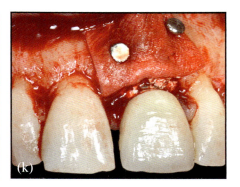

图4.8 （i）术中探查显示唇侧骨板吸收。（j）移植颏部的皮质骨并固定于缺损处。（k）骨块上覆盖胶原膜并用2枚膜钉固定。

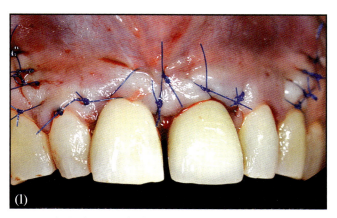
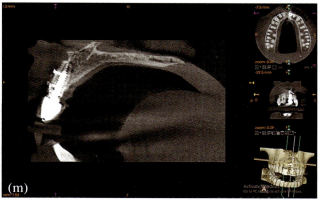

图4.8 （l）黏骨膜瓣复位缝合。（m）CBCT扫描影像显示唇侧骨板恢复完整。

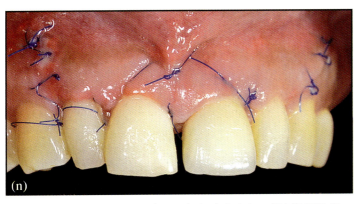
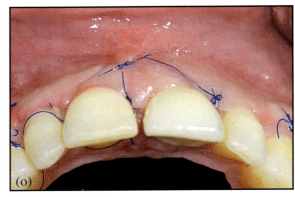

图4.8 （n和o）术后1周观察显示组织愈合良好，唇侧外形恢复。

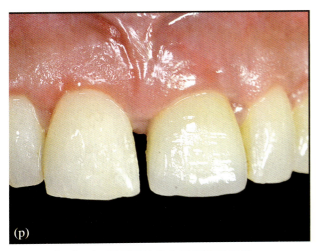
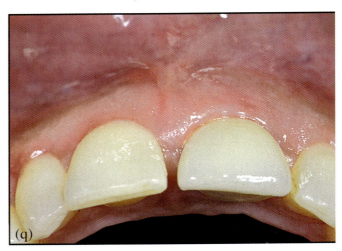

图4.8 （p和q）3周后最终愈合显示情况良好。

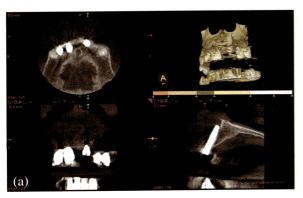
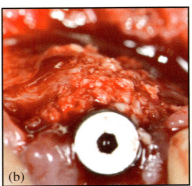
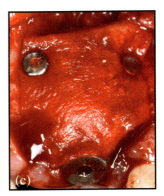

图4.9 （a）CBCT扫描显示由于未进行手术引导的随意定位破坏了唇侧骨板。（b和c）将新种植体植入到正确的位置，骨缺损处放置颗粒状骨移植物，用2枚自攻膜钉固定胶原膜。

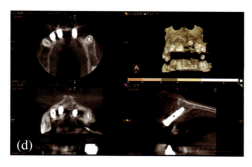
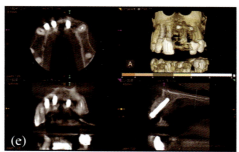
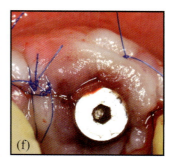

图4.9 （d）CBCT扫描影像显示新种植体位置及植骨区域。（e）植骨后CBCT显示骨重建修复了唇侧骨缺损。（f）黏骨膜瓣复位缝合。

4.2.2 专业能力不足

可预期的美学种植修复需要在治疗的所有阶段仔细注意细节。因此，临床医生要想进步，必须提高他们的外科和修复技术。有报告表明，临床上种植体周围骨缺损重建是否成功，很大程度上依赖于外科医生的技术能力（图4.10）。

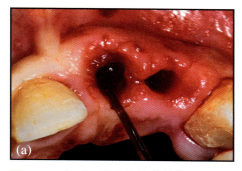
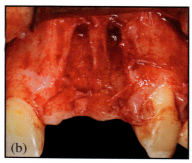
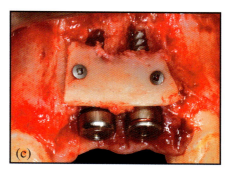

图4.10 （a）2颗失败的种植体，取出后留下2个牙槽窝。（b）由于定位不当导致唇侧骨板完全缺失。（c）该病例计划用非分段式植体（KLS Martin，GmbH，Tuttilngen，德国），并用2枚钛螺丝固定单层皮质骨移植物（Laser-Lock，BioHorizons，Birmingham，AL，美国）。

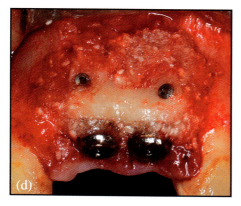
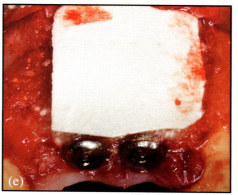
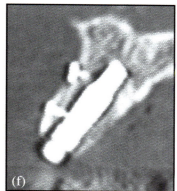

图4.10 （d）牙槽窝间隙用同种异体骨填充（Mineross，BioHorizons，Birmingham，AL，美国）。（e）放置胶原膜（Mem-Lock，BioHorizons，Birmingham，AL，美国）。（f）CBCT显示唇侧骨板完全修复。

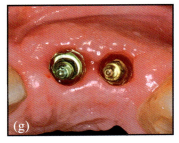
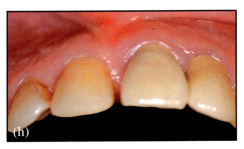
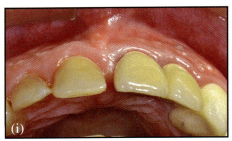

图4.10 （g）术后3个月，显示唇侧外形完全恢复。（h）最终烤瓷冠修复。（i）5年后随访，显示组织稳定性良好。

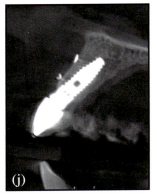
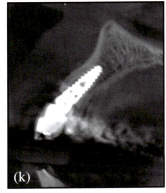

图4.10 （j和k）CBCT显示骨组织重建的良好预后。

狗的16颗埋入的下颌前磨牙牙根进行根管治疗，研究结果显示，术后1～4个月牙槽骨冠向过度生长，无根尖周炎及局限性冠周炎。组织学分析发现，牙根内侧有新的牙骨质和新的牙周附着覆盖。

此外，将种植体植入保留牙根片的部位，种植体表面可以检测到牙骨质。在Buser等（1990）进行的一项研究中，当种植固位体与牙根片紧密相连时，对未钙化的部分进行检查，显示种植体表面有一层含有中间胶原纤维的牙骨质层。牙槽窝根盾技术（Hurzeler等2010）是另一种将天然牙根留在原位以防止唇侧骨板进一步吸收的方法。拔牙时，将牙根片仅沿垂直向减少到牙槽嵴高度，以防止愈合期间颊黏膜穿孔，牙根片作为颊侧屏障，其水平向宽度应不超过1mm，以确保在重新打开牙槽窝时，前牙的牙槽窝内尽可能充满多的骨并尽可能减少牙本质量。保留牙周膜及即刻种植体与牙齿颊侧牙槽嵴上的附着，似乎有很大的应用潜力。

然而，在现实中，这些技术被认为是高度技术敏感的，普通临床医生可能无法充分掌握这些技术。这些方法涉及某些风险，例如种植体周围形成牙周膜（Parlar等2005）或出现种植体周围炎、牙槽骨吸收以及天然牙根穿龈暴露。使用这些方法时曾出现多种问题，包括在原位留下大量的牙齿结构（图4.11）。

近年来，为了优化美学区即刻种植的临床效果，许多研究者提出保留牙根可以避免拔牙后的组织改变。Filippi、Pohl和von Arx（2001）在一份病例报告中指出，种植前，将单颗骨粘连牙齿截冠，有效保留了牙槽骨。从牙外伤学角度出发，保留牙根可避免牙槽骨改建。多项实验和临床研究表明，截冠可以有效保持牙槽嵴轮廓（Cohenca和Stabholz2007；Filippi等2001；Sapir和Shapira 2008）。

保留的牙根部分似乎保留了其附着的牙周膜韧带和骨膜纤维的特性。O'Neal等（1978）将4只

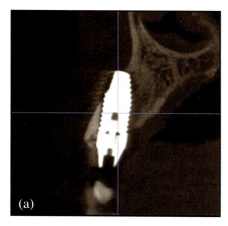 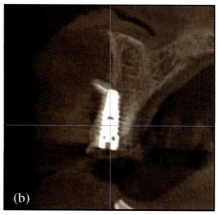 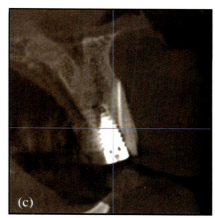

图4.11　（a~c）牙槽窝根盾技术的各种错误应用导致并发症产生，即刻种植失败。

4.2.3　种植定位的准确性

逆向计划的理念（Neves等2004）是指虚拟设计并精准定位种植体及其相关部件，从而确保治疗计划的成功。CBCT断层扫描的出现通过获得更清晰的解剖结构和三维重建图像，使影像学检查发生了革命性的变化。将快速成型概念与CAD/CAM技术相结合，使高精度种植导板的制作成为可能（Geng等2015；Malo、de Araujo Nobre和Mangano 2007；Patel 2010；Sarment、Sukovic和Clinthorne 2003）。这项技术基于CBCT扫描获得骨解剖结构的实际图像，及以数学三维模型为基础的植入种植导板原型的计算机设计。

在专用软件上处理CBCT扫描图像，可以模拟支持后期修复体的种植手术（Geng等2015；Malo等2007；Patel 2010；Sarment等2003）。导板引导下的外科手术适用于绝大多数类型的种植修复，包括无牙颌患者以及部分牙或单颗牙缺失的患者。这项技术的成功性已被科学验证，并在临床广泛使用（Schnitman和Hayashi 2015；Tallarico等2015；Van de Wiele等2015）。在正确的适应证范围内，导板

引导下的手术是修复无牙颌的一种切实可行的方法。这项技术的重点是在手术前必须制订详细的计划。这样，不仅技术高超的外科医生能够精确定位种植体，普通医生通过使用种植导板也可以达到很好的手术效果而不会出错。因此，种植导板应推广使用，避免因随意定位而出现严重的并发症。

4.2.4　唇侧骨板的特征

当在美学区用种植牙修复缺失牙恢复美观时，很多因素会影响整个修复过程的成功，因为口腔修复重建的焦点在长期的成功性。影响新鲜拔牙窝即刻种植成功的主要因素之一是唇侧骨板的状况，这一独特的口腔解剖结构成为治疗中最有价值的部分。直到几年前，人们才完全了解它的生理功能和对植入过程的影响。本章将详细描述唇侧骨板的保存、处理、保护和修复。

天然牙脱落后，唇侧牙槽骨通常会经历一个快速的生理重建过程，第一年体积减小约25%，随后3年宽度减少40%~60%，导致唇侧皮质骨比其原始位置更靠内侧（Mechery、Thiruvalluvan和Sreehari 2015）（图4.12）。

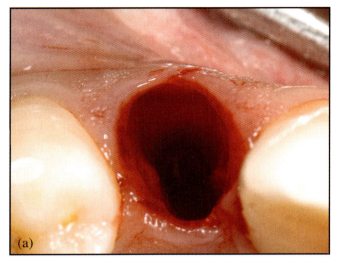 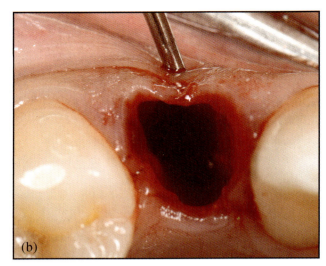

图4.12　（a和b）拔牙时唇侧骨板缺失在临床比较常见。

1999年Misch、Dietsh-Misch和Misch提出，拔牙后口内牙槽嵴高度和宽度的吸收是由于拔牙后牙槽骨血供减少，继而唇侧皮质骨进行改建。2000

年，Ashman报告说，拔牙会产生后遗症，导致在2～3年分别损失40%～60%的骨高度和宽度（图4.13）。

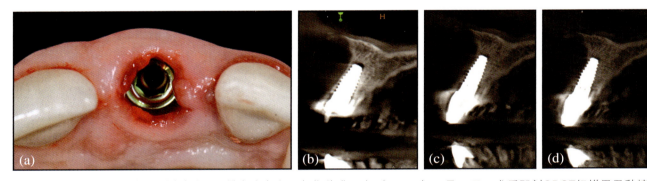

图4.13　（a）拔牙后进行即刻种植，牙槽窝内有大量角化黏膜。（b）2016年12月13日，术后即刻CBCT扫描显示种植体接近唇侧骨板内表面。（c）2017年2月5日，术后约2个月时CBCT扫描显示唇侧骨板完全吸收。（d）2017年3月14日，发现进一步的骨吸收。

4.2.5　种植体直径的影响

美学区已经不再使用较大直径的种植体。因为较宽的种植体会破坏唇侧骨板的完整性，并可能阻碍唇侧骨板的血液供应，导致术后牙龈退缩。临床观察建议增加种植体与待拔牙齿之间的直径差异

来增大间隙。尽管美学区种植体的适合直径没有统一的判断标准，但选择直径时应该基于待拔牙齿的直径、骨结构和可用种植体的直径。应尽量使种植体领口远离唇侧牙槽嵴顶，以避免术后产生不良反应（图4.14）。

据报道，超过33%的即刻种植体牙龈退缩

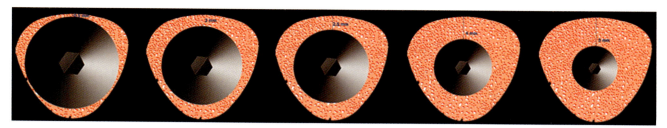

图4.14 不同种植体宽度与牙槽窝大小的关系，确保选择能提供最佳修复效果的最小种植体直径。

至少有0.5mm，其中的1/5牙龈退缩有1~2mm（Beagle 2013；Buser、Martin和Belser 2004；Chen等2007）。过去认为，大直径种植体能与牙槽窝内壁接触，可以增强固位，因此经常被用于即刻种植（Jiansheng等2012；Vandeweghe和De Bruyn2012）。此外，由于种植体表面积的增加，大直径种植体能增大种植体与骨的接触面积（Khayat等2001；Krennmair等2010；Olate等2010），从而增强骨结合，提高种植体稳定性（Jiansheng等2012）（图4.15），并且可能弥补骨高度或骨密度的不足（Brink、Meraw和Sarment 2007）（图4.15）。

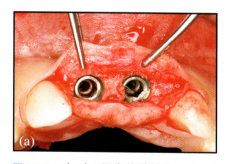 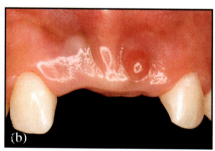 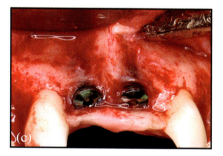

图4.15 （a）2颗宽的种植体；注意种植体唇侧有一块非常薄的骨板。（b）种植后1个月，因唇侧骨板吸收，软组织变薄。（c）翻开黏骨膜瓣显示，2颗种植体的唇侧骨吸收都是由于在狭窄的牙槽窝植入大直径种植体。

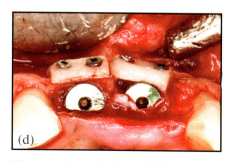 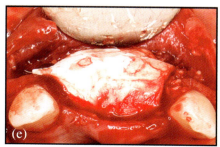 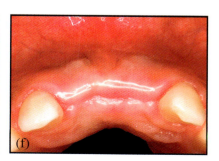

图4.15 （d）矢状面和横截面观，两块颏部骨移植物被2枚微型钛螺丝固定（KLS Martin，GmbH，TuttiIngen，德国）。（e）胶原膜（Mem-Lock，BioHorizons，Birmingham，AL，美国）覆盖移植物，并用2枚膜钉固定（AutoTac，BioHorizons，Birmingham，AL，美国）。（f）术后1个月。

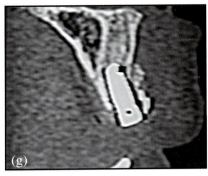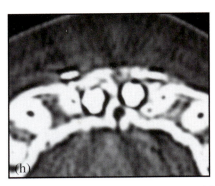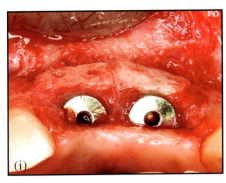

图4.15　（g和h）CBCT扫描显示移植物形成骨结合。（i）移植后4个月，移植物形成完全的骨结合。

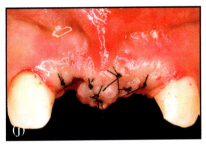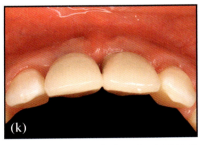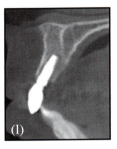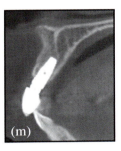

图4.15　（j）二期手术时，通过腭侧旋转瓣提高牙龈乳头高度。（k）最终修复完成。（l和m）3年后随访。

　　然而，Ivanoff及其同事在一项为期3～5年的回顾性临床研究中报告其存留率只有82%。该研究报告了Brånemark种植体直径变化对存留率的影响，笔者发现直径为5mm的种植体失败率最高，为18%；相比之下，宽4mm的种植体失败率为3%，直径为3.75mm的种植体失败率为5%（Ivanoff等1999）。Eckert及其同事还发现，上颌、下颌的大直径种植体失败率都很高，分别为29%、19%。笔者认为，骨结合必须要有一定的骨体积，大直径种植体有时会影响骨体积（Eckert等2001）。Shin及其同事的一项回顾性研究也发现类似的结果，宽直径种植体和常规直径种植体的存留率分别为80.41%和96.8%。Hultin-Mordenfield及其同事的研究报道，使用大直径种植体种植失败率更高，下颌存留率为94.5%，优于上颌存留率78.3%（Hultin-Mordenfeld等2004）（图4.16）。

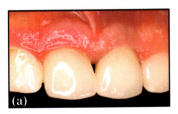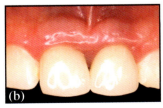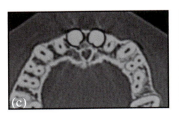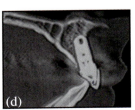

图4.16　（a）种植体植入2个月后修复的情况。（b）修复后12个月出现牙龈变色。（c和d）CT显示唇侧骨板缺失，与使用大直径种植体有关。

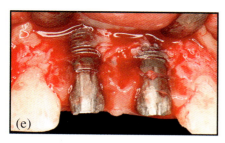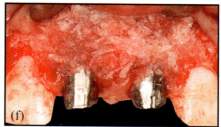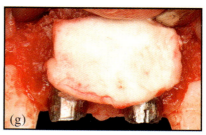

图4.16 （e）翻开黏骨膜瓣发现由于骨吸收，唇侧骨板完全吸收。（f）唇部缺损用同种异体骨移植物修复（Grafton，BioHorizons，Birmingham，AL，美国）。（g）骨移植物上覆盖蜂窝状的真皮移植物（Alloderm，BioHorizons，Birmingham，AL，美国），以提高软组织质量。

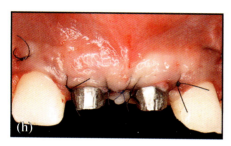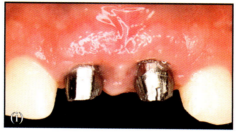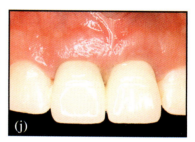

图4.16 （h）皮瓣缝合。（i）术后3周，唇侧外形和软组织质量均有明显改善。（j）术后修复。

4.2.6 危险因素

4.2.6.1 牙槽窝损伤

颌面部外伤会导致牙齿及相关的软硬组织严重吸收。通常情况下，创伤后留存的牙齿会显示出严重损伤的迹象，甚至无法修复。其他脱位或撕脱后再植的牙齿远期效果可能不确定。确切地说，口腔创伤通常会导致美观、功能和愈合出现问题。Andersson（2007）将牙根折裂的愈合分为4种不同类型：①硬组织修复；②结缔组织修复；③根折断端间骨和结缔组织修复；④根折断端间肉芽组织修复（图4.17）。

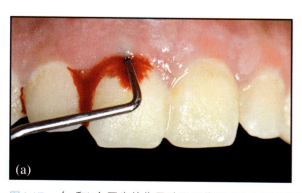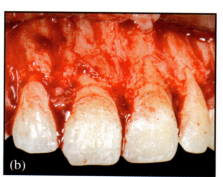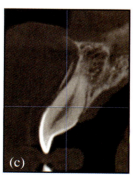

图4.17 （a和b）牙齿外伤导致牙周袋形成和唇侧骨板折裂。（c）CBCT显示唇侧骨板骨折。

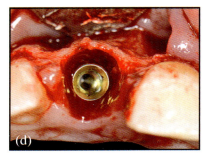
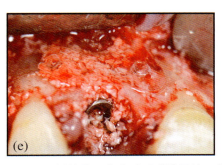
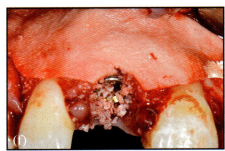

图4.17　（d）牙齿拔除，植入种植体。（e）唇侧植骨。（f）胶原膜放置并固定。

　　根据前述文献所述，如果拔除受损牙齿后能保持牙槽嵴的体积，种植体植入将是一种简单的操作；然而，大多数创伤伴随唇侧骨板撕脱。与牙脱位相关的牙槽骨缺损需要进行骨增量，例如将引导骨再生或其他再生技术纳入修复治疗计划。此外，软组织瘢痕对最终美学效果的不利影响也是显而易见的。创伤后的错𬌗可能需要联合正畸、修复和口腔外科治疗进行康复。

　　对遭受严重颌面损伤的患者进行修复是具有挑战性的。需要仔细规划以评估剩余牙齿的预后、可用的骨量、存在的角化软组织量以及咬合关系。在某些情况下，还需要进行牙槽嵴修复，以及将拔牙窝周围的骨用于即刻种植。还有一些情况，当出现较大的骨缺损时需要进行植骨，许多移植术都

能满足临床需要并能获得可预期的效果。Barone等（2013）报告，与未进行位点保存相比，猪皮质松质替代物和可吸收膜可以成功减少牙槽突轮廓的改建。2014年Kim等在一系列病例中报道了自体骨移植物具有良好的骨改建和骨传导性，可作为拔牙窝骨移植首选的骨替代材料。2014年Cheah等证明，硫酸钙−富血小板血浆复合物和硫酸钙在位点保存应用中能有效引导组织再生，并且硫酸钙−富血小板血浆复合物组的骨矿化程度明显高于硫酸钙组。最终修复体的设计对手术后整体美学效果也至关重要，而在治疗过程中，患者应该每日保持良好的口腔卫生。最终，这些都将决定修复重建的长期存留率和远期效果（图4.18）。

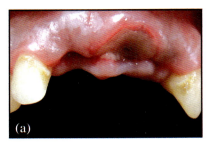
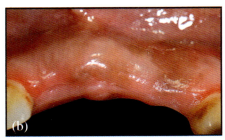
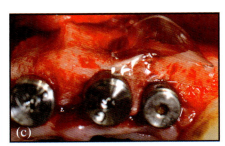

图4.18　（a）术前图片显示创伤导致牙完全脱位。（b）选择分阶段种植方案。（c）植入种植体，放置PDLLA膜，注意预留植骨的空间。

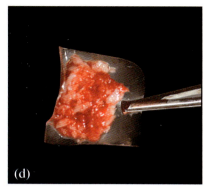
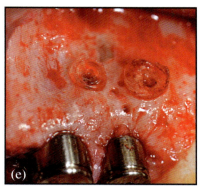
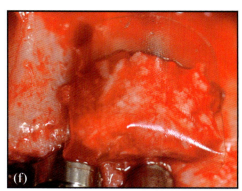

图4.18 （d）在膜片内放置颗粒状骨移植物。（e和f）固定膜片。

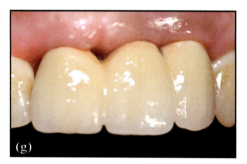
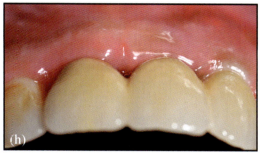
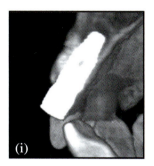

图4.18 （g和h）最终修复完成。（i）CBCT扫描显示薄的唇侧骨板增厚。

4.3 不翻瓣种植术

不翻瓣种植术具有许多优势，近些年来越来越多地应用于临床，但该技术需要严格细致的临床操作才能达到最佳的治疗效果。一些因素不利于这种治疗方式的应用，包括：①缺乏直视性，因为缺少手术导航，它被认为是一种盲视下的外科技术；②在牙槽窝种植时，不能准确按照术前CBCT扫描制订的计划进行；③这种方式带来的风险可能会增加治疗成本；④牙槽嵴增量的能力有限（图4.19）。

Campelo和Camara（2002）采用延期修复方案

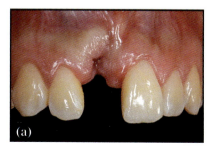
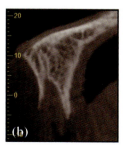
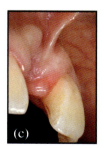
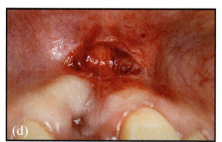

图4.19 （a）术前显示牙槽外伤2周后的软硬组织缺损。（b）CBCT扫描显示唇侧骨板部分缺损、变薄。（c和d）系带高位附着，采用经典术式进行系带切开。

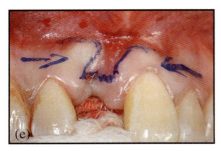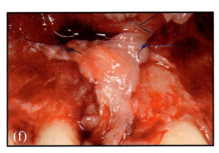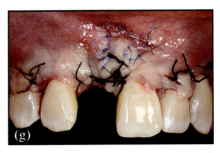

图4.19 （e）术前软组织缺损和关键组织带的缺失（计划两侧邻间牙龈乳头塑形和前庭组织切除）。（f）翻转腭侧的带蒂瓣（半厚瓣），用两根缝线固定在唇部组织上。（g）皮瓣缝合。

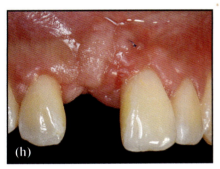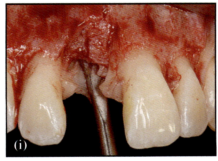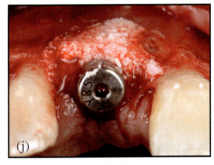

图4.19 （h）术后2周愈合，角化组织恢复。（i）软组织术后4周，探查发现唇侧骨板缺失。（j）放置颗粒状骨移植物、覆盖PDLLA膜并稳定种植体。

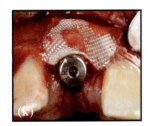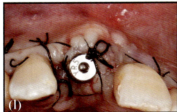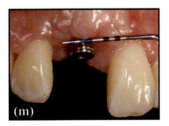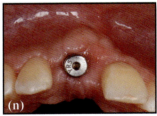

图4.19 （k）最外层放置纤维素膜，促进软组织黏附。（l）皮瓣缝合。（m和n）术后10天愈合良好。

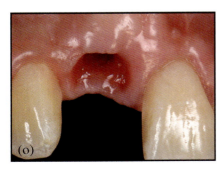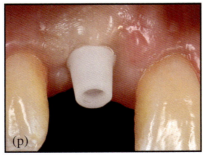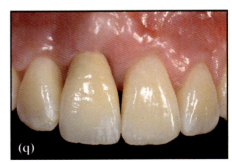

图4.19 （o和p）最终软组织成形，安装氧化锆基台。（q）最终修复完成。

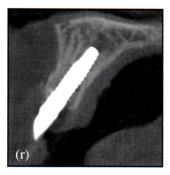 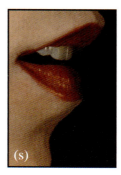 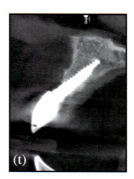 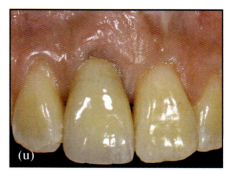

图4.19 （r）术后3个月的CBCT。（s）口外侧面观，显示美学效果显著。（t）术后2年，骨板厚度稳定。（u）术后3年评估显示组织稳定性佳。

或在愈合部位使用不翻瓣的种植技术，为359名患者植入种植体，用固定义齿或可摘式全口义齿来修复牙列缺失和牙列缺损。每名患者在3个月、6个月、12个月后进行检查，然后每年检查一次。使用不翻瓣即刻修复技术10年后的累积成功率，从1990年的74.1%到2000年的100%不等。然而，不翻瓣种植通常被认为是一种"盲视"的外科技术，因此在植入种植体时必须格外小心。受钻孔方向影响的种植体角度，是避免舌侧或颊侧皮质骨穿孔的关键，尤其是在下颌磨牙区的舌（腭）侧和上颌前牙区。不翻瓣种植术已经显示出几个缺点，包括在不知情的条件下可能导致唇侧骨板穿孔。因此，在延期愈合的部位不建议使用不翻瓣种植术，除非是在手术条件非常有限的情况下，而且必须征得患者同意，愿意与医生共同承担因出现意外增加的高失败率的

风险。综上所述，不翻瓣种植术仍然是一种盲视下的手术，即使由经验丰富、操作熟练的临床医生实施，也应谨慎对待（图4.20和图4.21）。

Becker（2006）观察发现种植体在植入时是稳定的，并且在3个月后表现出更高的稳定性，两种手术方案（不翻瓣术式、翻瓣术式）之间没有显著差异。组织学检查显示种植体骨结合率较高（不翻瓣术式：54.7% ± 8.4%；对照组：52.2% ± 13.0%；$P > 0.05$），无牙龈组织或异物包裹。两种手术方案的边缘骨水平没有显著差异。在植入后和3个月时，种植体稳定系数（Implant Stability Quotient，ISQ）取决于种植体植入时的扭矩。即刻植入后，扭矩每增加1个单位，ISQ值增加0.3（95%可信区间：0.1~0.4；$P = 0.0043$）。术后3个月，扭矩每增加1个单位，ISQ值下降0.2%（95%可信区

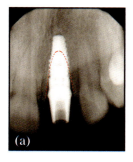 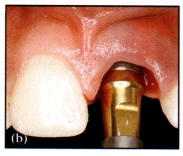 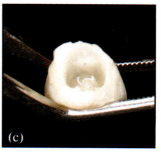 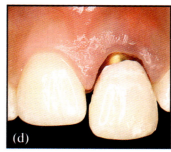

图4.20 （a）红色虚线表示牙槽窝的轮廓，种植体超出根尖3mm或更长时，可获得种植体的初期稳定性，这样可以最大限度缩短治疗时间。（b）种植体大小合适、定位准确能获得最佳的美学和功能效果。（c）通过临时修复体立即支撑牙龈边缘，有助于将术后软组织萎缩降至最低。（d）在新鲜拔牙窝立即植入种植体时，使用外形准确的美学修复体能促进最终软组织成形的效果。

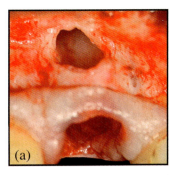
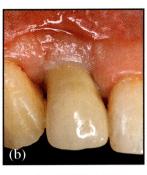

图4.21　（a和b）对于组织稳定性而言，美学颊侧瓣不一定是可预期的解决方案。

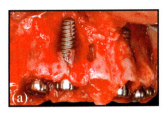
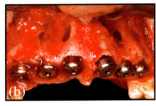

图4.22　（a和b）由于采用不翻瓣技术，术中盲目定位，导致种植体植入角度错误，破坏了唇侧骨板。

间：-0.4~-0.1，P=0.0012）。扭矩对ISQ值的影响与治疗效果无关，经治疗调整后仍有显著差异。结果表明，不翻瓣手术时种植体能保持稳定，临床表现出与翻瓣手术类似的骨结合。种植体植入时扭矩越大，3个月后种植体稳定性越差（图4.22）。

从另一个角度来看，文献报道了应用于牙槽嵴的即刻和延期种植的不翻瓣技术，其优点包括保持软组织的自然轮廓、减少术中出血、减少患者术后不适、保持牙槽嵴的完整性并避免黏骨膜翻瓣所致的软组织损伤。保持种植体周围微血管网可能是维持骨高度和美观的重要因素。在缺牙区，血管网因牙齿缺失而萎缩，邻近骨膜和软组织可能是缺牙区主要的血供来源（Al-Ansari和Morris 1998；Landsberg 2008）（图4.23）。

2004年，Covani等对15名患者（9名男性和6名女性）进行了一项研究。患者年龄为31~54岁，每名患者的根尖至少有4mm的骨量，多根牙的种植不在研究范围内。他们记录了不翻瓣种植体的位置及与之相关的软组织反应。二期手术在一期手术后6个月进行。在种植体植入时和二期手术中评估下列临床参数：近远中牙龈乳头高度、角化黏膜厚度、膜龈联合相对于周围组织的位置、种植体周围射线可透性和边缘骨吸收，并进行影像学评估。所有患者的软组织均在术后1~3周愈合，愈合期表现正常无特殊。在二期手术中，所有试验组种植体周围均未观察或探查到种植体周围骨缺损。所有患者的软组织解剖形态均满足临床需要。

1998年，Schwartz等的另一项研究评价了9个即刻种植骨结合成功的病例，拔牙后无切口，不使用任何引导骨再生膜，只使用钻孔时获得的自体骨屑填充牙槽间隙。该病例首先是对无法保留的牙齿进

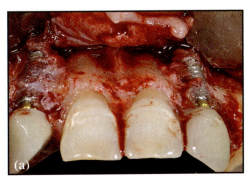
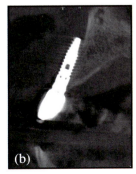
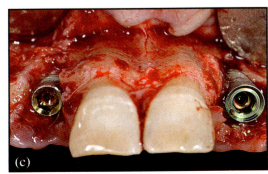

图4.23　（a和b）另一例因随意定位而侵犯唇侧骨板的病例。（c）2颗新的植体具有良好的初期稳定性。

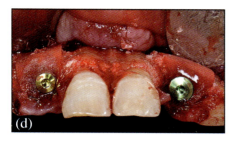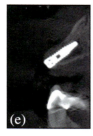

图4.23 （d）颗粒状骨移植物修复牙槽嵴缺损。（e）CBCT检查示唇侧骨板恢复。

行无创拔除。然后使用带有颊舌向方向指示的种植导板进行钻孔，以避免唇侧骨板穿孔。按CBCT截面所示，在可供种植的牙槽嵴处进行钻孔，收集钻孔槽中的自体骨屑，置于术区种植体周围，以填补所有间隙。最后拉拢缝合创缘。结果显示，临床成功率高，没有软组织的初期闭合。

下面是另一个延期种植方案中随意种植的病例，首先在软组织上打孔暴露骨面以备钻孔，然后植入种植体，这种做法具有较高的临床风险，很多未使用种植导板，而直接在已愈合的牙槽嵴上徒手种植造成治疗失误的情况被记录在案。种植体植入时可以采用保守的腭侧瓣技术，在与咬合面成45°

时，可以从腭侧观察到唇侧骨板的情况。通过改良的腭侧路径能探查出各种唇侧骨缺损，提高了种植术前的可预期性。

另一方面，感染牙槽嵴即刻种植的成功依赖于感染组织的完全清除和牙槽骨缺损再生的控制。有经验的临床医生认为对牙槽骨感染的患者而言，即刻种植也是一种可行的治疗方案（Casap等2007）。

4.3.1 负重方案的影响

进行种植体负重时需要考虑很多因素，例如种植体的数量、骨的质量和数量、种植体位置、后续修复体类型、所用种植体的外形设计、咬合类型、对颌牙的情况、临床医生的决策以及其他可能的危险因素。一些研究者（Brånemark等1977）在满足特定标准的情况下开展种植体的即刻负重，获得很高的成功率（图4.24）。

种植体功能性即刻负重，是指患者在种植体植入当天安装有咬合功能的修复体，而非功能性即刻负重［由该小组（Degidi和Piattelli 2003）统一称为即刻修复］是指修复体距离咬合接触有1~2mm的间隙。种植体早期负重是指种植体植入48小时后修复体有或无咬合接触（Ganeles和Wismeijer

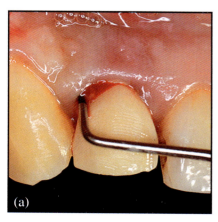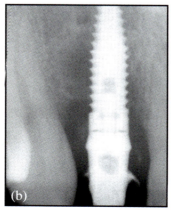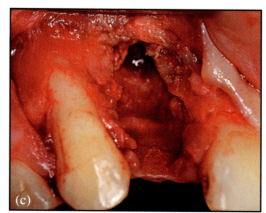

图4.24 （a）由于错误应用即刻负重概念，导致深牙周袋的形成和骨缺损出现。（b）根尖片显示与种植体表面相邻的骨吸收的典型表现。（c）由此产生的骨缺损。

2004），与传统治疗相比，修复时间大大提前。不同的种植体表面特性，特别诸如粗糙度、生物活性涂层、种植体表面与骨直接接触程度等与早期负重是否成功关系密切。一些研究者（Aparicio、Rangert和Sennerby 2003；Ganeles和Wismeijer 2004）提出在评估即刻修复或负重的适应证时，需要考虑详细的临床因素，例如：①种植体的临床初期稳定性；②必要时对种植体进行固定；③利用临时修复体加强固定，减少或控制种植体的机械负重；④在种植体愈合期间防止临时修复体移动；⑤团队合作，使用种植导板。此外，一些研究者（Ganeles和Wismeijer2004）指出与种植体即刻修复或负重相关的风险因素包括：①咀嚼力大或有副功能运动；②骨质或骨量差；③感染的发生。

绝大多数关于即刻和早期负重的论著一致表明，即刻修复种植体的存留率与传统和早期负重方案的结果相当（Ganeles和Wismeijer 2004）。然而，他们也指出这些结论可能会误导统计数据，有限的数据表明，美学区即刻修复可能比延期修复更有利于牙龈结构的稳定，没有证据表明即刻修复或负重方案会直接导致牙龈并发症。

Chiapasco等指出（2004），在各种临床条件下，只有有限的组织学数据支持即刻负重或即刻/早期负重广泛应用的可靠性。他指出，与未负重的种植体相比，只有当种植体植入扭矩大于35Ncm时，即刻负重的种植体才能提供更高程度的骨形成和改建。

De Wijs、Cune和De Puter（1995）也证明了种植体周围骨中横向胶原纤维的形成。这项研究使用了4~6颗带有微粗糙结构表面的即刻负重和不负重的种植体，在7只小型猪的上下颌骨中植入，共植入85颗种植体。经过4个月的愈合期后，所有种植体均被取出，进行组织形态学检查。该研究的目的是证明当种植体上的植入扭矩>35Ncm时，会出现次级骨单位，同时也会出现数量更多、方向更平行的胶原纤维。这是对即刻负重有益于骨改建和形成这一理念的合乎逻辑的解释。

4.3.2　牙槽窝病理相关的影响

拔牙窝即刻种植具有更高的美观性，并且缩短了手术时间和整个疗程（Lindeboom、Tjiook和Kroon 2006）。然而，少数科学研究报道，有根尖周病的牙齿拔除后的即刻种植会引发诸多问题（图4.25和图4.26）。一些研究者认为，在感染牙槽窝内即刻植入种植体，其预后是值得怀疑的，因为种植体表面被细菌污染（Becker和Becker 1990）。另一些研究者建议对感染牙槽窝进行仔细彻底地清创以及抗菌性刮除。Liljenqvist等（2003）声称，尽管存在感染，钛表面和骨之间仍会发生骨结合。此外，Novaes和Novaes（1995）已经证明，适当的清创和预防性使用抗生素不会损害感染牙槽窝内的种植体（图4.27）。

据Alsaadi等2007年的一项病例对照研究报告，在有根尖周病变的牙槽窝中植入种植体，失败率更高，特别是光滑表面种植体。骨内种植体失败率的增加也与牙周病有关（Alsaadi等2007；Cardaropoli等2005；Evian等2004）。然而，关于慢性根尖周

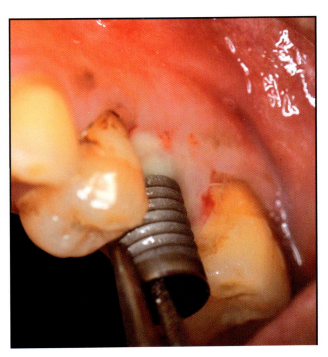

图4.25　种植体相关的感染。

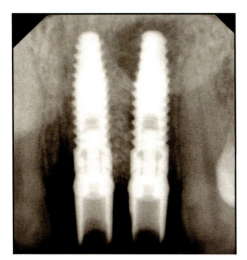

图4.26 种植体根尖周炎。

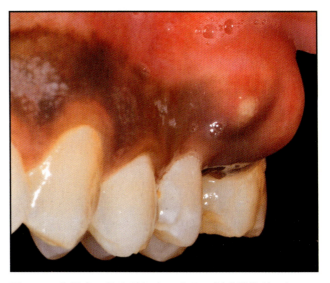

图4.28 上颌磨牙的急性根尖周炎是即刻种植的禁忌证。

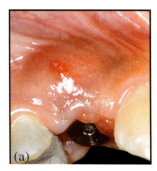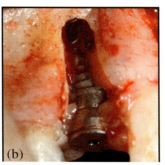

图4.27 （a和b）临床可见肿胀和发红的种植体周围炎。唇侧骨板由于感染而缺损。

感染相关的即刻种植的临床数据报道很少。一些临床研究表明，牙周病史和根尖周炎病史可以作为预测种植体周围炎、种植失败的标志（Ayangco和Sheridan 2001；Karoussis等2003）。因此，不建议在存在根尖周和牙周病变的情况下进行种植。这与伤口愈合初期种植体的潜在感染有关（Karoussis等2003）（图4.28）。

在有慢性根尖周病的牙槽窝进行即刻种植，其种植体存留率（90.8%）明显低于健康牙槽窝（98.1%）（Hita-Iglesias和Sanchez-Sanchez 2016）。相反，Casap等（2007）在慢性根尖周

病患者的牙槽窝进行即刻种植取得了令人满意的效果。因此，必须在种植前对术区进行彻底清创（Waasdrop、Evian和Mandracchia 2010）。Siegenthaler等（2007）研究人员得出结论，在根尖周病变的牙槽窝进行即刻种植并不会导致并发症的增加，并且在获得初期稳定性后同样可以形成有利的种植体组织结合型（Crespi、Capparè和Gherlone 2010；Del Fabbro、Boggean和Taschieri 2009；Lindeboom等2009；Lindeboom等2006）。

Novaes建议在有慢性根尖周炎的部位进行即刻种植时，术后应在种植体表面覆盖抗生素。在一项狗的组织形态学研究中，Novaes等（1998）证实感染牙槽窝内即刻种植体（实验组）的骨结合水平与健康牙槽窝内的无显著差异。Crespi等（2010）的另一项研究报告声称，在有感染史的牙槽窝内进行即刻种植，其种植体的边缘骨水平与健康牙槽窝的种植体保持在相似的水平。Villa和Rangert（2005，2007）也得到了类似的结果，他们评估了有牙周和牙髓病变的牙齿拔除后即刻种植体的存留率，然后对根尖区牙槽窝进行彻底的搔刮，并用抗生素溶液冲洗。12个月后没有发现种植体相关局部感染的迹象（图4.29）。

Siegenthaler等（2007）调查了有慢性根尖周炎

表现（根尖片、存在瘘管和脓性分泌物）的即刻种植，手术翻开黏骨膜瓣，彻底清除根尖肉芽组织，并用无菌生理盐水冲洗。Crespi等（2010）阐述了与厌氧菌（梭杆菌、普氏菌、卟啉单胞菌、放线菌、链球菌、消化链球菌）相关的急性感染下牙槽窝即刻种植成功率高的原因，他们认为正确的牙槽窝清创和冲洗可以根除根管牙周内的相关微生物群。

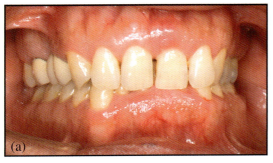
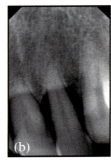
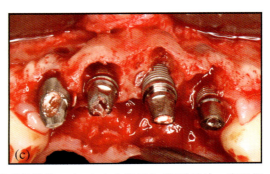

图4.29 （a）上下颌4颗有牙周病变的牙齿的术前观。（b）X线片显示骨吸收影像。（c）在上颌植入4颗种植体，在下颌植入2颗种植体，唇侧有需要充填的骨缺损。

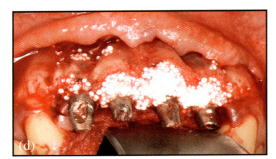
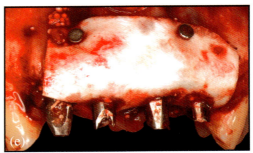
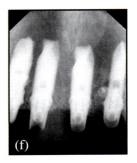

图4.29 （d）在骨缺损处放置具有骨诱导活性的移植材料。（e）覆盖胶原膜（Mem-Lock，BioHorizons，Birmingham，AL，美国）并用膜钉固定（Mem-Lock，BioHorizons，Birmingham，AL，美国）。（f）移植后的X线片。

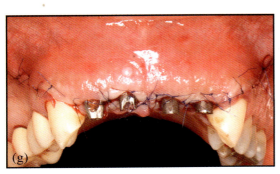
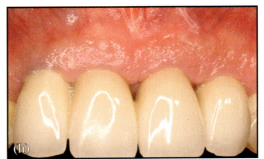
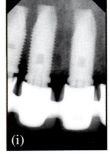

图4.29 （g）皮瓣缝合。（h）最终修复后3个月显示，牙周袋深度减小，软组织结构正常。（i）10年后随访，根尖片显示牙槽骨无明显水平吸收。

Lindeboom等（2006）和Siegenthaler等（2007）曾在术前使用抗生素（克林霉素600mg，术前1小时）。Casap等（2007）建议在术前4天每日使用1.5g阿莫西林，术后10天维持相同的剂量。

另一项研究表明，牙周袋可能是邻近种植体周围细菌繁殖的储存库（Quirynen等2005）。导致侵袭性牙周炎与种植体周围炎的微生物菌落相似，这就提示牙周炎的病原体可能与种植体周围感染和种植失败有关（Valente和Andreana 2016）（图4.30）。

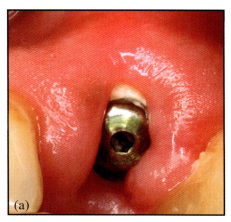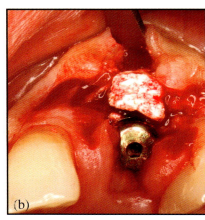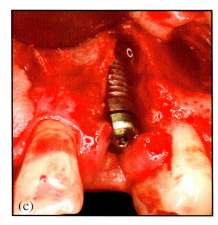

图4.30　（a）即刻种植后3周软组织炎症征象（边缘发红肿胀）。（b）移植材料的完全分离和变质（脱离）。（c）牙槽窝冲洗、清除种植体表面污染后，唇侧骨缺损暴露。

在Crespi等（2010）的一项研究中，对37名患者进行了275颗种植体的即刻种植，197颗种植体植入牙周感染部位（感染组），78颗种植体植入非感染部位（非感染组）。分别在初始、种植后12个月、24个月和48个月评估边缘骨水平和临床参数（菌斑聚集和出血指数）。在48个月的随访中观察到，感染组的存留率为98.9%，而非感染组的存留率为100%。感染组和非感染组边缘骨水平分别为（0.79 ± 0.38）mm和（0.78 ± 0.38）mm，菌斑聚集量分别为0.72 ± 0.41和0.71 ± 0.38，出血指数分别为0.78 ± 0.23和0.75 ± 0.39。在感染组和非感染组之间，在时间段和时间点之间没有统计学上的显著差异。因此结论是，在48个月的随访中，牙周感染的牙槽窝中即刻种植并负重的种植体与非感染部位的种植体相比没有显著差异（图4.31）。

Novaes等（2003）的组织形态学分析显示，对照组和实验组（诱导产生牙周炎）的平均骨-种植体接触率分别为62.4%和66.0%，差异无统计学意义。结论：在该动物模型中，如果采取适当的术前

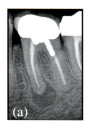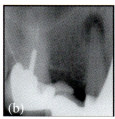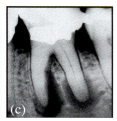

图4.31　（a）无症状的慢性病变被认为是种植低风险。（b）种植体植入中度风险病理损害。（c）会危及即刻种植植入的高危病理损害。

和术后护理，牙周感染可能不是即刻种植的禁忌证。

相反，Deng等（2010）评估了严重牙周炎患者拔牙后立即植入种植体的临床表现。他们的结论是，在牙周病变部位即刻种植的失败风险更高。

与健康患者或慢性牙周炎患者相比，广泛性侵袭性牙周炎患者种植体周围的边缘骨吸收在短期研究中没有显著增加，但在长期研究中显著增加。在短期研究中，广泛性侵袭性牙周炎患者种植体成功率为97.4%～100%，除了一项涉及吸烟者和系统性疾病患者的研究外，3组患者之间种植成功率没有显著差异（Mengel和Flores-de-Jacoby 2005）。在长期的研究中，广泛性侵袭性牙周炎患者种植体存留率为83.3%～96%（Kim和Hun-Mo Sung 2012）。总之，只要术前保证适当的感染控制并制订个性化维护计划（图4.32），广泛性侵袭性牙周炎也不是即刻种植的禁忌证（图4.32）。

填充牙槽间隙的骨移植材料的感染会损害唇侧骨板，不管骨移植材料是人还是动物来源的。因为骨移植材料的使用可能会诱导微生物定植，从而产生难以消除的生物膜（Costerton等1999，2005）。Del Fabbro等（2009）报告了与矿化同种异体骨移植相关的感染，而Crespi等（2007）报告了一例自体骨屑感染的病例。一项前瞻性研究评估了即刻穿龈种植配合牛骨基质移植的种植体边缘骨缺损的愈合情况。该研究将30例患者随机分为Bio-Oss骨粉组（n=10）、Bio-Oss骨粉+可吸收胶原膜组（n=10）和无移植对照组（n=10），对30颗美学区种植体进行分析。虽然对照组的水平吸收明显较大，但在垂直向骨缺损方面没有发现显著差异（Chen等2007）。

4.3.3 讨论

需要进一步的研究来评估在牙周或根尖周感染部位植入种植体的临床和组织学结果。应针对术前抗生素治疗的适应证开展深入研究（Álvarez-Camino、Valmaseda-Castellón和Gay-Escoda 2013）。大多数文献忽略了牙槽窝感染的程度，没有提供有关患者目前全身状况的信息；感染的程度、严重性、类型（急性、慢性弥漫性、局限性肉芽肿等），也没有准确描述。需要针对各种其他危险因素和其他系统性或患者相关因素进行长期深入的研究，才能得出明确的方案和疗效。

根据研究者的建议，制订了一项作为临床指南的风险评估方案，为每一类型的牙槽窝相关感染设定风险水平，指导临床医生在开始治疗前评估所涉及的风险（图4.33）或对所涉及的风险有一个整体认识。

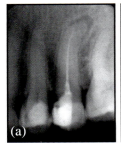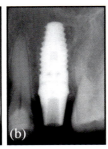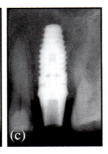

图4.32 （a）口内无症状的局限性根尖周炎（根尖肉芽肿）。（b）术前使用抗生素、术中局部清创刮治后植入种植体。（c）种植术后3个月的X线片，显示骨缺损完全愈合，感染消失。

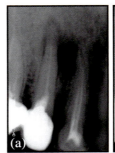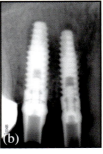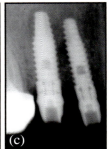

图4.33 （a～c）中等风险病理损害。

第一类：所有无症状的根尖病变、根尖周炎、肉芽肿和/或根尖囊肿均无风险。对于这种情况，彻底清创后即刻种植，术后使用抗生素就已足够（图4.34）。

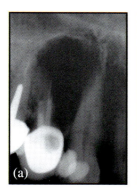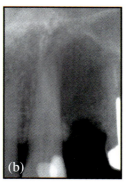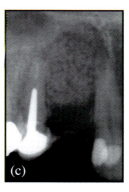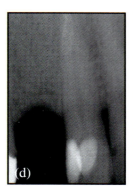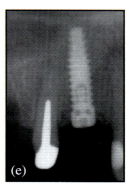

图4.34 （a）术前X线片显示累及上颌第一前磨牙的根尖周病变的巨大透射影。（b）拔牙后的术前X线片。（c）种植术前、拔牙后4周牙槽窝的X线片。（d）种植术前、拔牙后4个月牙槽窝的X线片显示骨结构改善。（e）术后X线片显示种植体植入（Tapered Internal，BioHorizons，Birmingham，AL，美国）。

第二类：非化脓性牙周病变和有症状的慢性静止性病损，表现为叩诊疼痛（图4.35），即刻种植为中等风险（图4.36）。

治疗此类病例包括术前、术后全身使用抗菌药物，术中进行正确彻底的牙槽窝清创和冲洗。

第三类：所有形式的有症状的根尖周炎，表

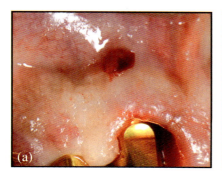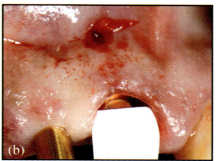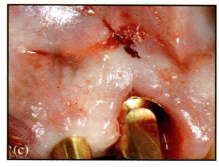

图4.35 （a）去除瘘管口的上皮。（b）使用胶原膜将瘘道口与牙槽窝隔离。（c）瘘道口关闭。

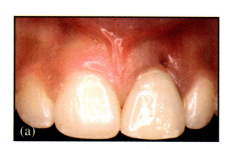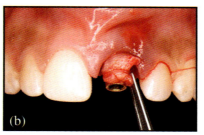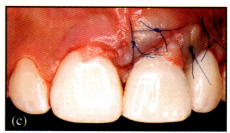

图4.36 （a）植入2周后显示先前瘘管部位的软组织缺损。（b）翻瓣行结缔组织移植。（c）皮瓣缝合，固定结缔组织移植物。

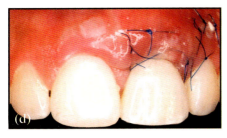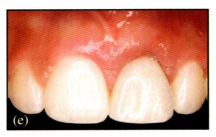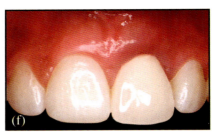

图4.36　（d）术后1周显示愈合状况良好，血运重建。（e）术后4周临床观察。（f）术后12个月。

现为窦道和/或压痛，或伴有化脓、肿胀和疼痛的急性根尖周脓肿，均属于高危类别。可以采用延期种植方案，包括拔牙、彻底清创、抗生素使用、足够的愈合期和种植体植入。虽然这种延期方案需要更多的时间和额外的手术过程，但其功能和美学重建的预后更佳（Moghadam 2009；Rabelo等2010）。

4.4　位点保存

　　位点保存是在拔牙时进行的一种干预措施，可以保存拔牙部位的牙槽窝骨壁和骨解剖结构以及未来的种植位点（Iasella等2003；Lekovic等1998）。Tan-Chu等（2014）指出位点保存时应使用修整为"V"形的胶原膜。膜应坚固，以便缝合并保持较长的吸收时间，有利于引导骨再生。膜强度应足够，插入到牙槽窝时不会塌陷，缝合时不会撕裂。所有的可吸收膜都能被缝合且在使用时不会被撕裂。膜修剪后，窄的部分（即"V"形顶端）

插入牙槽窝内，但宽度要足够可以横向延伸覆盖颊侧缺损。同时要注意避免将膜放置到颊侧骨壁的外部，这会影响血液供应而导致骨吸收加重。修剪后胶原膜宽的部分应能覆盖植骨后的牙槽窝。最终修整外形后，将膜置于牙槽窝颊侧组织的内侧。然后在牙槽窝内充填足够的骨移植材料；骨移植材料对膜的支撑将有助于使其固定在合适位置，并将颊侧组织轮廓外推。理想情况下，移植材料应该填压在牙槽窝中并固定不动。该技术中推荐使用的移植材料为小颗粒、矿化的同种异体冻干骨（Freeze-Dried Bone Allograft，FDBA）（如0.25～1mm）。这种移植材料需要进行5分钟的水合反应，并保持足够的湿度，以便颗粒在植入时聚合。同种异体材料易于压缩，因为经过矿化，吸收得很慢。在移植物被填压之后，顶部由膜覆盖牙槽窝开口。然后用可吸收缝线将膜与腭部组织缝合。颊侧不需要缝合，因为移植物对颊侧组织的压力能使膜保持在适当的位置（图4.37）。

　　Buser等（1990）报道了在人体使用膨体-聚四

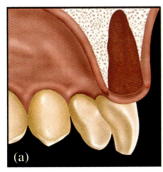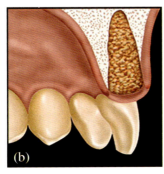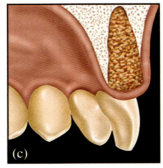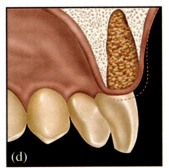

图4.37　（a～d）无论是否在牙槽窝放置填充物，拔牙后牙槽骨板都会立即发生吸收，这使得位点保存仅限于填充牙槽间隙，而不能阻止唇侧骨板改建。

氟乙烯（e-PTFE）膜和膜钉，采用引导骨组织再生技术（GBR），成功地进行了牙槽骨增量。他描述了12名在种植前接受牙槽骨增量的患者。手术方案包括翻开黏骨膜瓣，并使用圆形钻头在缺损内的皮质骨上钻孔以增加移植物的血供，在缺损处放置微型钛螺丝为覆盖的e-PTFE膜提供支撑。经过6～10个月的愈合，其中9名患者的骨量增加到足够进行种植。新骨形成量为1.5～5.5mm。研究者的结论为，应用屏障膜进行骨增量这一生物学原则进行牙槽嵴增量或缺损再生具有很高的可预期性。

Lekovic等（1998）比较了使用和不使用可吸收屏障膜进行牙槽嵴增量的结果。他们观察到屏障膜组牙槽嵴顶骨吸收较少（-0.38mm vs-1.50mm），牙槽窝填充时骨吸收量较多（-5.81mm vs-3.94mm），牙槽嵴水平吸收较少（-1.31mm vs-4.56mm）。Iasella等（2003）联合使用四环素水合FDBA和胶原膜。在6个月的愈合期后，试验组的牙槽嵴高度平均增加1.3mm，而对照组减少1mm。

Shapoff等（1980）研究了用于牙齿周围硬组织移植的FDBA颗粒大小，指出100～300μm最理想。它可以使骨粉在移植部位停留足够长的时间，并促进血管化。太小的颗粒（<125μm）会引起巨噬细胞反应，吸收过快，导致很少或根本没有骨形成。过大的颗粒可能会限制血管化的颗粒空间，并可能被隔离。

Zaner和Yukna（1984）也研究了通过不同收集方法获得的自体骨屑和FDBA颗粒大小。他们发现，骨混合物的颗粒最小且最均匀（21μm×105μm），骨凝块和FDBA的颗粒大小为300~500μm，而骨凿获得的骨屑颗粒大小最大且最不均匀（789μm×1559μm）。此外，他们还建议最合适的移植颗粒直径为380μm。

Wood和Mealey（2012）将40个拔牙窝分为两组进行研究。随机选择DFDBA或FDBA植入拔牙槽内。移植物植入后4～5个月进行种植并获取组织学样本。结果显示，两组患者牙槽嵴骨量的变化无显著性差异。DFDBA活性骨的百分比（38.42%）明显高于FDBA（24.63%）。DFDBA组移植物颗粒平均残留率为8.88%，明显低于FDBA组的25.42%。

Hoang和Mealey（2012）研究了不同粒径的DFDBA骨水泥的使用情况。颗粒大小为125~710μm，平均含有49%的活性骨，8%的残留移植物，43%的结缔组织（CT）。另一组（粒径为125~710μm以及2~4mm的骨水泥微粒）上述物质的含量分别为53%、5%和42%。两组患者牙槽突高度吸收在颊舌侧均小于1mm，总牙槽嵴宽度吸收均小于1.5mm。两组间的任何临床或组织学参数均无统计学差异。

一些研究得出结论，生物材料在拔牙窝中放置的位置可能会影响拔牙后的骨重建率（Araujo和Lindhe2009）。Eskow对25名患者的39个位点开展了一项人体研究，比较了在完整拔牙窝放置Bio-Oss胶原骨®（Geistlich Pharma AG，Wolhuen，瑞士）以及对照组（仅为血凝块）的新骨形成情况。12周后，研究结果显示，增量位点（实验组）的新骨形成仅为25%，而非增量位点（对照组）的新骨形成率为44%（Eskow 2013）。

一项研究对去蛋白牛骨矿物质（Deproteinized Bovine Bone Mineral，DBBM）移植9个月后的牙槽窝进行了评价。研究者指出，它均匀存在于整个牙槽窝中，平均有30%的移植物残留（Artzi、Tal和Dayan2000）。12个月后，虽然DBBM在9个月时仍然保留在牙槽窝内，但没有结缔组织与移植物接触，因此研究者认为DBBM是一种生物相容性的牙槽窝填充物，可以用于位点保存（Artzi等2000）。另一项研究将DBBM与辐照后的同种异体松质骨（Irradiated Cancellous Allograft，ICA）和溶剂脱水同种异体骨（Solvent-Dehydrated Allograft，SDA）进行比较，发现DBBM是一种有利于位点保存的移植物（Lee等2009）。极少量的颗粒与间质结缔组织接触，表明没有纤维包裹（Lee等2009）。

Froum等（2002）评估了颊侧有缺损的拔牙窝，在植入羟基磷灰石（Hydroxyapatite，HA）时没有获得初期愈合，并注意到在6～8个月时大约有31%的活性骨出现。在同一项研究中，牛骨平均产生29.75%的活性骨。

替代材料可以是由胶原或聚乳酸/聚羟基乙酸制成的海绵。Serino等（2003）使用Fisiograft®（GHIMAS S.p.，Bologna，意大利），一种由聚乳酸和聚乙醇酸组成的聚合物，在位点保存期间用作间隙填充物。6个月后，植入种植体，活检取中间组织进行组织学分析。结果显示，牙槽嵴尺寸在任意两组间都没有显著差异。组织学检查在测试部位发现了矿化的、结构良好的新骨。在拔牙位点未检测到残留的移植物。5年后，他们重复进行了同样的临床试验，只是没有等6个月才种植。在这项研究中，他们在3个月时再次进入移植和对照部位。组织学分析显示，移植部位已矿化愈合，骨组织生成良好，没有残留的移植颗粒（Serino等2003）。

Sclar（1999）描述了一种称为Bio-Col技术，包括将DBBM颗粒放置在拔牙窝中，然后用胶原塞或膜缝合固位。结果显示牙槽嵴保存成功，可以植入种植体（Sclar 1999）。实验组牙槽嵴高度平均下降（0.15±1.76）mm，宽度平均下降（1.31±0.96）mm，对照组牙槽嵴高度平均下降（0.56±1.04）mm，宽度平均下降（1.43±1.05）mm，差异有统计学意义。组织学检查显示实验组平均骨密度（2.08±0.65）明显优于对照组（3.33±0.65）。组织形态计量学分析显示骨活性百分比相似（试验组：29.92%±8.46%；对照组：36.54%±7.73%）。可以观察到类似的骨髓和纤维组织的百分比（试验组：65.25%±6.41%；对照组：62.67%±7.41%）。在分析的活检组织中，只有6.25%的油泥状P15颗粒在4个月后仍然存在（Neiva等2008）。

Iasella等（2003）进行了一项为期6个月的随机对照双盲临床研究，通过临床和组织学参数评估，以确定位点保存技术是否能防止拔牙后牙槽嵴吸收。结果显示，FDBA+胶原膜组宽度由9.2mm减至8.0mm，对照组由9.1mm减至6.4mm，相差1.6mm。

Lindeboom等（2006）进行了一项前瞻性随机试验，对50名患者的50颗种植体随访12个月。根据影像学检查将慢性根尖周炎的患者随机分为两组（n=25）：①即刻种植（Immediate Placement，IP）和②拔除后3个月延期种植（Delayed Placement，DP）。种植体具有初期稳定性是本研究的纳入标准。IP组在彻底清除牙槽窝内肉芽组织后植入种植体，并利用从磨牙后三角区或颏部获取的磨细的皮质松质骨进行骨增量，覆盖颊侧和种植体。生物可吸收胶原膜（Bio-Gide）覆盖移植物和种植体。DP组在愈合12周后植入种植体。所有的种植体都是潜入式，并在没有负载的情况下愈合6个月。种植成功的标准包括：在二期手术或随访评估中种植体没有临床松动，没有种植体周围透射影的影像学证据，没有感染的迹象或症状，骨吸收没有超过Albrektsson等（2012）报道的骨吸收标准。上颌前牙区种植32颗，前磨牙区种植18颗。每位患者在植入种植体时都需要进行颊侧骨增量（自体骨移植）。研究结果显示，6个月后IP组和DP组的累积种植成功率分别为92%和100%。在12个月的随访中，所有种植体都能维持功能。

Eskow（2013）的一项研究比较了同一供体的皮质和松质同种异体冻干骨在位点保存术中的应用。38名患者参加了这项研究，并对拔牙后18周获得的33个标本进行了组织学分析。组织学显示，18周时松质骨组和皮质骨组分别只有13%～16%的新骨形成，皮质骨组样本中有更多残留的移植物。两组牙槽嵴变化相似，均表现为牙槽嵴高度和宽度的吸收，皮质FDBA比松质FDBA保留了更多舌/腭侧牙槽嵴高度。在35名患者中，有11名患者种植时剩余牙槽嵴由于余留骨壁薄或骨开裂而需要额外在颊侧植骨，从而印证了其他研究的结果：位点保存技术虽然能改善种植位点的条件，但仍有可能发生一些骨吸收（Ten Heggeler等2011）。

任何材料移植到新鲜的拔牙窝都不能保存唇侧骨板。移植材料通常需要3～6个月的时间才能成熟并形成可存活的骨组织，但唇侧骨板经历了一个快速的吸收过程，在骨板较薄的情况下，骨吸收可能只需要40天。因此，位点保存疗法应该仅用于填充拔牙窝的空隙，直到牙槽窝条件满足种植体植入为止。因为通常情况下，位点保存治疗可能是一种额外的外科手术，临床益处不会很大，并增加患者的成本，增加整个治疗计划的持续时间。人工骨无论来源如何，都不能避免颊侧骨板的生理性吸收。研究者建议，只要有机会使种植体在受损的牙槽窝内达到初期稳定（根尖最少3mm），建议一段式设计以及合适的骨移植程序，这将有助于最大限度减少牙槽骨改建，并支持周围软组织。一段式手术可稳定邻间牙龈乳头和邻近的唇侧软组织。实施位点保存治疗的唯一适应证是由于某种临床原因而暂时不能植入种植体。

4.5 唇侧骨板缺损治疗的新概念

以往文献已经提出了许多种牙槽窝分类的方法，包括Elian等（2007）提出的简化分类法。这种分类使临床医生、研究人员和研究者之间能更好地交流和记录。该分类分为3种类型：①Ⅰ型牙槽窝：相对于拔牙前釉牙骨质界交界处，唇侧软组织和唇侧骨板处于正常水平，拔牙后保持完好；②Ⅱ型牙槽窝：拔牙后唇侧软组织存在，但唇侧骨板部分缺失；③Ⅲ型牙槽窝：拔牙后唇侧软组织和唇侧骨板均明显减少（图4.38~图4.41）。

当组织表型有利时，Ⅰ型牙槽窝的治疗最简单、预后最好（Kan等2003）。Ⅲ型牙槽窝治疗困难，需要结合复杂的软硬组织增量程序。如图4.42所示，Ⅱ型牙槽窝通常是最难诊断的。这些牙槽窝

可能具有很强的欺骗性，并且可能与Ⅰ型混淆，因此治疗后可能会出现软组织退缩。Ⅲ型牙槽窝需要由经验丰富、技术水平高超的医生进行治疗，并且患者要有较好的依从性。

牙槽窝缺损的类型各异，包括不同性质的骨缺损以及与牙槽窝相关的不同软组织条件；另一方面，现有的骨移植材料和技术具有不同的再生能力和使用条件。临床医生应该尽可能选择最佳的技术，为患者提供恢复最快、创伤最小、组织发病率最低以及预后最好的方案。技术的选择将取决于操作者的技能、可提供的再生材料、骨缺损的类型、软组织移植的需要、患者的依从性、邻牙的状况、患者的口腔卫生水平、患者的生活习惯（例如吸烟和饮酒）以及任何先前存在的牙槽疾病。接下来将介绍几种治疗软组织缺损的方法（图4.43a、b）。

4.5.1 自体骨移植

膜内自体骨移植物是种植时骨增量的"金标准"，它来源于下颌升支、下颌骨联合处、下颌角、上颌结节和口内骨隆突（Chiapasco等1999）。牙槽骨缺损可以采用多种形式的自体骨

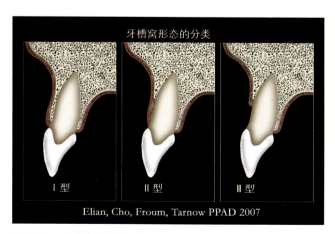

图4.38 牙槽窝形态分类。

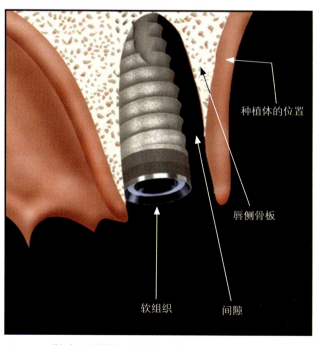

图4.39 影响即刻种植治疗的因素。

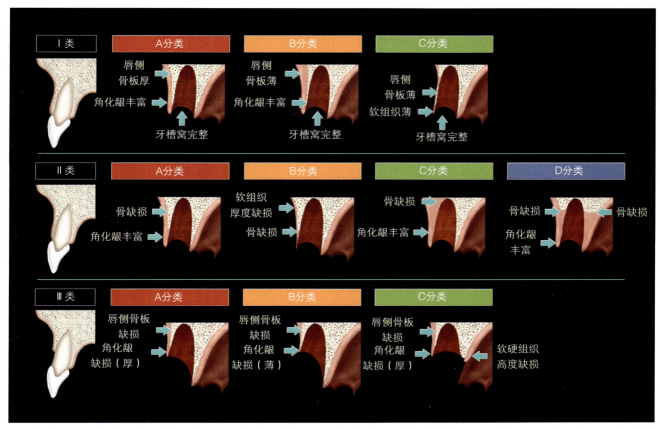

图4.40　笔者建立的新分类系统，详细介绍了唇侧骨板（软硬组织）的临床分类：Ⅰ类唇侧骨板完整；Ⅱ类唇侧软组织完整而唇侧骨板薄弱；Ⅲ类软组织完整而唇侧骨板开窗型缺损；Ⅳ类唇侧软组织及骨板均薄弱；Ⅴ类唇侧软组织完整而骨板轻度吸收（垂直向吸收<2mm）；Ⅵ类唇侧软组织完整而骨板中度吸收（垂直向吸收2~4mm）；Ⅶ类完全失去唇侧骨板；Ⅷ类完全失去唇侧和腭侧骨板。这一新的分类系统更详细地提供了新鲜拔牙窝的不同临床情况（经临床和影像学评估证实）。

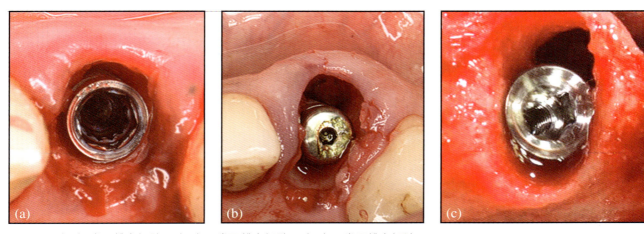

图4.41　（a）Ⅰ类牙槽窝间隙。（b）Ⅱ类牙槽窝间隙。（c）Ⅲ类牙槽窝间隙。

移植物修复，包括皮质骨-松质骨块、松质骨和骨髓碎片的压缩颗粒、松质骨片和单层皮质骨移植物，每种形式都有其适应证。例如，皮质骨-松质骨块可以用来治疗较大的骨缺损，但是它需要用微型钛螺丝固定，患者必须接受供区的取骨手术，临床医生必须有开展此类手术所需的技能，且皮

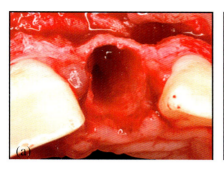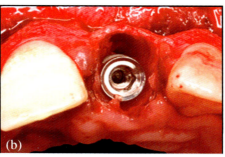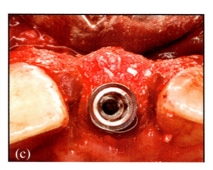

图4.42 （a）新鲜拔牙窝唇侧骨板菲薄。（b）Ⅲ类牙槽窝间隙。（c）间隙用颗粒状骨充填物充填。

质骨–松质骨移植物具有较高的吸收率，可达其大小的40%，所以移植物体积要比缺损大（Bahat和Handelsman 1996）。单层皮质骨移植物可以用作支架，因为它缺乏血液供应，可以保护它下面放置的另一个自体移植物，以利于骨组织存活。手术操作时，单层皮质骨易损坏，并且单独使用自体骨片移植往往还不够，需要与人工合成或同种异体骨材料补充混合使用，以最大限度减少吸收率，同时促进颗粒状移植物的骨化（Elaskary 2008）。而皮质骨–松质骨移植物通常不需要用膜覆盖，除非移植物的尺寸不足，但它们需要更长的愈合时间。

4.5.2 自体骨贴面安放

一块完整而健康的唇侧骨板是非常重要的，尤其是在上颌前牙区。在临床实践中，拔牙后唇侧骨板可能并不总是完好无损的。在这种情况下，临床医生必须决定是否进行牙槽嵴保存和延期种植更合适。

当唇侧骨板有缺损时，经典的手术方案为使用块状自体骨修复缺损的唇侧骨板。然而，固定块状骨需要花费更多的操作时间来准备固位钉洞，移植物的放置和螺丝固定也可能会耗费很多的时间，因此手术技能要求很高。此外，在愈合之后，一些固位钉可能会穿透软组织，日后需要取出。

笔者介绍了一种摩擦固定的自体移植物贴面，利用摩擦力将移植物固定到牙槽窝侧壁上，从而无须使用固位钉。这项技术不仅减少了愈合后稳定块状移植物所需的时间，而且还避免了取出固位钉的额外步骤。该方法特别适用于Ⅱ类牙槽窝。

在聚苯乙烯塑料™模型上演示该技术，宿主种植床和块状植骨准备的步骤如下（图4.43）。

用长柄裂钻在拔牙窝的唇侧邻面骨壁缺损（受区）的两边磨出两个凸起以容纳移植骨块。然后从颏部或外斜嵴处，切取与缺损处相似或稍大一些的自体皮质骨–松质骨移植骨，然后在两边各磨出一个缝隙使之与事先预备好的牙槽窝侧壁上的凸起吻合。在种植修复后4个月和8个月进行CBCT评估。选择8例牙列缺损的患者，其牙槽窝类型为Ⅱ类或牙槽嵴缺损为中度。

该标准排除了口腔卫生不良的患者、吸烟的

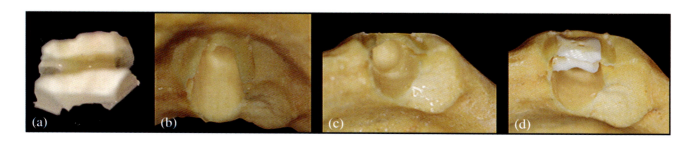

图4.43 （a~d）在聚苯乙烯塑料模型上演示自体移植骨贴面的预备和植入步骤。

患者、以前接受过慢性牙周炎治疗的患者以及全身情况不适合进行种植手术的患者。在进行彻底的术前检查（包括完整的医学史、临床和放射学检查）之后，术前进行CBCT扫描以评估缺损的大小。手术均在局部麻醉下进行（盐酸阿替卡因，（Ubistesin forte，3M ESPE）含40mg/mL，肾上腺素1：80000）。先做沟内切口，翻开唇侧全层黏骨膜瓣，去除唇侧牙槽嵴顶处的软组织。测量缺损大小以确定需要采集的移植骨块的大概尺寸（图4.44）。选择颏部作为移植骨块的供区。

然后使用超声骨刀截取移植骨块，使用170-钨钢车针（Mani，Inc.，日本）沿着移植物的侧面

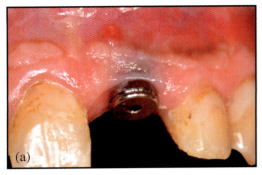 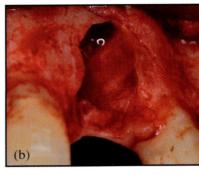 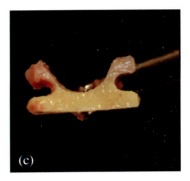

图4.44　（a）种植失败，出现瘘管，相关软组织变薄。（b）拔除种植体，牙槽窝清创。（c）采集并制备自体骨贴面。

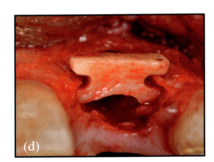 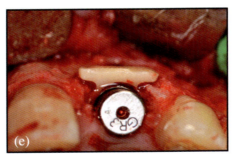 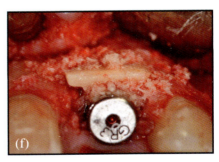

图4.44　（d）骨贴面安装到位。（e）植入种植体（Laser-Lock，BioHorizons，Birmingham，AL，美国）。（f）间隙用同种异体移植物填充（Mineross，BioHorizons，Birmingham，AL，美国）。

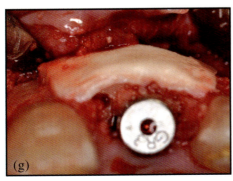 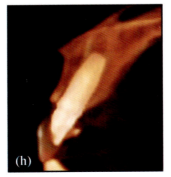 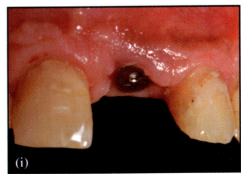

图4.44　（g）放置一个真皮细胞移植物以封闭软组织先前存在的窦道（Alloderm，BioHorizons，Birmingham，AL，美国）。（h）术后4个月CBCT扫描显示唇侧骨板完全成熟。（i）最终愈合，牙龈组织明显改善。

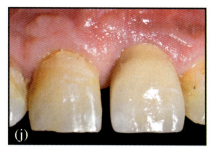
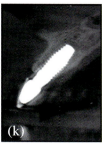

图4.44 （j）最终修复完成。（k）6年后随访，X线片显示骨结构良好，唇侧骨板完整。

切削，形成两个邻面沟，使之与相应牙槽窝的侧壁匹配，通过摩擦使移植物稳定在适当的位置，而无须使用固位螺丝（图4.45a ~ e）。

颗粒状骨移植物（MinerOSS，BioHorizons，美国）与自体骨屑混合用来填充移植物与种植床之间的空隙。必要时用去真皮细胞移植物（AlloDerm，BioHorizons，美国）提高软组织质量（图4.46a ~ g）。

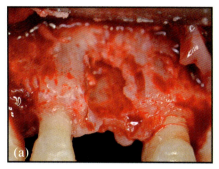
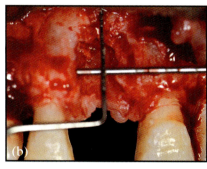
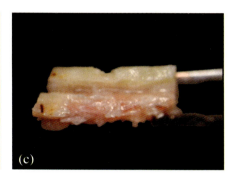

图4.45 （a）牙槽骨种植床预备。（b）测量移植物大小。（c）骨贴片预备好。

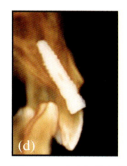
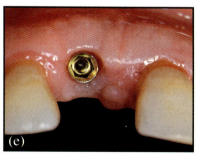

图4.45 （d）植入种植体（Laser-Lock，BioHorizons，Birmingham，AL，美国），术后CBCT扫描显示已安装到位的骨贴面。（e）移植后3个月，移植物完全整合，软组织愈合良好，可以进行上部修复。

逐级备洞，配合大量无菌生理盐水冲洗，植入种植体（Laser-Lokimplants，BioHorizons，美国）。所有病例均获得初期稳定性。做深的骨膜切

口，以便进行皮瓣松解和初期伤口无张力缝合。皮瓣用水平褥式缝合，直到切口完全封闭。

术后按规定使用抗生素（Tavanic，Sanofi Aventis，每日1次，共5天）、布洛芬（Catafast，Novartis，每日3次，共3天）和消毒漱口水（Listerine，Johnson & Johnson；0.064%百里香酚，0.092%桉树酚，0.060%水杨酸甲酯，0.042%薄荷醇），每日3次，共7天。术后7天拆线。在术前、康复后4个月和8个月进行临床和影像学随访检查。成功的标准为：①术后无植骨外露和感染；②植骨与种植床结合并增加唇侧骨板的骨体积；③牙龈轮廓改善且无凹陷；④无临床可检测到的种植体松动度；⑤无渗出物、持续性炎症、患者不适或X线片射透。种植修复后，分别在术后4个月和8个月用CBCT测量唇侧骨板厚度（图4.47）。

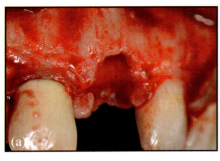 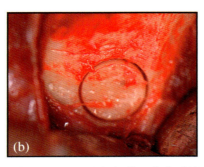 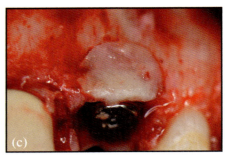

图4.46　（a）与唇侧骨板相关的中度骨吸收。（b）取自颏部的环状皮质松质骨块。（c）放置植体（Laser-Lock，BioHorizons，Birmingham，AL，美国）。

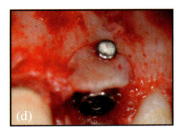 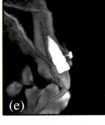 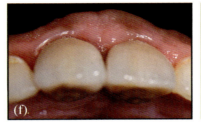 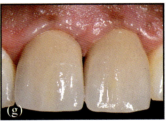

图4.46　（d）膜钉用于长期固定移植物（Auto Tac，BioHorizons，Birmingham，AL，美国）。（e）CT显示唇侧轮廓恢复。（f和g）最终病例完成，唇部轮廓完全恢复。

使用专用软件对所有结果进行统计分析。计算每颗种植体临床参数和X线骨水平（近中、远中和平均骨吸收）的数据，并报告术前、4个月和8个月的标准差（Standard Deviation，SD）。为了比较试验组和对照组在各个时间点的数据差异，采用双尾t检验。P<0.05具有统计学意义。经过8个月随访，种植体的存留率为100%，移植物与种植床形成骨结合，骨体积增加。超过50%的病例可观察到有中等到极好的骨增量。临床上没有检测到种植体松动，也没有发现疼痛、黏膜炎症或伴有化脓的皮瓣缺损。

CBCT随访得出结论，使用摩擦固位的自体骨

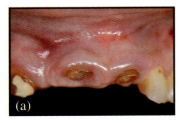 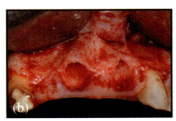 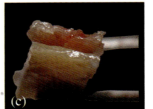 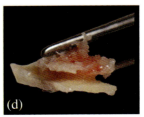

图4.47　（a）多颗上颌前牙缺损的术前观。（b）术中图片显示开窗后菲薄的唇侧骨板。（c和d）制备的自体骨贴面可供使用。

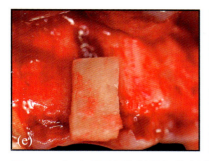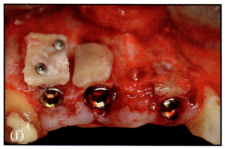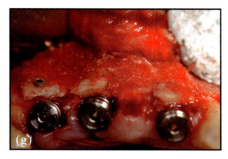

图4.47 （e）骨贴面与缺损部位合适。（f）用2枚钛钉（KLS Martin，GmbH，Tuttilngen，德国）将外置的单层皮质骨固定到骨贴面上，空隙用异体骨移植物（Grfton，BioHorizons，Birmingham，AL，美国）充填。（g）切端观察可见唇部轮廓完全恢复。

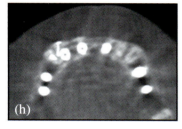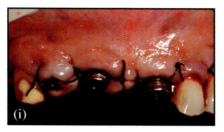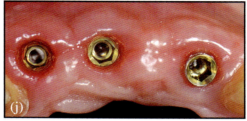

图4.47 （h）CBCT扫描影像显示唇侧骨板完全恢复。（i）皮瓣已缝合。（j）3个月后取下愈合基台。

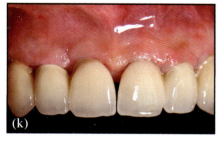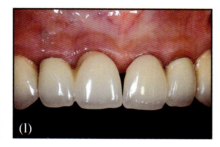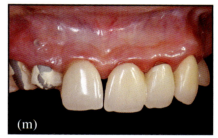

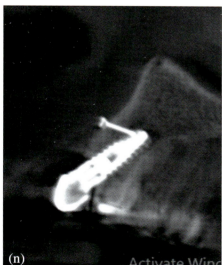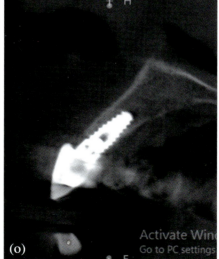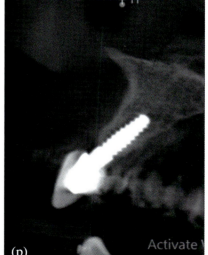

图4.47 （k）最终修复完成。（l）随访2年，组织稳定性良好。（m~p）随访6年，修复体出现崩瓷；临床图片和CBCT扫描影像显示良好的组织稳定性和骨性结构。

贴面为医生提供了一种移植物固定的方法，该方法可预期、易于实施并且没有固位钉造成的麻烦。这种方式的主要优点是它可以精确地修复缺损大

小。其他安装自体骨贴面的病例将按顺序描述（图4.48a～j）。

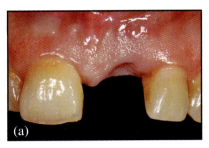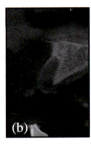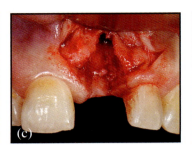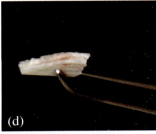

图4.48 （a）左上中切牙缺失的临床图片。（b）CBCT显示唇侧骨吸收剩余骨板菲薄，需要加倍增厚。（c）术中切面显示唇侧骨板缺失。（d）异种皮质骨（2mm厚）修改成骨贴面，两侧具有沟槽。

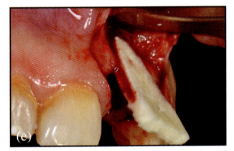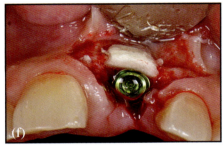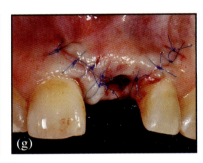

图4.48 （e）移植骨贴面尝试就位。（f）移植物最终固定在适当的位置。（g）皮瓣关闭。

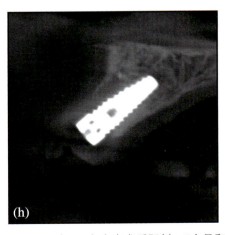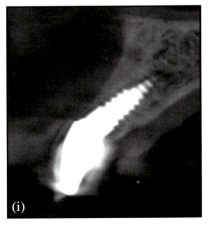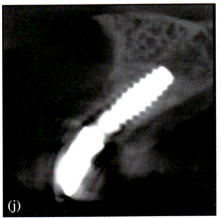

图4.48 （h～j）患者术后即刻、2个月和4个月时的CBCT，显示再生的唇侧骨板。

4.5.3 同种异体单层皮质骨移植

同种异体单层皮质骨临床应用广泛，可以作为一种理想的同种异体移植材料来替代自体骨移植物。然而，它更需要注重细节和谨慎处理，防止出现并发症导致移植失败。在Acocella等（2012）的研究中，移植了18个骨块，每位患者1~2个骨块。取样过程中发现，所有移植物固定牢靠、结合良好且形成血管化。所有病例共植入34颗种植体，最小扭矩为40Ncm。术后随访18~30个月，没有种植体脱落发生。组织学分析显示为骨髓腔包围的成熟致密骨组织形成。研究证明它可以安全地用于植入区域，是自体骨移植物的合适替代品。使用同种异体骨片的好处是无须从供区取骨，从而降低了供区出现并发症的可能性（图4.49和图4.50）。

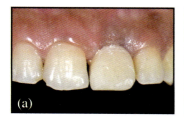 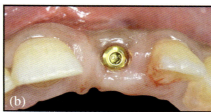 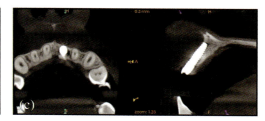

图4.49 （a和b）正面和切端观察显示过渡性修复体制作欠佳，种植固位体处牙龈呈灰色，唇侧轮廓塌陷。（c）CBCT显示唇侧骨板完全吸收。

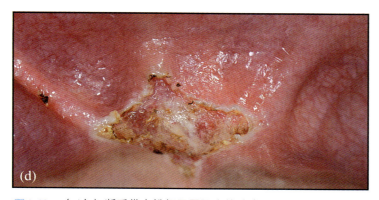 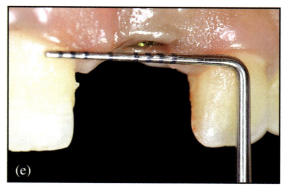

图4.49 （d）切断系带来松解周围肌肉的动度。（e）术前照显示种植体切端位置太低。

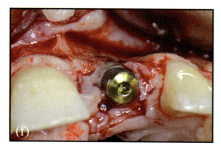 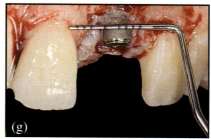 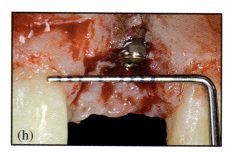

图4.49 （f和g）术中图显示唇侧骨板完全吸收，种植体定位错误。（h）根据3D美学方案重新植入种植体。

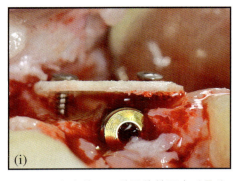
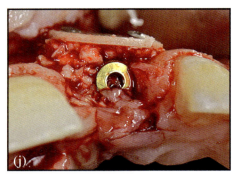
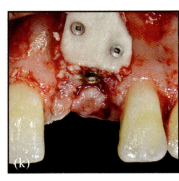

图4.49 （i）放置同种异体单层皮质骨片，其下方保留移植间隙。（j和k）同种异体皮质骨片用2枚微型钛螺丝固定，间隙放置颗粒状骨移植物。

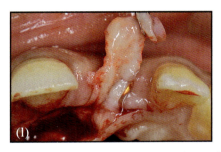
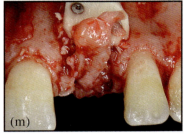
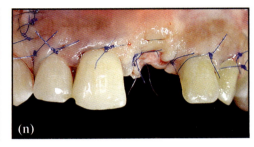

图4.49 （l和m）制备和翻转带蒂的上皮下结缔组织移植物。（n）皮瓣缝合。

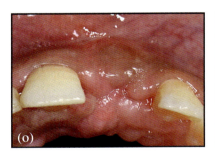
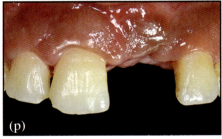
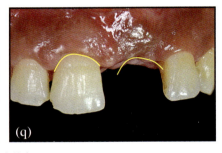

图4.49 （o和p）术后1周。（q）术后1个月示：角化组织带恢复，缺失的唇部轮廓恢复。

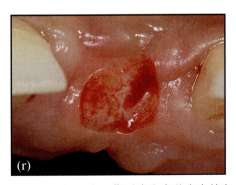
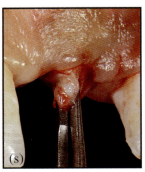
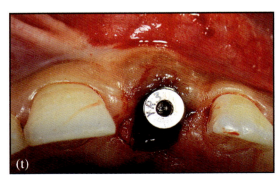

图4.49 （r~t）二期手术和安装愈合基台。

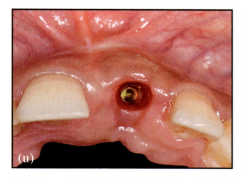
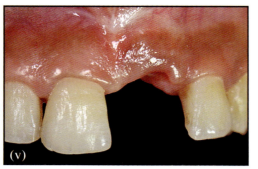
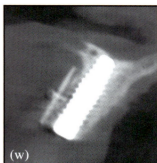

图4.49　（u和v）最终组织成型。（w）CBCT扫描显示重新植入的种植体和移植骨。

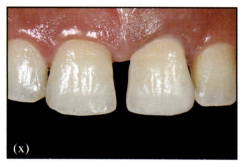
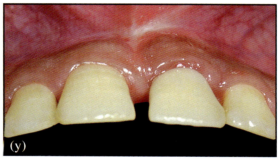
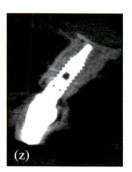

图4.49　（x和y）正面观和切端观察的修复效果。（z）术后2年CBCT扫描显示移植骨最终成熟。

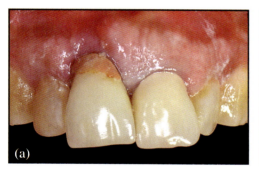
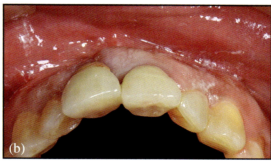
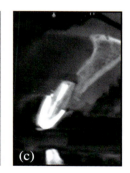

图4.50　（a和b）正面和切端观察可见2颗扭转的无保留价值的中切牙伴随严重的组织缺损。（c）CBCT扫描显示唇侧骨板状态。

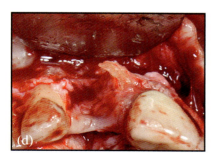
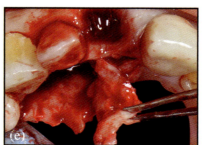
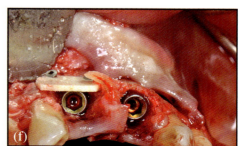

图4.50　（d）术中照显示唇侧骨板吸收。（e）翻转的上皮下结缔组织移植物制备完成。（f）用2枚微型种植钉固定同种异体单层皮质骨片。

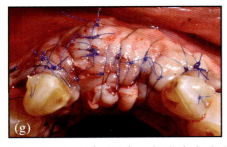
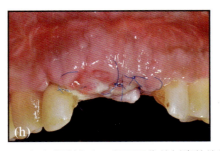
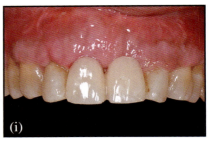

图4.50 （g）皮瓣缝合。（h和i）术后2周显示组织顺利愈合，邻牙固位的树脂粘接桥临时修复，角化黏膜外形丰满。

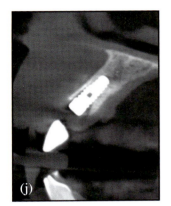
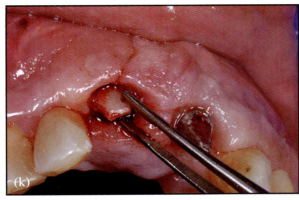
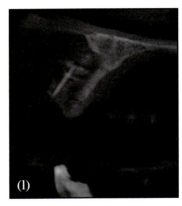

图4.50 （j）术后2个月CBCT扫描影像显示种植体准确就位。（k）术后3个月显示，由于感染，种植体与同种异体皮质骨片均脱落。（l）CBCT扫描影像显示种植体脱落，同种异体移骨片折断。

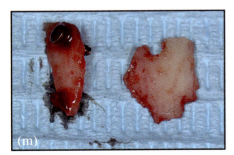
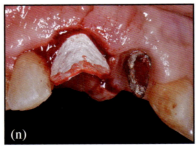
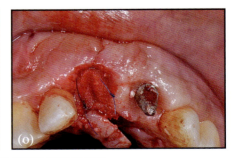

图4.50 （m）取出的同种异体皮质移植骨片。（n和o）用"冰激凌蛋筒"填充法将骨粉填满牙槽窝。

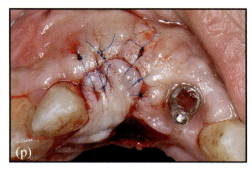
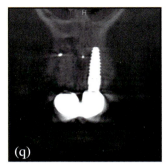
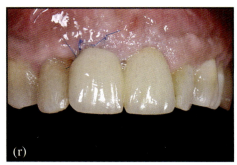

图4.50 （p）全厚翻转腭瓣用于封闭牙槽窝以保护移植骨。（q）CBCT显示移植骨准确就位。（r）术后1周愈合顺利。

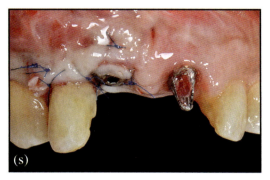
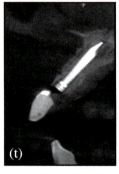
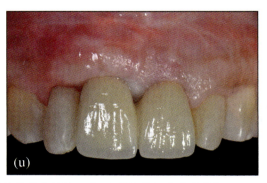

图4.50 （s）用结缔组织移植物改善龈缘高度。（t）CBCT扫描显示新种植体准确就位。（u）最终修复体准确就位。

4.5.4 引导组织再生术

引导组织再生膜应用于颌面部，促进牙周和骨缺损再生（Garg 2004；Ikada 2006；Kinoshita和Amagasa 2002；Villar和Cochran 2010）；也可用于固定移植材料（Barrow 1986）。

生物可吸收膜分为两大类，包括天然膜和合成膜。天然膜由胶原或壳聚糖制成，而合成膜是由6种脂肪族聚酯组成，主要是聚-l-乳酸（Poly-l-lactic acid，PLLA）和聚-l-乳酸-羟基乙酸共聚物（Poly-l-lactic-co-glycolide acid，PLGA）（Pontoriero、Wennström和Lindhe 1999）（图4.51a~j）。

聚-dl-乳酸（各50%）膜（PDLLA）是一种具

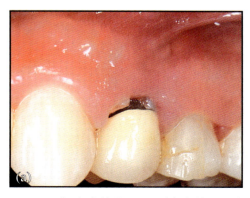
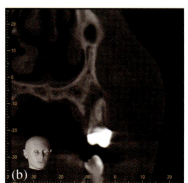
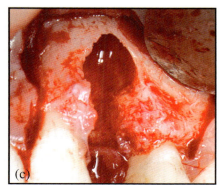

图4.51 （a）术前照显示无法保留的上颌第一前磨牙。（b）CBCT扫描影像显示严重的骨吸收，唇侧骨板完全吸收需要修复。（c）术中图片显示唇侧骨板状况。

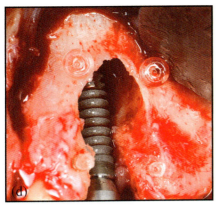
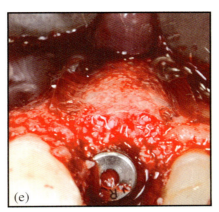
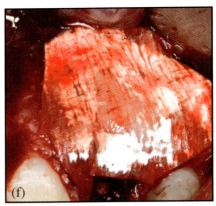

图4.51　（d）种植体在骨腔内固定（具有初期稳定性）。（e）PDLLA膜固定以覆盖颗粒状骨移植物。（f）胶原膜覆盖混合移植物。

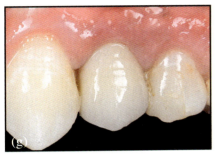
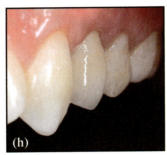
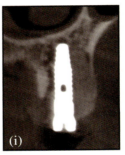
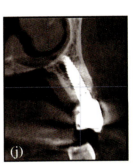

图4.51　（g和h）最终修复显示唇部轮廓丰满。（i）CBCT显示唇侧骨板完全恢复。（j）术后6年CBCT显示唇侧骨板厚度充足，牙槽嵴顶高度保持不变。

有热塑性的生物可降解聚合物。它在体内通过简单的水解反应被分解，最终产生水和二氧化碳。

由于其生物相容性、热塑性和机械强度，

PDLLA膜已在临床上被广泛应用于种植手术（Buser等1990）（图4.52a～g）。

由于PDLLA材料表面呈疏水性，细胞与

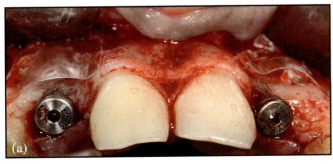
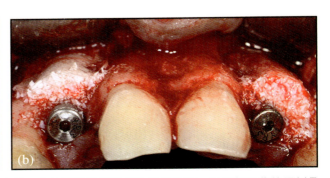

图4.52　（a）PDLLA膜稳定并固定于缺失的唇侧骨板处，并为其下方的颗粒状骨移植物留出空间，以修复吸收的唇侧骨板。（b）在膜的下方填充颗粒状骨移植物。

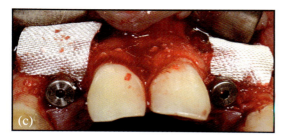
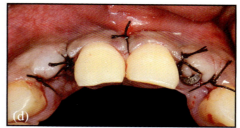
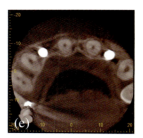

图4.52 （c）用纤维素膜覆盖移植复合物。（d）皮瓣缝合。（e）CBCT扫描影像显示塌陷的唇部外形完全重塑。

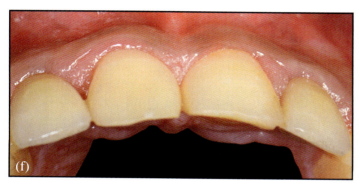
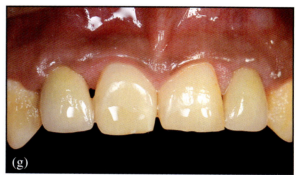

图4.52 （f和g）最终修复完成，显示唇侧组织完全恢复。

PDLLA材料的黏附性低，增殖活性差。细胞的低黏附率可防止软组织侵袭。在组织学分析中发现，PDLLA膜与周围骨紧密接触，没有炎症组织增生或感染的迹象（Nuss和Rechenberg 2008）（图4.53）。

聚-l-乳酸膜（Poly-l-lactic acid membrane，PLLA）用于制备不同的生物可吸收膜，具有热塑性、合适的机械性能和良好的生物相容性（Garg

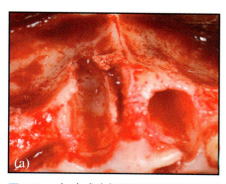
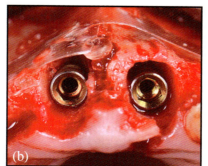
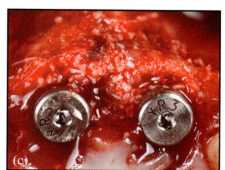

图4.53 （a）术中切面显示唇侧骨板完全吸收。（b）植入2颗种植体以修复缺失的牙齿。（c）间隙用颗粒状骨移植物充填。

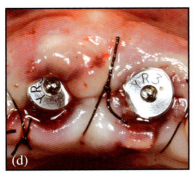
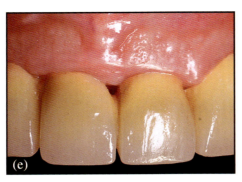
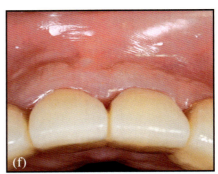

图4.53　（d）皮瓣缝合。（e和f）修复后图片显示唇部丰满度恢复。

2004；Ikada 2006）。PLLA的缺点是吸收缓慢，可长达4年（Kinoshita和Amagasa 2002；Matsusue等1995）。为了克服这个问题，已经制备出丙交酯和e-己内酯、乙交酯、碳酸三亚甲酯等的共聚物来减少吸收时间（图4.54）。

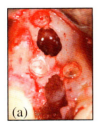
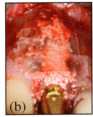
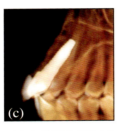

图4.54　（a）薄而开窗的唇侧骨板。（b）放置在PDLLA膜下的骨移植物。（c）CBCT显示术后唇侧骨板增厚。

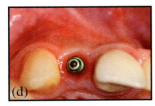
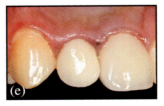

图4.54　（d）使用临时修复体后软组织的形态。（e）最终修复完成。

　　几项人体研究用生物可吸收的PLLA屏障膜（网格）结合自体骨移植，进行节段性或大型下颌骨缺损的重建（Carini等2014）。将可吸收的PLLA

合成膜与自体松质骨或骨髓联合使用，制成颗粒状PLLA合成膜。初步结果显示，所有病例的骨缺损均愈合，功能均令人满意（Barrow 1986）。合成可吸收材料，例如聚乳酸（poly-lactic acid，PLA）、聚乙醇酸（poly-glycolic acid，PGA）、聚-ε-乳酸（poly-ε-ca-prolactone，PCL）、聚羟基戊酸（poly-hydroxyl valeric acid）、聚羟基丁酸（poly-hydroxyl butyric acid）及其共聚物，因其硬度低、生物降解性好而被广泛应用于整形外科（Haidar 2010）。

　　Guidor®（Sunstar，Inc.，Schaumburg，IL，美国）Matrix Barrier是一种可生物降解膜，最早被用于牙周组织再生，由乙酰柠檬酸三丁酯处理过的聚乳酸组成，其柔韧性保证了形成与骨缺损紧密贴合的屏障。Guidor Matrix Barrier由两层不同的多孔薄膜组成。外层可与覆盖的龈瓣结合，具有较大的方孔以供牙龈组织快速进入到基质中，促进组织结合。内层有较小的圆孔，可以延缓组织渗透，但允许营养物质渗透。两层之间由许多内部隔离物隔开，形成一个组织可以生长的空间（Araujo、Berglundh和Lindhe 1998；Gottlow 1993）。

　　Resolut®膜（Gore&Associates，Inc.，Flagstaff，Arizona，美国）是另一种商用产品，包括两层：防止上皮细胞穿透的PLGA致密层和促进组织结合的聚乙交酯纤维多孔网络。组织学研究显示植入后5～6个月与不可吸收膜和完全吸收膜有相似的效果（Pontoriero等1999）。

使用乙交酯和l-丙交酯的聚合物——聚乳酸羟基乙酸910的纤维（9：1 wt/wt）制成编织网状物（VicrylPeriodontalMesh®）。聚乳酸910是惰性的（在其吸附过程中观察到周围组织没有反应），在最初的3~4周可保持其物理机械特性（De Sanctis和Zucchelli 1996）。

Atrisorb®膜（Evaluate Ltd. London，英国）是第一个直接应用于手术部位的液体产品，它由溶解于N-甲基-2-吡咯烷酮的聚乳酸构成。膜厚600~750μm，通过手指适当按压可以将膜固定在缺损部位。植入后6~12个月可以观察到组织学上的完全吸收（Coonts等1998；Hou等2004）。曾有临床研究报道它在治疗牙周缺损方面的疗效（Camargo等2002）。

Epi-Guide®（Curasan，NC，美国）生物可吸收屏障膜是一种由聚乳酸组成的多孔膜，采用独特的三层技术，用作牙周修复手术的辅助材料。Epi-Guide可在植入后5个月内保持其结构和功能，12个月后完全达到生物吸附（Takata、Wang和Miyauchi 2001）。与牙龈接触的是多孔层，可以促进成纤维细胞的渗透和附着。相比之下，与骨缺损接触的层孔隙率有限仅支持液体吸收，有助于黏附到牙齿表面，并抑制成纤维细胞的迁移（Bilir等2007；Takata等2001）。

由乳酸和e-己内酯的聚合物制作的膜，与纯PLA膜相比降解时间较短。与PLA、PGA及其聚合物相比，PCL具有更高的疏水性和更低的水溶性。一种名为Vivosorb®（Polyganics，Groningen，荷兰）的商业产品，由聚乳酸-e-己内酯组成，具有生物相容性、无细胞毒性、密闭性和空间维持能力（Meek等2004），已有不同的研究显示它在GBR应用方面的潜力（Gielkens等2008；Hoogeveen等2009）。最重要的商用胶原膜是Bio-Gide®（Geistlichpharma，Wolhusen，瑞士）、Mem-Lock（BioHorizons，Birmingham，AL，美国）和BioMend®（Zimmer-Dental，Carlsbad，California，美国），是用猪皮制成的异种Ⅰ型胶原蛋白，其特点是双层结构，具有致密层和多孔层。致密层具有平滑的表面，能够避免上皮细胞渗透到骨缺损中，而多孔层则允许组织进行结合（Taguchi等2005）。

有一种由牛跟腱制作的Ⅰ型胶原膜（BioMend®，Zimmer-Dental，Carlsbad，California），该膜为半闭塞状态，具有纳米大小的孔隙，8周内可吸收。临床研究显示部分有效。（MakSoud 2001；Sela等2003）。

羟基磷灰石（Hydroxyapatite，HA）、β-磷酸三钙（β-tricalciumphosphate，β-TcP）、生物活性玻璃和玻璃陶瓷都是适用于GBR的合成材料（Balasundaram、Sato和Webster2006；Schwarz等2007）。然而，现实中，随着对移植材料成骨能力的深入了解，异质移植物仅有很少或没有诱导成骨特性。Kikuchi等2004年报道了复合膜在比格犬下颌骨缺损（10mm×10mm×10mm）中的完全结合。此外，几项研究表明，在PGA或PLA膜中添加生物活性玻璃可以刺激不同的生物进程，如增强成骨细胞活性和产生新的胶原蛋白（Lu等2003）。

4.5.5　牙槽窝修复套装

研究者提出了一种用PDLLA（KLS Martin Group，Tuttlingen，德国）屏障膜和超声辅助生物可降解膜钉固位系统（图4.55）来修复新鲜拔牙窝唇侧骨缺损（Ⅱ型）的创新方法。

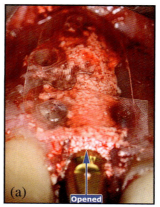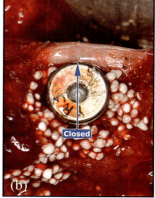

图4.55　（a和b）常规移植技术和牙槽窝导板技术的差别。前者会导致牙槽窝间隙开放，后者可以使牙槽窝间隙封闭（防止细菌入侵和防止上皮向下生长）。

牙槽窝修复套装主要是对膜进行塑形以准确修复缺损骨板，然后在缺损处填充自体骨屑，诱导并再生骨。这项技术需要临床测量牙槽窝壁的骨缺损，然后裁剪PDLLA膜以覆盖牙槽窝的缺损区域（图4.56）。

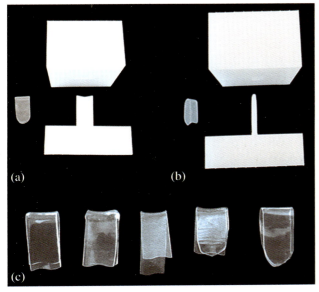

图4.56 （a~c）制作PDLLA牙槽窝修复导板的初步实验模型。

一旦完成，将PDLLA膜折叠成"U"形并填充自体骨屑。然后将"U"型PDLLA膜填充骨移植物，并用PDLLA可生物降解膜钉穿过膜，从预先在牙槽嵴顶的钻孔处进入唇侧缺损部位，将其固定在缺损牙槽窝壁上。当超声波能量施加到可生物降解的膜钉上，膜钉会融化，并促进可生物降解的聚合物渗入骨内。一旦超声波能量去除，膜钉就会硬化嵌入骨内，并固定薄膜，为常规的即刻种植手术进行术区准备。

牙槽窝修复套装（国际专利号：PCT/EG2012/000005）设计包括各种尺寸的预制U形聚乳酸薄膜，通常有3种尺寸分别用于治疗轻微、中度或较大的唇侧骨缺损（厚度约1.50mm，高度3~7mm，宽度3~6mm）、与不同大小与牙槽窝缺损配套的PDLLA薄膜、特制的夹持器用于夹住U形膜并将它固定在缺损牙槽窝上，使用便利，减少治疗时间，如图4.57所示。

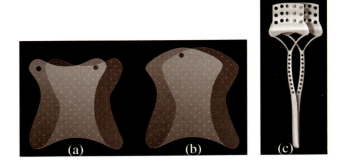

图4.57 （a~c）带夹持器的牙槽窝修复套装的最终设计。

牙槽窝修复套装是一种简单而有效的治疗Ⅱ类拔牙窝轻度到重度唇侧骨缺损的方法。它就像载体一样，可以携带和保护各种移植材料，自体骨屑最好用骨刀采集（图4.58）。

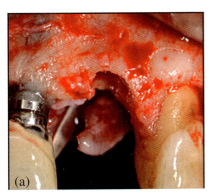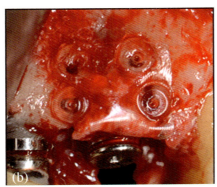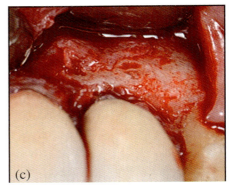

图4.58 （a~c）使用PDLLA牙槽窝导板的临床图片，结果显示经过7个月，天然骨完全替代缺损。

使用该载体的优点是它完全省去了从升支或颏部采集自体骨块的麻烦。因为它完全隔离了移植材料，恢复了牙槽窝的原始大小，易于操作且不需要施加任何额外的手术技能，所以引导牙槽窝缺损再生的预后良好。

研究者研究了10例单颗前牙拔除后出现Ⅱ类牙槽窝的患者。共有8名患者接受了术前筛查，包括完整的病史以及临床和放射检查。所有患者均无任何未经治疗的全身性疾病。每次手术均在40mg/mL的局部麻醉下进行（盐酸阿替卡因，Ubistesin forte，3M ESPE），含1∶80000的肾上腺素。麻醉起效后，用15C手术刀（B Braun，Tuttlingen，Baden-Württemberg，德国）在拟拔除牙齿周围做初始切口，然后垂直切开。翻开黏骨膜瓣超出膜龈联合处，并做松弛切口，包括拟拔除牙的近远中邻牙。首先，翻开皮瓣基底部的骨膜以增

加皮瓣动度，促进无张力缝合。然后，使用牙龈分离器和牙挺进行微创拔牙。再然后，先手动刮治清理牙槽窝，刮除残留的肉芽组织，再用生理盐水冲洗干净。最后，用牙周探针在根尖和冠向测量牙槽窝缺损的大小（图4.59）。

首先裁剪PDLLA膜至恰当大小以适合缺损的部位，然后在无菌热水浴（60~70℃）中浸泡30秒，塑造成所需的U形。将自体骨屑仔细装入"U"形PDLLA膜中。先用1.6mm的麻花钻制备膜钉的钉洞。再将直径为2.1mm的PDLLA膜钉置于漏斗状的钉洞中，使其进入骨内2~3mm，以固定充满骨屑的"U"形膜。之后立即进行种植，在大量生理盐水冲洗下逐级备洞，将种植体（Laser-Lok implants，BioHorizons，Birmingham，美国）植入。

种植体植入后，使用牙槽窝填充物来填充间隙（Mineross，BioHorizons，Birmingham，美

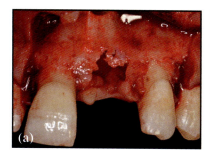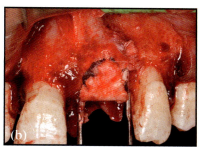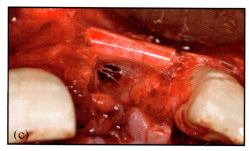

图4.59　（a）术中图片显示吸收菲薄的唇侧骨板。（b）牙槽窝导板尝试就位。（c）用2枚PDDLA膜钉固定PDLLA膜。

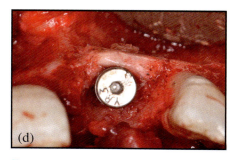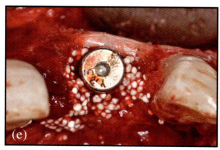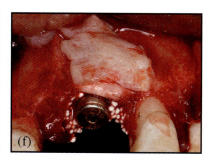

图4.59　（d）切端观察可见植体准确就位。（e）异体骨填充间隙。（f）结缔组织移植物用于加强唇部的轮廓。

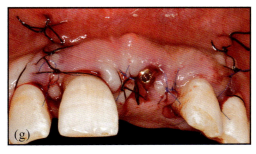 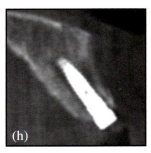 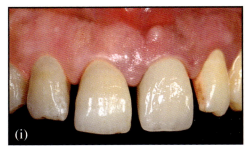

图4.59　（g）皮瓣缝合。（h）术后3个月CBCT扫描显示唇侧骨板完全恢复。（i）修复完成。

国）。结缔组织移植或细胞真皮基质（AlloDerm，LifeCell Corp.，Branchburg，NJ，美国）可用于覆盖PDLLA膜，增加软组织厚度。然后使用Vicryl 5.0（Ethicon，Johnson & Johnson，美国）和4.0黑丝线（B Braun，Tuttlingen，Baden-Württemberg，德国）间断无张力缝合。术后指导患者轻柔刷洗术区周围，用0.12%氯己定漱口液漱口，每日2次，连用1周。阿莫西林（500mg）每日3次，疗程5天，以防止感染。术后即进行一次临床和影像学检查作为基准，康复后4个月、6个月和12个月各随访一次。

在该研究中，两台种植手术因失败被排除。其余8颗植体顺利愈合并进行随访。在整个随访期间，种植体没有出现临床松动的迹象，没有疼痛，也没有黏膜炎和皮瓣开裂。术后CBCT扫描测量显示新生骨稳定。随访结束时，所有病例的唇侧骨壁厚度均有明显改善。CBCT随访显示，Ⅱ类拔牙窝唇侧骨缺损修复成功。可以得出结论，该技术是修复Ⅱ类拔牙窝唇侧骨缺损的一种可行方法，操作简便，预后较好。

4.5.6　复合物移植

Misch等（1999）提出了一种新的移植方法，称为改良的自体复合物移植，移植物是用环钻从上颌结节处取得的柱状移植物，由最上层的上皮组织及其下方的结缔组织层、骨膜、皮质骨和松质骨

组成，稍做修整便可用于填充和封闭缺损的牙槽窝。该自体骨复合移植物通过骨生成和骨诱导与牙槽窝的骨壁形成骨结合。上皮部分剥落后，移植物的结缔组织与相邻的角化组织相融合，在牙槽窝顶部形成角化上皮，其颜色和质地与周围组织相似（Dahlin等1989）（图4.60）。

Misch和Dietsh（1993）推荐使用血小板源性生长因子（platelet-derived growth factor，PDGF）来促进愈合和骨生成。这项手术要求先对缺损的牙槽窝壁进行彻底的清创刮治。再用金刚砂车针或锋利的手术刀将牙槽窝边缘周围的软组织去上皮化（清洁牙槽窝边缘）。使用大于牙槽窝开口的大直径环钻从上颌结节处采集复合移植物。采集过程中，使用低速、高扭矩的手机，并用大量的生理盐水冲洗，以避免移植物过热（图4.61）。

复合移植物的底部形成青枝骨折，使其从供区分离。首先用术前X线片或数字成像可以帮助确定需要钻孔的深度。然后用锋利的手术刀剥离移植物的角化层，只去除表面上皮，保留约3mm的结缔组织附着在柱状骨上。如果发现柱状骨移植物比牙槽窝开口大，则需要进行修整，使其紧密嵌合在牙槽窝中。最后用脱钙冻干骨和一层含有PDGF的蓬松涂层填充拔牙窝的根尖1/3。将修整后的复合移植物置于牙槽窝内，并用锤子和钝头器械轻轻敲击就位（图4.62）。

就位时，先将复合移植物表面应与牙槽窝顶

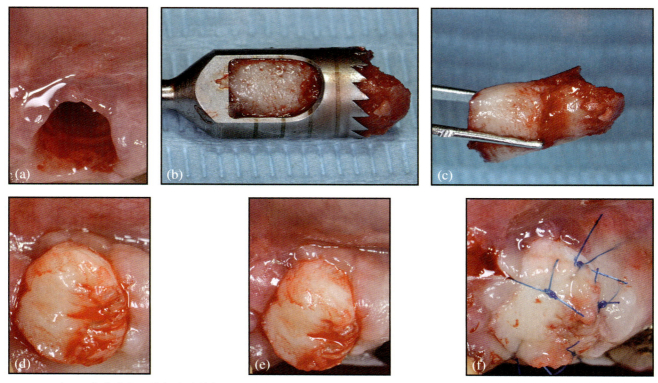

图4.60　（a~f）分步显示将复合移植物从上颌结节处采集到植入牙槽窝的过程。

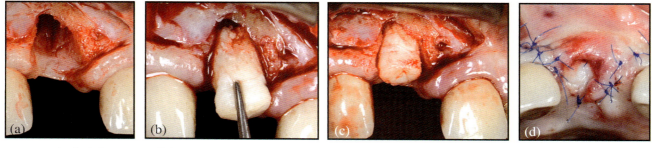

图4.61　（a）术中照显示牙槽窝空虚，伴有唇侧骨板缺失。（b）修整复合移植物，使其紧贴牙槽窝。（c）置于牙槽窝内的柱状骨复合移植物。（d）皮瓣缝合。

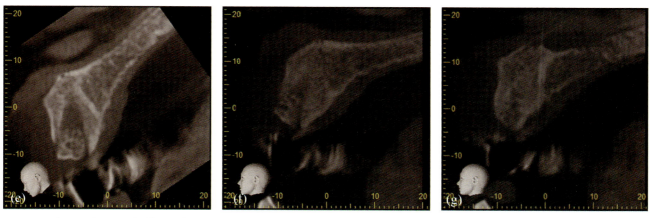

图4.61　（e~g）CBCT扫描显示复合移植物骨结合并修复唇侧骨板。

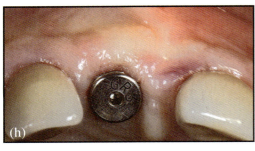
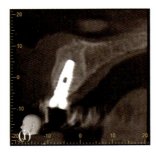
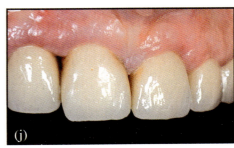

图4.61 （h）植入后2个月安装愈合基台。（i）CBCT扫描显示种植体准确就位。（j）最终修复完成。

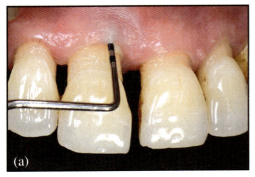
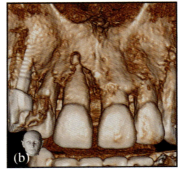
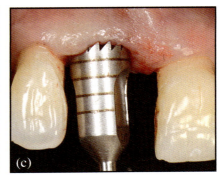

图4.62 （a和b）临床和放射学术前照显示，由于深牙周袋和牙槽骨吸收，天然牙无法保留。（c）通过取骨用的环钻比对来测量牙槽窝开口大小。

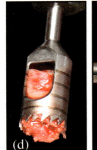
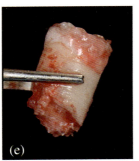
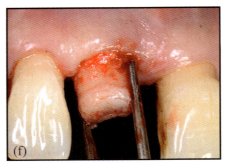
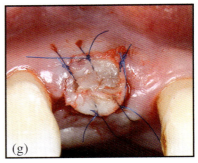

图4.62 （d和e）从上颌结节处采集的复合移植物。（f）放置复合移植物。（g）缝合固定。

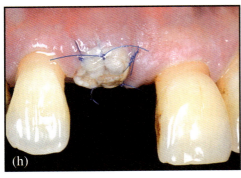
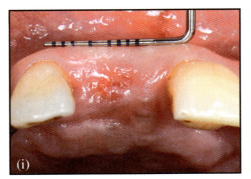
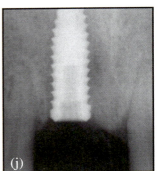

图4.62 （h）术后1～2周愈合情况。（i）术后1个月愈合，显示唇侧骨板完全恢复，角化黏膜丰富。（j）种植体就位的X线片。

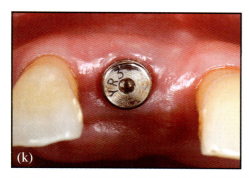
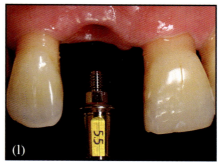
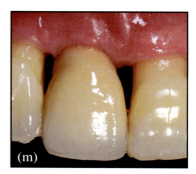

图4.62 （k）安装愈合基台。（l）安装激光蚀刻的同期永久基台（one time abutment）。（m）最终修复完成。

部轮廓相平，其位置可略低于周围龈缘，这是为了让上皮细胞从结缔组织移植物的顶部向拔牙窝的侧壁迁移。再将移植物的结缔组织部分缝合到周围的牙龈组织上。术后数周内禁止使用可摘临时修复体，防止复合移植物受压后移动，或由于为了适应修复体表面形态，骨过早负重造成复合移植物分离。

供区的截骨孔可以用植骨材料或胶原海绵大量填充。丙烯酸膜可用于封闭缺损区域，直至再次愈合。

这一技术降低了发生种植并发症的风险，从上颌结节处采集的优质骨可以为松质骨的再生和形成提供最佳的环境，为牙槽窝提供更快和更可预期

的骨再生，从而改善将来种植的整体预后。许多牙槽嵴缺损，既有软组织缺损又有硬组织缺损，当需要包含皮质–松质成分、结缔组织、骨膜和角化组织的移植物时，自体复合移植物不失为一种出色的解决方案（Elaskary 2002）。

笔者就上述技术介绍了一种改良方法，即在种植体相关的牙槽嵴缺损治疗中使用自体复合移植。笔者介绍并评价了应用自体复合移植技术治疗美学种植体周围牙槽嵴软硬组织缺损的临床效果。复合移植物由带骨膜的自体块骨和边缘带角化龈的结缔组织组成。移植物的角化龈部分有助于扩大角化龈宽度和种植体周围软组织体积和质量（图4.63）。

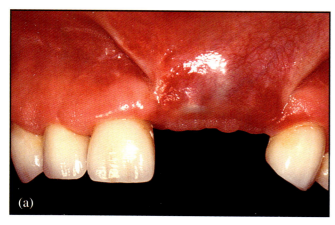
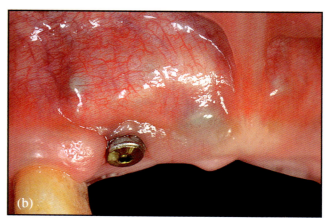

图4.63 （a和b）自体移植治疗后的常见临床表现，显示骨膜剥离和翻瓣导致角化组织带缺乏。

该方法减少了分期移植手术的必要。移植物的骨膜层为移植骨提供保护，移植物的骨质成分具有可预期的成骨潜力，有效增加骨量（Hislop，Finlay和MooS 1993）（图4.64）。

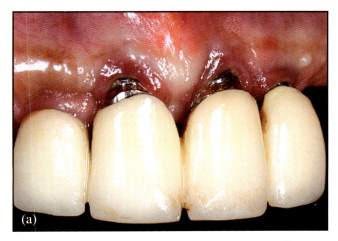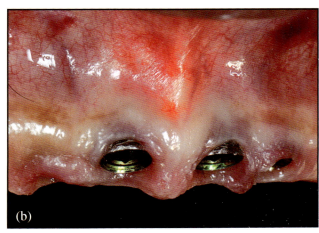

图4.64　（a）术前观，未见角化组织，组织表型为薄龈型。（b）去除修复体后。

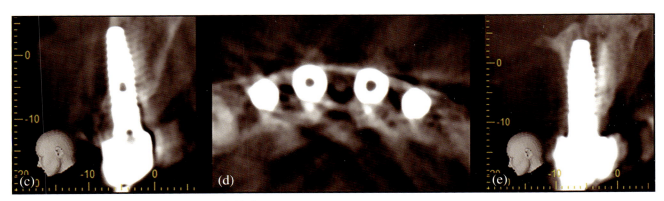

图4.64　（c～e）CBCT扫描显示唇侧骨板缺失。

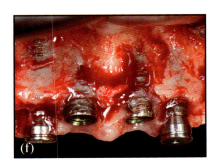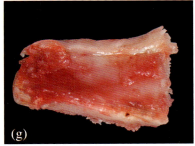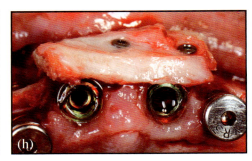

图4.64　（f）术中观，可见唇侧骨板缺失。（g）改良复合自体移植物，由边缘带上皮角化的结缔组织与下面的骨膜和皮质骨块组成。（h）放置自体移植物并用2枚微型钛钉固位。

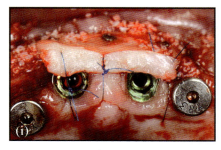
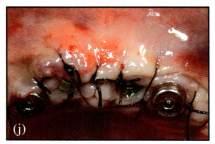
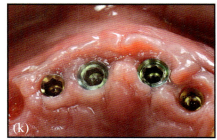

图4.64 （i）上皮软组织边缘与腭部黏膜缝合固定。（j）皮瓣缝合。（k）术后2周可见角化组织丰富，唇侧体积增厚1倍。

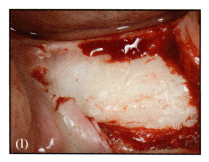
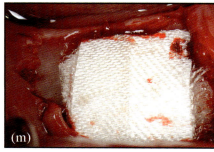
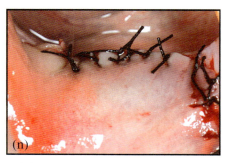

图4.64 （l）供区（外斜嵴）充填骨蜡。（m）将纤维素膜放在最上方。（n）供区缝合。

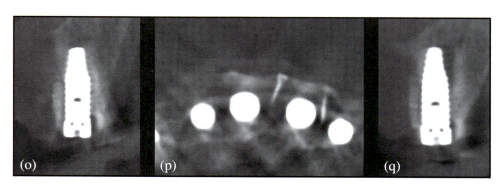

图4.64 （o~q）CBCT扫描显示唇侧轮廓随着唇侧骨板的修复而增强。

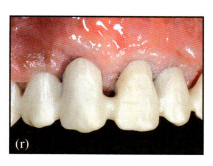
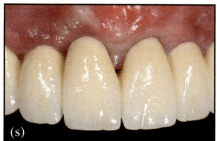
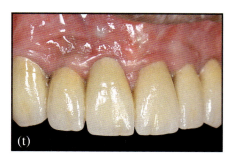

图4.64 （r）术后4周显示大量的唇侧组织再生，氧化锆内冠试戴显示有大量的角化组织。（s）最终修复体就位。（t）修复后3年龈缘稳定。

这种改良的自体移植具有同时促进软硬组织增生的优点，因此减少了多次手术干预的必要性。软组织的增厚将有助于软组织轮廓的长期稳定。该方法的优势在于既减少了额外手术，又降低了并发症的发生率（图4.65）。

上述技术的流程包括准确记录患者病史，并

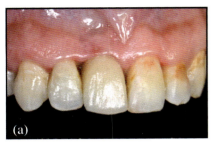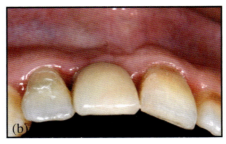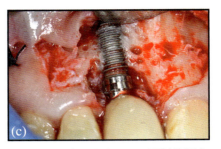

图4.65　（a和b）术前观可见角化组织缺失和唇侧骨板吸收（唇侧轮廓塌陷）。（c）翻开全厚黏骨膜瓣，显示唇侧骨板完全缺失。

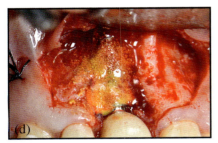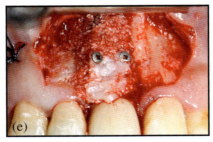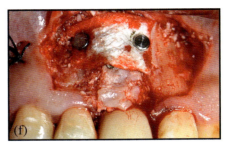

图4.65　（d）用四环素糊剂清洁种植体表面2分钟。（e）改良复合骨移植物，钛钉固位，骨粉填充残余间隙。（f）胶原膜固定。

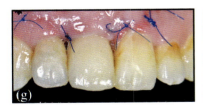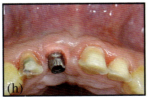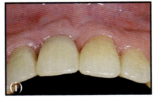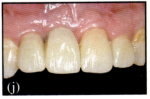

图4.65　（g）术后1周的临床照。（h）安装基台，观察到软组织厚度由于唇侧骨板的支撑而增加。（i）切端观察唇侧轮廓的丰满度。（j）最终修复完成的正面观。

进行软硬组织检查。术前行CBCT检查以评估骨缺损量以及移植物供区的位置。受区和供区均注入含肾上腺素（1：80000）的40mg/mL局部麻醉药（盐酸阿替卡因，Ubistesin Forte，3M ESPE），使用Piezotome超声手术套装（Satelec，Acteon）从外斜嵴或上颌结节处切取复合自体移植物。在供区，从磨牙后区到第二前磨牙处做颊侧沟内切口。在磨牙后垫的外侧，沿升支切开到平齐咬合面的高度。中厚皮瓣代替黏骨膜瓣被翻开，露出升支的外侧，同时进行垂直和水平切口，将移植物上方的水平切口延伸到中厚度皮瓣边缘之外，包含2~3mm的牙龈组织。再用薄骨凿沿着切开部位的全长轻轻地敲击。用一个更宽的楔形凿子，插入并撬开骨块部分，从而完成移植物与供区的青枝骨折，供区用骨蜡和止血纱布进行止血（Salvin dental，美国）。将复合移植物取出并固定到受区后，对供区进行缝合。

先取出先前的种植修复体和基台。在受区，翻开中厚黏骨膜瓣直到看见骨缺损，继而改成全厚皮瓣继续剥离。清除所有肉芽组织，暴露骨组织。将改良的自体复合移植物修整塑形使其更好地与受区匹配，并使移植物的角化组织边缘与相邻的牙龈边缘相匹配，然后用2~3枚微型钛钉将其固定到受区。将采集过程中收集的骨屑与矿物骨粉（BioHorizons，Birmingham，AL，美国）混合，以填充块状移植物周围的小间隙。再使用缝线（5-0 Polyglactin，ethicon，Johnson&Johnson和Boston，MA）将复合移植物的牙龈组织间断缝合固定到受区的腭部组织上。然后用6.0尼龙缝线无张力间断缝合关闭受区的黏骨膜瓣（B Braun，Tuttlingen，德国）。术后指导患者服用阿莫西林500mg，每

日3次、连续5天。患者分别在术后1天、1周、1个月和4个月复诊进行术后维护。治疗后第4个月还要进行CBCT检查，检查移植物与植床的稳定性和结合程度。然后制取印模制作最终冠修复体（图4.66）。

值得一提的是，受区的无张力缝合是治疗成功的关键，因为外置法植骨的主要风险是伤口开裂和移植骨暴露。CBCT随访显示在牙种植体的颊侧有一层厚厚的骨质，这就提示改良自体复合物移植，是一种可替代多次外科手术来治疗种植体相关牙龈缺损的可预期的方案。

就像游离龈移植一样，供者和宿主组织之间厚厚的血凝块会在愈合初期干扰血液循环，增加坏死的风险。因此，移植物必须很好地与受区贴

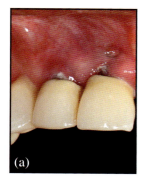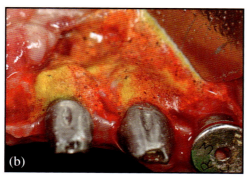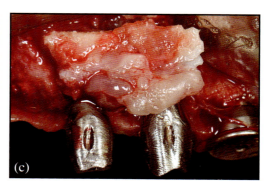

图4.66 （a）三单位种植体支持修复体的正面观，可见软组织变薄和骨开窗。（b）用四环素糊剂清洁植入物表面2分钟。（c）检查改良复合移植物是否合适。

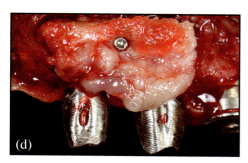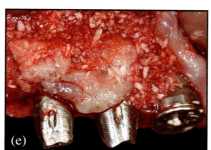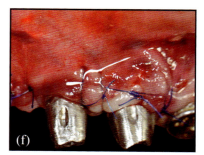

图4.66 （d）用1枚微型螺丝固定的改良复合移植物。（e）骨粉填充在改良复合移植物周围。（f）皮瓣缝合。

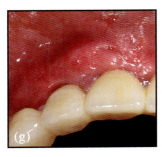
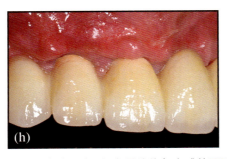
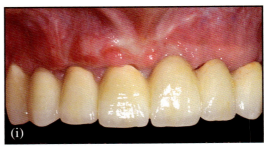

图4.66 （g）切端观察可见唇部轮廓改善。（h和i）最终修复完成的正面观。

合。建议用一块湿纱布在改良复合自体移植的牙龈上保持恒定的压力按压几分钟，以减少血肿的产生。与其他植骨手术一样，若想达到预期的效果，必须遵循无张力覆盖、创造空间和伤口稳定等原则（Buser等1990）（图4.67）。

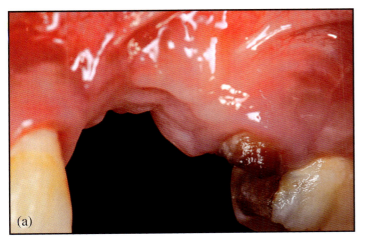
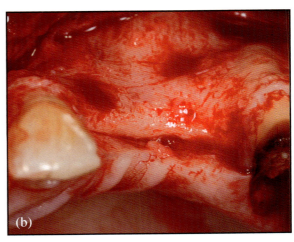

图4.67 （a）水平和垂直向骨高度丧失，伴角化组织带丧失。（b）术中可见唇侧骨量不足。

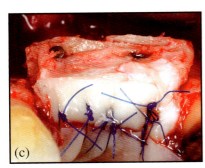
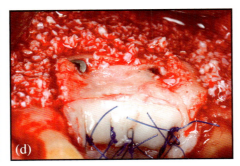
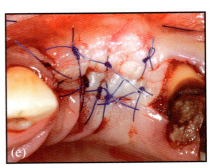

图4.67 （c和d）放置改良的复合自体骨移植物并固定。（e）皮瓣缝合。

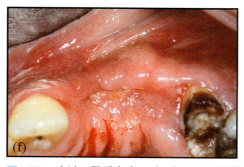
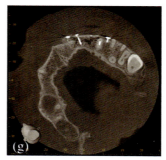
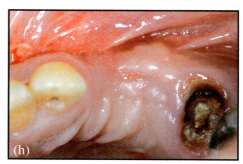

图4.67 （f）3周后愈合。（g）CBCT扫描显示缺失的唇侧组织体积恢复。（h）愈合2个月，可见角化组织丰富、水平向唇部体积恢复。

4.6　结论

随着口腔学科各分支学科的新进展，包括新的外科和修复技术以及医疗器械的发展，口腔种植学不断发展。数十年来，美学种植的细节一直受到关注。各种关于强化治疗计划和诊断、引导手术和显微外科手术的新理念出现。由于本章前面详述的治疗方案，对于使用某个方法治疗某种特定病例没有严格的适应证。临床医生可以选择自己掌握得最好、最快、最简单的方法。介绍这些技术的目的是提供多种治疗方案供临床医生选择，这些技术涵盖了大多数临床适应证而没有任何遗漏或限制（图4.68）。

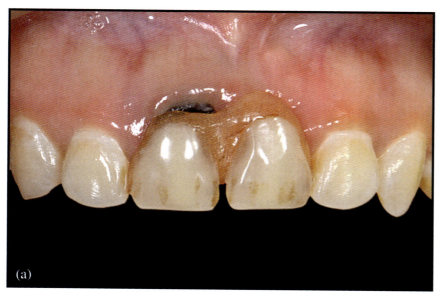
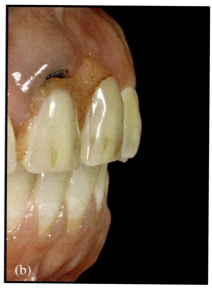

图4.68 （a和b）术前正侧面观，可见左上中切牙缺失、右上中切牙残根有不良修复体。注意局部组织薄弱。

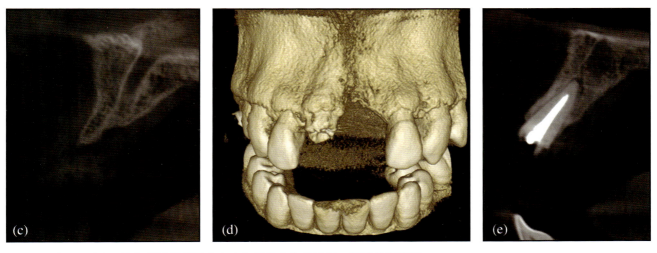

图4.68 （c～e）CBCT扫描影像显示左上中切牙垂直向骨缺损，唇侧骨板菲薄。

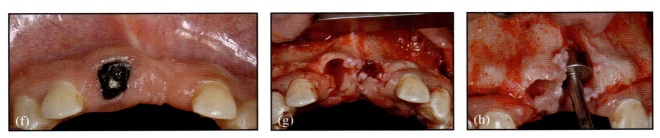

图4.68 （f）去除旧义齿。（g）术中观。（h）准备种植床，为同种异体骨环移植做准备。

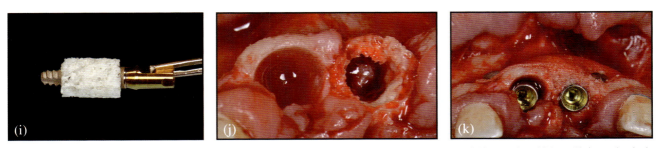

图4.68 （i）处理修整骨环以适应种植体的尺寸。（j）骨环安放到位，显示唇侧骨连续性和垂直向缺损已恢复。（k）在此处植入2颗种植体，用2枚膜钉将顶部的胶原膜固定。

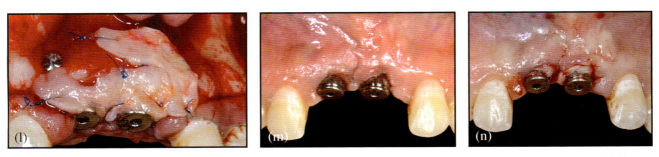

图4.68 （l）结缔组织移植物固定在复合移植物的顶部。（m）术后2周愈合。（n）术后1个月，另一结缔组织移植被用于增加龈缘稳定性和重建龈缘。

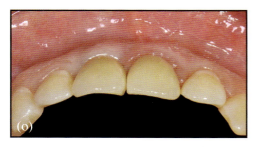
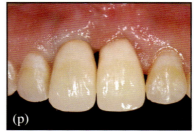
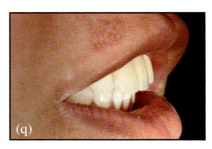

图4.68　（o和p）切端和正面观察可见最终修复体就位。（q）修复后患者的口外侧面观。

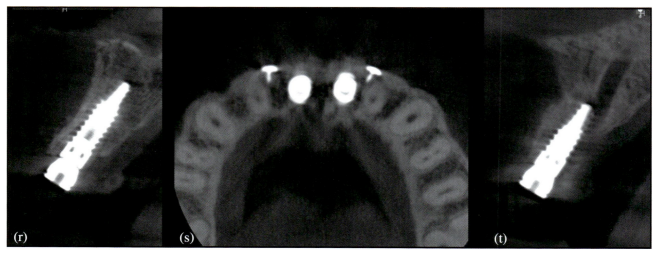

图4.68　（r~t）CBCT扫描显示唇侧骨板恢复。

扫一扫即可浏览
参考文献

第5章

种植体周围组织的稳定性
Peri-implant Tissue Stability

——发病率、病因、预防及治疗
Prevalence, Etiology, Prevention, and Treatment

5.1 引言

过去的几年中，牙科治疗理念有了很大的进步，临床医生不仅治疗疾病和改善功能，还需要关注患者不断增长的审美需求。不管是天然牙还是种植体，只有周围组织保持长时间的健康和稳定，才有可能达到最佳的修复效果。

因此，在修复治疗前、中和后，维护天然牙和种植体周围软硬组织健康，不仅可以提高治疗效果，而且可以最大限度地减少并发症。除了经验以外，种植美学设计还应有科学依据，美学区不同治疗方式的实施均应基于可靠的科学研究和临床试验。

实现美学效果成为临床医生面临的新挑战。决定美学效果的关键因素包括：健康的牙龈乳头、完整的牙龈形态和相邻骨的结构，组织表型不仅影响临床结果，而且影响其寿命。理解种植体周围组织的生物学、微生物学和生理学反应是前提，种植美学效果主要取决于患者本身的解剖结构特点和临床医生的处理。充分了解支持组织的解剖结构对于正确的诊断和治疗计划的制订至关重要。据统计，对于天然牙，超过60%的人至少有颊侧牙龈退缩，这种情况多见于口腔卫生良好的患者。在美国，23%的成年人有1颗或多颗牙齿出现≥3mm的牙龈退缩（Chan、Chun和MacEachern 2015）（图5.1）。

天然牙和种植体周围的生物组织在高度、组

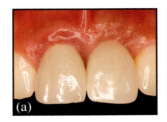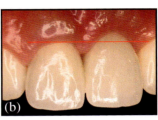

图5.1 （a）即刻种植修复。（b）修复12个月后出现缘龈退缩。

织学和血管方面有所不同。从组织学上讲，种植体周围组织中有更多平行于其表面的胶原纤维，它们类似于黏膜的瘢痕组织，在种植体颈部的附着力较弱，这不仅会导致治疗过程无法预期，而且会造成大量细菌快速地入侵。美学区种植体周围组织的稳定性有助于提供并维持治疗的长期成功，这取决于许多因素，包括：组织表型、唇侧骨板厚度、牙槽嵴顶高度、修复体边缘设计以及其他生理因素。种植体牙龈的稳定性可能受许多生理、解剖或技术因素的影响（Araujo和Lindhe 2005；Gracco等2009；Yu，Ji和Shen 2009）。

其他可能影响种植体周围组织稳定性的技术因素包括种植体直径、过渡性修复体的使用、最终修复时间、修复体的位置以及临床经验的缺乏。Buser等（2004）指出，在前牙区使用大直径种植体可引起唇侧骨板吸收。Saadoun（2007）报道，宽直径种植体（≥5mm）周围的软组织退缩平均为1.58mm，而标准直径种植体（<5mm）周围为0.57mm。因此，在美学区使用标准直径种植体可能是更明智的选择。另一个影响因素是种植体在牙槽嵴内的位置以及种植体周围组织愈合的时间（Kinsel和Capoferri 2008）。

天然牙牙龈退缩的定义是龈缘位于釉-牙骨质界的根方（牙周病学）。一项临床前研究（Baker和Seymour 1976）通过用丙烯酸树脂种植体替代大鼠切牙来诱导牙龈退缩，这表明牙龈退缩通常与以下因素相关：①以单核细胞为特征的局部炎症；②结缔组织破坏；③口腔和结合上皮增生进入结缔组织。其他激发因素包括创伤（例如过度刷牙）、不良习惯（例如吸烟、口腔穿孔）和结石引起的炎症（Chan等2015）。

5.2 种植相关组织迁移的发生率

成年人牙龈退缩是常见的临床问题。社会在不断发展，越来越多的患者关注治疗的美学效果，这也促使临床医生不断研究软组织的动态变化、制定客观美学评级标准和建立以患者为中心的理念。从牙齿缺失到种植体植入的间隔时间逐渐缩短，已经使经典的即刻种植程序发生调整，这也体现了患者最根本的要求（Araujo、Wennstrom和Lindhe 2006；Botticelli、Berglundh和Lindhe 2004）（图5.2a～e）。

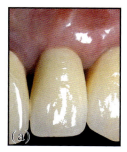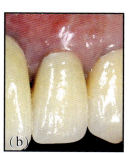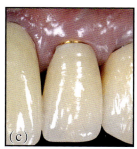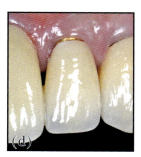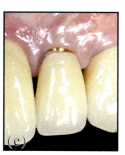

图5.2 （a～e）按时间顺序（升序）对种植修复体周围组织根向迁移情况进行随访，历时3年。

根据多种系统评价，常规手术植入单颗种植体的修复效果是可预期且成功的（Berglundh等2002；Creugers等2000；Jung等2008）。但是，关于创伤对种植体的影响、种植相关并发症的发生率和骨重建率的数据比较有限。一些研究尝试评估骨结合种植体的生物学效应。Kan等（2009）对单颗上颌前牙两段式种植修复12个月后，种植体周围黏膜尺寸及其对种植体周围组织表型的影响进行了研究。结论是，两段式种植体周围黏膜的尺寸略大于牙体-牙周复合体的平均尺寸。种植体邻面牙龈乳头水平与邻近种植体的骨水平无关，但与相邻天然牙的骨水平有关。厚龈生物型较薄龈型可获得更大的种植体周围黏膜尺寸。

Kan等（2011）对35名患者进行了临床和影像学检查，分别记录术前、种植术后即刻、过渡性修复阶段、种植手术后12个月以及最近一次复查的情况。结果显示，所有种植体均保持其功能。随访复查时，近、远中平均骨水平变化均显著大于术后12个月。随访时，平均近远中牙龈乳头水平变化明显小于术后12个月的变化，而平均唇侧龈缘位置变化则明显大于术后12个月。在两个时间点，厚龈生物型位点牙龈的变化明显小于薄龈型，牙龈唇侧中点平均退缩量为1.13mm。Canullo和Rasperini（2007）的研究也证实了这些结果，他们在一系列病例中平均随访22个月后，评估软组织对平台转移种植体的反应。在随访期间，牙龈乳头水平升高，平均值为0.25mm。

因此，完整的唇侧骨壁厚度对美学修复的成功具有重要意义，它与牙龈唇侧中点的退缩有直接关系（Kan等2007）。Chen和Buser（2009）在一篇回顾性文献中提出，即刻种植修复后普遍发生显著的牙龈唇侧中点退缩。其他研究表明，牙龈唇侧中点退缩的发生率不到10%（Canullo、Iurlaro和Iannello 2009；Cosyn等2012a、b；Raes2011）。

有关邻面牙龈平均退缩量的报道较常见（11/13），退缩量较低（<1mm），提示邻面牙龈显著退缩的风险有限。研究者们还观察到了组织增加（Canullo和Rasperini 2007）。Lops等（2008）研究发现，近70%的病例在邻间隙完全填充后出现邻面牙龈退缩。然而，厚龈型和薄龈型患者牙龈乳头高度随时间的变化相同（Kan等2011）。Canullo等（2009）证实，与基台直径不缩小的平齐对接种植体相比，锥形连接和平台转移种植体的邻面牙龈退缩明显减少。

De Rouck、Collys和Cosyn（2008）记录到牙龈唇侧中点退缩平均为0.75mm。Cordaro、Torsello和Roccuzzo（2009）发现厚龈型及薄龈型的牙龈唇侧中点退缩发生率分别为38%和85%。Tortamano等（2010）指出位点保存可能会减少牙龈唇侧中点退缩量。

Small和Tarnow（2000）对11位患者的63颗种植体进行了评估。在两段式种植系统的第二阶段手术和一段式种植系统的第一阶段手术中记录基准测量值。在基准测量后的1周、1个月、3个月、6个月、9个月和12个月记录随后的测量值。80%的牙龈退缩发生在前3个月内，因此建议等待3个月组织稳定后再选择最终基台或制取终印模。

Cosyn等（2012a）在一篇系统综述中指出，邻

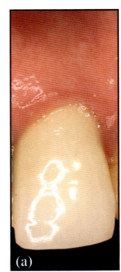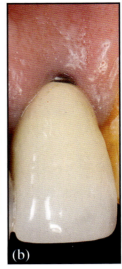

图5.3　（a）左上侧切牙即刻种植修复。（b）6年后发生I类牙龈退缩。

面平均牙龈退缩量是1mm（少于病例的10%），这表明邻面及牙龈唇侧中点退缩的可能性不大，特别是对于唇侧骨板完整、软组织较厚的患者（图5.3）。

5.3　种植体牙龈退缩的相关因素

5.3.1　背景

保存或重建健康稳定的膜龈结构，对临床医生来说是上前牙种植美学面临的挑战，其影响因素可能包括软组织缺损、软组织质量不佳、常规牙拔除术后的骨吸收。虽然已经有学者提出在植入手术前通过手术改善软硬组织缺损，但是在种植体周围保留适当的软组织结构仍然是个难题（Benic等2012；Buster等2004；Lang和Zitzmann 2012）。

导致种植体牙龈退缩的因素可以分为：生理因素，包括常规生物学过程影响退缩的因素，例如骨骼重建率、组织表型以及唇侧骨板厚度的影响；技术因素，例如种植体直径过大、植入位置不佳、最终修复时间过早、未行过渡性修复以及种植体周围龈沟中多余粘接剂残留（图5.4）。

一般认为，附着龈宽度不足2mm且颊舌厚度不足的部位发生牙龈退缩的风险更高（Lang和

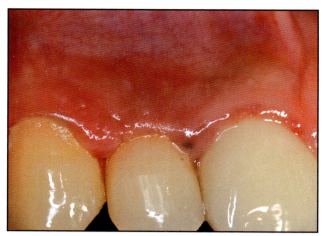

图5.4 薄扇形组织表型的种植修复体需要即刻关注防止软组织退缩。

Zitzmann 2012）。因此，种植体周围膜龈组织检查应包括局部炎症、牙龈厚度和前庭深度（Hall 1984）。临床医生可以使用简单的"张力测试"（Vincent、Machen和Levin 1984），通过牵拉脸颊或嘴唇判断是否有足够的附着龈，在附着龈不足的区域，龈缘会移动或变白。

5.3.2　生理因素

5.3.2.1　唇侧骨板厚度的影响

唇侧骨板厚度是前牙美学区治疗计划制订和预测组织稳定性的关键因素，尽管保证长期满意的生物学和美学效果所需骨厚度的量尚未达成共识，但还是有一些指导原则。Grunder、Gracis和Capelli（2005）强调足够的唇侧骨板厚度以确保长期的种植体周围组织稳定性。动物和人体研究发现，唇颊侧骨板，尤其是在前牙区，比舌腭侧骨板薄得多（Buser等2008；Hämmerle、Chen和Wilson 2004），因此它们更脆弱，且更容易吸收。Fu、Lee和Wang（2011）的一项研究发现，在距牙槽嵴顶下方2mm处，平均唇侧骨板厚度为0.83mm（范围为0.3～1.60mm）。Braut等（2012）发现釉牙骨质界根方4mm处的平均骨厚度为0.5mm（范围为0～2.1mm），而在根中部为0.6mm（范围为0～2.8mm）。Januário、Duarte和Barriviera（2011）对250名受试者进行的类似研究

发现，中切牙、侧切牙和尖牙的平均骨厚度分别为0.6（60.3）mm、0.7（60.3）mm和0.6（60.3）mm，在牙槽嵴顶根方1mm处为0.6（60.4）mm，0.7（60.4）mm，在牙槽嵴顶根方3mm处为和0.6（60.4）mm。平均总厚度在0.5（60.4）mm和0.7（60.4）mm之间。Huynh-Ba等（2016）研究了93个样本，测得上颌前牙区（尖牙到尖牙）的平均唇侧骨板厚度为0.8mm（范围为0.5～2mm）。87.2%的唇侧骨板厚度>1mm，只有2.6%可以达到2mm厚度。他们认为，上颌前牙釉牙骨质界根方4mm处的平均骨板厚度为1.19mm（范围为0.30～3.30mm），其中，厚度>1mm者占43.3%，根中部骨板厚度为0.82mm（范围为0.20～1.60mm），厚度<1mm者占76.6%。对于下颌牙齿，平均厚度为1.31mm（范围0.30～5.20mm），厚度>1mm者占63.3%，根中部平均值为0.80mm（范围为0.00～1.80mm），厚度<1mm者占75.5%。上颌牙根尖部平均骨板厚度为1.80mm（范围为0.20～3.60mm），下颌牙则为3.78mm（范围为0.00～7.90mm）。

Fuentes等（2015）根据成年患者的锥形束计算机断层扫描（CBCT），研究了上颌美学区行即刻种植的唇颊侧骨板厚度。他们分析了50名患者的CBCT扫描样本，发现除中切牙外，只有不到10%的患者唇颊侧骨板厚度>2mm；中切牙区14.4%的患者唇侧骨板≥2mm。

Le和Farahani（2012）探讨了种植体唇侧骨板厚度（Implant Labial Bone Thickness，ILBT）与唇侧软组织厚度之间的关系，指出上前牙区种植体唇侧软组织厚度与骨板厚度显著相关，也就是说，唇侧骨板越厚，种植体唇侧软组织厚度也越厚，反之亦然。Kheur等（2015）指出唇、腭侧骨板厚度与软组织厚度之间呈正相关，唇侧骨板厚度和牙槽窝的唇-腭侧厚度之间也呈正相关。唇侧骨板厚度和牙齿的唇-腭向位置之间没有相关性。他们建议，骨板厚度必须至少有2mm才能为软组织提供支持，且对即刻种植而言，在拔牙之前必须进行精确的CBCT扫描影像分析。Wildermanm和Wentz（1965）和Pennel等（1967）在组织学上证明了骨板较薄

时，骨暴露与骨吸收之间的关系。Qahash、Susuin和Poolimeni（2008）用LED和荧光显微镜分析证实颊侧牙槽嵴宽度与骨吸收程度之间的相关性，建议颊侧牙槽嵴的宽度至少应为2mm以保持牙槽骨水平，并且较厚的舌侧骨板可提供更大的空间，促进骨再生；而种植体位置偏颊会增加骨吸收，如果植入后颊侧厚度小于2mm，则很可能发生垂直向骨吸收（图5.5和图5.6）。

相关性（Smukler和Landsberg 1984）。薄龈型的天然牙牙龈退缩时，上皮呈棘状增生，并被炎症浸润。另外，可以发现坏死细胞。有时，牙体–牙周复合体的上皮会渗入固有层，从而减小固有层的宽度，并使牙体–牙周复合体上皮和口腔上皮融合在一起，从而导致附着丧失。炎性浸润可穿透整层牙龈，加剧牙龈退缩。厚龈型者，位于口腔上皮和结合上皮之间无炎症浸润的结缔组织可阻止牙龈退缩（Baker和Spedding 2002；Miller 1985）。Baldi等（1999）、Hwang和Wang（2006）指出，初始牙龈厚度决定天然牙根面覆盖术或修复治疗的结果。

Claffey和Shanley（1986）将薄龈型定义为牙龈厚度≤1.5mm；≥2mm为厚龈型。临床分型有助于判定治疗效果。Hirschfield（1923）是最早研究牙槽骨解剖和牙龈形态之间关系的牙周病学家之一，他指出薄型牙槽骨表面往往覆盖的是类似的薄型牙龈。有研究指出组织表型与外科及修复术后牙龈退缩的易感性之间存在直接相关性（图5.7）。根据Evans和Chen（2008）的研究，在单颗即刻种植修复中，薄龈型发生牙龈退缩的可能性更大。普遍认为，一些牙龈/牙周问题更容易发生在薄龈型患者身上。Berglundh及其同事在1991年进行的一项动物研究得出结论，在种植体周围生物学宽

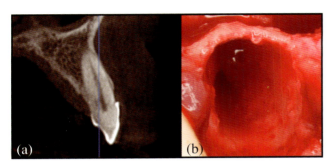

图5.5 （a和b）天然牙偏唇侧导致唇侧骨板较薄。

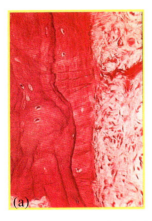
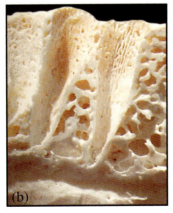

图5.6 （a）牙周组织切片HE染色，显示Sharpey纤维和束状骨。（b）牙齿拔除时的束状骨类型。

5.3.2.2 组织表型的影响

组织表型被认为是影响美学区即刻种植成功与否的主要因素，可以在很大程度上预判种植体相关组织的迁移和稳定性，因此临床医生应在治疗开始之前确定组织表型，并确定潜在的风险。

薄龈型组织更易受炎症及临床操作影响而发生退缩。牙龈退缩证实了炎症浸润在发病机理中的

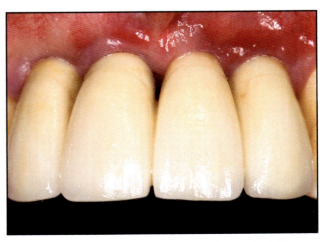

图5.7 高风险的薄龈型很可能会导致修复后牙龈退缩。

度的形成过程中，薄的牙龈会导致边缘骨吸收。Hwang和Wang（2006）的另一项研究报告指出，黏膜薄的种植体部位容易出现角型骨缺损，而较厚黏膜包绕的种植体则可以保持稳定的骨水平。根据Abrahamsson等（1998）的研究，厚龈型（即≥2.5mm）可避免牙槽崎出现显著吸收。

Fickl等（2008）在一项有趣的研究中充分解释了薄龈型不利影响的原因，该研究指出，薄龈型具有内在的破骨细胞活性，该信号可通过任何刺激（例如翻瓣）来表达；破骨细胞活动可发生在内、外侧，协同导致颊侧骨板吸收。因此，当颊侧骨板被吸收时，软组织复合物将不再稳定，塌陷到新形成的缺损空间中。由于颊部软组织占据了先前吸收的颊侧骨板位置，因此减少了骨再生的空间，从而导致明显的颊侧组织萎缩，这就是为什么薄扇形牙龈患者拔牙后可能导致骨和黏膜解剖结构发生变化并严重影响审美的原因。

厚龈型患者往往具有扁平软组织形态和厚的骨结构。根据Kao、Fagan和Conte（2008）的观点，这种类型的组织致密且纤维化，具有较大的附着区，因此更能抵抗牙龈退缩（图5.8）。

相反，薄型牙龈外观细腻，几乎是半透明的，

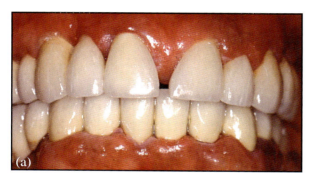 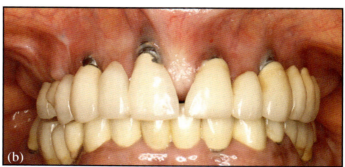

图5.8 （a和b）种植修复体的12年随访表明，由于软组织质量不佳（缺乏角化组织）而显示出薄龈型组织表型，局部出现牙龈退缩。

附着龈窄，组织看起来脆弱。软组织高度突出，通常提示牙根唇侧的骨板较薄或骨量较少。Hwang和Wang（2006）证实薄龈型患者在非手术牙周治疗后更容易出现牙龈退缩。薄型牙龈往往提示薄的骨板，拔牙时需要特别注意（Kao等2008）。厚龈型者手术后的软硬组织形态更容易预判。厚龈型的优势在于其可以加强伤口覆盖和保护，在种植体颈部形成良好封闭，从而保证种植体稳定。较厚的牙龈可以抵抗黏膜退缩，遮盖修复体边缘及掩饰钛种植体颜色，还可以保证种植体周围的生物学封闭，从而减少牙槽骨吸收。再生手术前的牙龈厚度可以作为术后牙龈退缩的评判指标。薄龈型可以通过膜龈手术提高组织质量，从而获得更有利的治疗结果。厚龈型对牙龈退缩的抵抗力更强，更能适应不同的种植体位置（Kao等2008；Siegenthaler等2007；Small、Tarnow和Cho 2001）（图5.9）。

薄龈型患者可能会出现根部和舌侧牙槽骨的大量吸收。种植体周围组织吸收可能导致唇侧骨板缺损，透出下方种植体的灰色，需要进行其他的骨和软组织移植手术（图5.10）。

扁平肥厚型牙龈的患者表现为短的牙龈乳头，而薄扇形牙龈患者则具有较长的牙龈乳头。这种形态上的差异可能是导致薄龈型牙龈乳头退缩更多的原因。Linkevicius等（2009）在他们的研究中

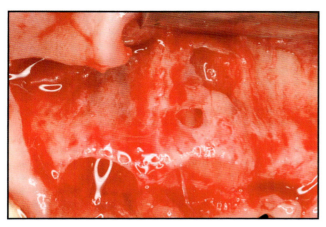

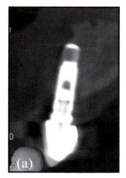 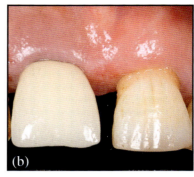

图5.11 （a）种植体唇侧骨板完全吸收。（b）存在大量角化组织的厚龈型患者，10年随访未见牙龈退缩。

图5.9 拔牙窝唇侧骨板根尖位置骨开窗，为典型的薄扇形牙龈组织的骨型。

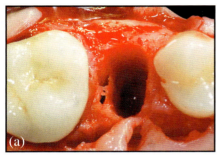 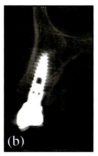

图5.10 （a和b）扁平的厚龈型和极好的唇侧骨板厚度，将有利于任何外科手术。

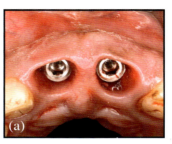 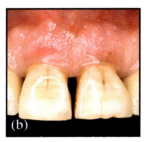

图5.12 （a）为扁平厚龈型患者植入2颗种植体（Tapered Screw vent，Zimmer dental，Carlsbad，CA，美国）。（b）术后6年，未见唇侧组织根方迁移。

指出，牙龈初始厚度是种植体周围边缘骨稳定性的重要评估指标。如果组织厚度≤2.0mm，即使种植体–基台界面位于嵴顶上，仍可能会发生1.45mm的骨吸收。Nisapakultorn等（2010）在对40位患者的研究中发现，薄龈型与唇侧黏膜退缩的风险增加显著相关（图5.11）。

种植术后的最初4个月内，颊侧骨板厚度显著影响骨重建率。而另一方面，牙龈厚度可能会影响血供及骨吸收的易感性，进而影响治疗效果。薄龈型患者在拔牙术后根方及舌侧骨会出现显著吸收，因此，必须特别注意在术前评估黏膜厚度和手术进行黏膜增量的必要性（图5.12）。

当软组织和硬组织厚度不足时，可以考虑延期种植（Buser等1991，1999，2008，2013）。然而，薄型牙龈往往与薄型骨板相伴，延期种植的临床效果也差，与厚龈型的病例相比，在该表型中发现了更多的牙槽嵴改建。对于大多数薄龈型病例，应考虑进行牙槽嵴保存术（Ahmad 2010），并进行无创拔牙。笔者的建议是，在可能的情况下（无论何时实现种植体稳定性），均应对薄龈型或组织呈扇形的患者采取非分期手术方法。采用这种方法的原因包括：减少治疗时间；减少瘢痕组织形成，因为在口腔中进行多次手术将导致进一步的组织收缩以及瘢痕组织的形成；最大限度减少手术干预后骨吸收的可能性，在分期手术中，主要关注的是组织收缩的趋势，就像对薄龈型患者进行手术干预时一样。非分期手术治疗最主要的问题是组织收缩，治疗时需要同时考虑骨和软组织增量（图5.13）。

在不同年龄组之间发现了不同的牙龈表型，年轻人厚龈型更为普遍。Vandana和Savitha（2005）提出年轻人牙龈较厚，并指出角化少和口腔上皮细胞的改变可能是相关因素。Sanavi、Weisgold和Rose（1998）发现，在薄龈型中，根间骨更多更厚；反过来这也会导致更多的软组织退缩（图5.14）。

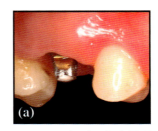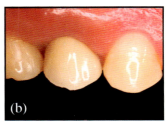

图5.13 （a和b）扁平肥厚的牙龈生物型患者即刻种植术前和术后图片，长期随访未见组织根方迁移。

在薄龈生物型中，如果修复体边缘侵犯种植体周围组织或边缘过长超过种植体袖口，可能会导

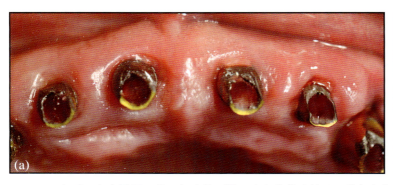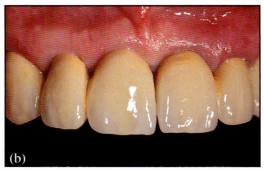

图5.14 （a和b）扁平肥厚的牙龈生物型提示良好的临床效果，软组织根方迁移少或无。

致该区域的骨吸收。因此，深入龈沟的修复体将增加骨吸收和牙龈退缩的风险。

粘接剂残留也会导致牙龈退缩，尤其是对薄龈型者。据报道，过多的粘接剂会刺激牙龈组织，导致牙槽骨吸收和软组织结构改变（Linkevicius等2009）。但是，关于过量粘接剂如何引起组织反应及其对种植体周围炎的影响程度尚无共识。树脂粘接剂具有高强度和不溶性，很难检测，也不会被口腔或龈沟液溶解。修复边缘多余的树脂粘接剂是导致软组织退缩和炎症的重要原因。笔者认为，粘接固位种植修复体的主要固位力不取决于所用粘接剂的类型，而更多地取决于修复体本身的适合性和位

置。Wilson（2009）证明，种植修复体龈缘化脓或持续探诊出血，81%与过量粘接剂相关。因此，残留的粘接剂会持续刺激龈沟，从而引起牙龈退缩。

5.3.2.3 骨膜的影响

骨膜可视为含有骨包膜的骨祖细胞，能够被创伤、肿瘤和淋巴细胞线粒体激活而增殖。骨膜细胞分泌细胞外基质并形成膜结构，因此，骨膜为骨组织工程提供了丰富的细胞来源，骨膜的再生潜力是巨大的（Mahajan 2012）。

骨膜由3个不同的区域组成。1区的平均厚度为10～20μm，主要由成骨细胞组成，占细胞

总数的90%，而胶原纤维占体积的15%。2区中的大多数细胞是成纤维细胞，并含有内皮细胞。在所有3个区域中，3区胶原纤维和成纤维细胞的数量最多。3区中90%以上的细胞为成纤维细胞（Reynders、Becker和Broos 1998；Mahajan 2012）。

骨膜的结构随年龄而变化。与成人相比，婴儿和儿童的骨膜更厚，富含血管，活性更强且松散，而成人则更薄，活性弱且牢固黏附（Tran Van、Vignery和Baron 1982）。骨膜具有丰富的毛细血管丛，为皮层内的骨供应血液，连接延髓和骨膜血管，从而促进了伤口愈合期间的血运重建。以往研究报道，骨膜中存在与间充质干细胞（mesenchymal stem cells，MSCs）相似的成骨祖田细胞（Wang等2013）。

研究表明，有望使用骨膜治疗牙龈退缩（Mahajan 2010）。骨膜源性祖田细胞因其可获得性、迅速增殖的能力以及分化为多种间充质细胞系的能力而成为组织工程的最佳细胞来源（Taba等2005）。De Bari、Dell'Accio和Vanlaume（2006）的一项研究表明，骨膜祖田细胞不仅能够分化为骨和软骨细胞，而且还能分化为脂肪细胞和骨骼肌细胞。

Nobuto等（2005）提出了骨膜在组织愈合和术后血管生成中的作用，并得出结论，在黏骨膜瓣剥离后，骨膜通过各种血管生成机制和修复作用，表现出有效的血管形成活性。因此，临床医生应在手术过程中尽可能减少骨膜损伤，以保持最大的组织修复能力。

当牙龈乳头从骨面上剥离时，附近邻牙的牙间骨表面骨膜随之剥离，骨质暴露，影响骨的血供，在经典切口部位出现较高的骨吸收率（Evian、Corn和Rosenberg 1985）。因此，黏骨膜瓣避开近中牙龈乳头（保留牙龈乳头的皮瓣）可能有助于最大限度减少术后组织退缩（图5.15和图5.16）。

过多的骨膜剥离不仅会损害软组织皮瓣的血管，还会导致术后组织坏死，而不当的黏骨膜处理会导致软组织缝合张力过大或缝合不良。笔者认为，由于许多明显的原因，不翻瓣种植对总体治疗

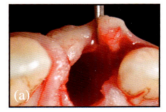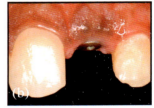

图5.15　（a）种植体植入时牙龈乳头区域的黏膜反应。（b）骨膜反应导致术后牙龈乳头高度下降。

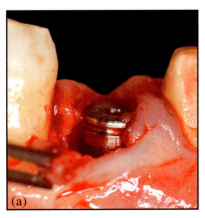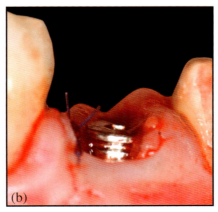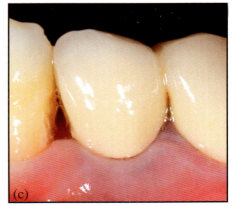

图5.16　（a）牙周状况，近中牙龈乳头切口。（b）缝合。（c）骨膜反应（钝化）导致牙龈乳头高度下降。

预后可能有利（无论何时使用），但是应执行严格的流程，包括必须使用CBCT以及CAD/CAM种植导板。

5.3.2.4　即刻种植对牙槽骨重建的影响

拔牙后，牙槽嵴体积会发生明显变化。Schropp、Wenzel和Kostopoulos（2003）的一项临床研究结果表明，拔牙后的最初12个月内，骨水平高度下降5~7mm，这大约相当于牙槽骨原始宽度的50%。Cardaropoli等（2005）以及Araujo和Lindhe（2005）指出，拔牙窝颊侧骨板的冠状薄壁部分通常仅由束状骨组成。拔牙后，束状骨失去功能，并通过破骨活动发生吸收，这可能会影响骨的重建过程。此外，大多数实验研究都通过黏骨膜瓣暴露颊侧骨板，这可能会对拔牙后骨吸收进一步产生不利影响（Araujo和Lindhe 2005；Cardaropoli等2005）。Araujo等（2006）研究了外科创伤对软硬组织重建的组织学影响，并得出结论，所有测试牙齿均表现出附着丧失和骨吸收的迹象。

Araujo和Lindhe（2005）指出，破骨细胞确实存在于牙槽骨暴露的区域，表现出表面吸收的迹象。Fickl等（2008）指出，当颊侧骨板吸收时，软组织复合物将不再稳定，会塌陷至新形成的缺损空间中，由于颊部软组织占据了缺损的空间，骨再生的空间减少，导致明显的牙槽嵴萎缩，特别是对于薄龈型病例。

在愈合期，颊侧骨板发生不同程度的吸收，而种植体周围产生填充骨的重建。颊侧骨板吸收约为原始宽度的50%、高度降低1mm（Botticelli等2004；Araujo和Lindhe 2005；Araujo等2006；Sanz等2015）。这种情况可能不稳定，并可能造成黏膜退缩（Hermann、Schenk和Schoolfield 2001）。Araújo和Lindhe认为拔牙后，供应薄骨板的牙周血管会被切断，从而导致骨板吸收（Araujo和Lindhe 2005）。

Araujo等（2006）评估新鲜拔牙窝中的组织重建，结果显示颊和舌侧骨板发生了明显的表面吸收，颊侧薄骨板高度在4周后降低。随着愈合过程

的继续，颊侧骨板继续向根方吸收，在12周时，颊侧骨板嵴顶位于酸蚀喷砂表面边界根方>2mm的位置。因此，可以得出结论，在种植体植入后的早期愈合阶段，随着颊侧骨板持续吸收，种植体骨结合会部分吸收。

Araujo等（2006）认为，边缘缺损区域的重建伴随着颊侧和较宽舌侧骨板尺寸的显著减少。磨牙区的骨吸收比前磨牙区更为明显。种植体并不能阻止牙齿拔除术后的硬组织吸收。颊侧骨板和舌侧骨板均会吸收，骨结合的边缘也有很明显吸收。

Araujo等（2006）证明，拔牙部位颊/舌侧骨板的吸收可分为两阶段。在第一阶段，束状骨吸收并被编织骨代替。由于颊侧骨板嵴顶仅由束状骨组成，因此颊侧嵴顶垂直高度降低。第二阶段的骨吸收包括两侧骨板的外表面。

Schropp等（2003）报道，在拔牙后12个月，牙槽嵴宽度减少50%。因此，在拔除上颌前牙时保存牙槽骨至关重要。Ferrus等的研究（2010）证实，种植体位置、颊侧间隙的大小以及颊侧骨板厚度在种植体即刻植入拔牙窝后4个月的愈合期内显著影响硬组织的重建。同样，与骨板较薄（<1mm）的部位相比，颊侧骨板厚于1mm的部位表现出更好的间隙填充和更少的颊侧嵴顶垂直吸收。Fu等（2011）曾分析过牙龈形态与下方牙槽骨之间可能的关系，发现与前牙区的软硬组织具有一定的相关性。

有必要采取不同类型的干预措施来保留或增加软硬组织的厚度（Chen等2009），这通常可以减少甚至避免后续的骨增量处理。Wildermanm和Wentz（1965）观察了狗下颌前牙区颊、舌侧骨板不同的愈合模式，研究组织修复机理。在种植修复后，由于种植术后的骨重建，单颗种植体周围唇侧牙龈的退缩量平均为0.5~1mm。此外，据报道，从单颗种植体植入到第二阶段手术之间的12个月内，唇侧骨板的厚度和高度分别平均降低了0.4mm和0.7mm。

在对现有文献深入了解的情况下，可以得出结论，将种植体植入新鲜的拔牙窝后，都会发生

不同程度的骨重建，进而引起种植体相关的牙龈退缩，种植体相关组织退缩可能与许多其他因素相关。在制订具有较高审美要求的治疗方案时，临床医生应特别注意这些问题。

5.3.2.5　其他相关因素

一些再生技术已经用于垂直向和水平向骨增量，使种植体位于牙槽嵴适当的位置。每种方法都有其自身固有的重建率，也可能会发生软组织退缩。许多研究者报道，在愈合过程中没有并发症的情况下，自体骨平均吸收率为20%~50%。Cordaro、Amadé和Cordaro（2002）进行的一项研究表明，自体移植物的吸收率为45%（图5.17）。

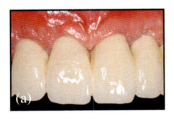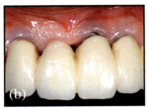

图5.17　（a和b）术后重建导致牙龈退缩的临床示例，12个月前后的对比图，提示应保证足够的过渡性修复时间。

Rocchietta、Fontana和Simion（2008）进行的一项系统评价，报道了不同方法进行垂直向骨增量后的骨吸收量，提出各种减少再生术后骨吸收的建议，其中一项是增加骨量或增加轮廓突度，以补偿移植骨的吸收。但是，过大的轮廓突度可能给软组织缝合带来困难，增加软组织开裂的风险。另一种方法是将骨块与各种骨替代材料和屏障膜结合使用，这可能会减少移植骨块的吸收。放置骨结合固定器的单皮质骨移植物，可使5年内的骨吸收程度控制在可接受范围内，并防止修复失败（Liu和Kerns 2014）。Gultekin等（2016）比较了上颌骨种植前自体块状骨移植（ramus block bone grafting，

RBG）和引导骨再生（guided bone regeneration，GBR）后的重建率及体积变化，结论为：RBG和GBR硬组织增量技术都为种植体提供了足够的骨量和稳定性。但是，GBR引起的移植位点吸收比RBG更大，这是临床医生在制订治疗计划时应考虑的。

种植体周围牙龈退缩也可能是由于唇系带附着处的肌肉活动，导致牙龈边缘持续受到根向牵拉力所致（图5.18）。

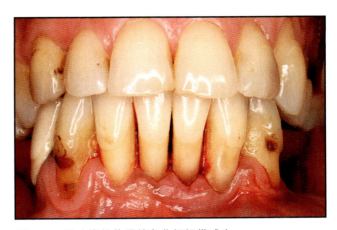

图5.18　肌肉牵拉作用使角化组织带减少。

种植体龈缘受到的肌肉牵拉将导致持续、稳定的牙龈退缩，因此必须采取措施减轻种植体周围的肌张力。在某些情况下，可能需要在种植外科手术前几周进行系带切除术，以消除肌肉拉力，如图5.19所示。

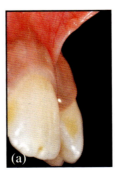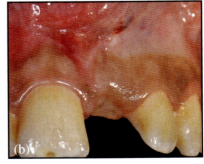

图5.19　（a和b）激光进行系带切除术以防止组织受到根向牵拉作用，强烈建议在进行任何重建手术之前常规进行系带切除术。

5.3.3 技术因素

5.3.3.1 种植体定位错误

种植体位置直接影响修复效果，继而引起种植体周围组织破坏。例如，种植体偏向唇侧会导致唇侧薄骨板的吸收，进而使唇侧软组织根向退缩，如图5.20所示。

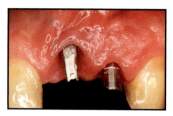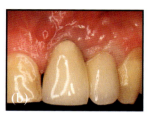

图5.20 （a）左上中切牙种植相关牙龈退缩，原因是植入位置过深及偏向唇侧。（b）修复体牙龈形态与邻牙不对称。

当种植体肩台位置距离颊舌侧牙槽嵴顶的距离不足0.5mm时，骨吸收程度更加明显（Ramanauskaite和Juodzbalys 2016）。

多种因素可能导致种植体在牙槽嵴中定位的偏差，例如未使用种植导板、种植导板精度不够、手术备洞过程中缺乏控制、术前计划不当、设备不佳、理论知识不完善以及经验不足。如图5.21所示，种植体与标准美学导板之间任何微小的偏差都会影响美学效果。

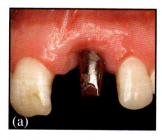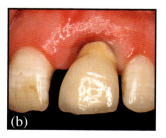

图5.21 （a）左上中切牙种植体位置过深且距离腭侧过远导致牙龈退缩。（b）修复体牙龈形态与邻牙不对称。

为了建立和维持理想的软组织结构，应保证种植体与邻牙之间适当的距离、正确的植入深度、偏腭侧的位置（Choquet等2001；Grunder等2005；Kan等2003）。就单颗前牙种植修复体而言，唇侧骨板厚度及黏膜厚度对于获得良好的美学效果和长期稳定性至关重要，同时能降低未来组织退缩的风险（Buser等2004；Grund等2005）。据报道，当种植体角度不正确或定位不当时，需要使用特殊的修复技术，包括使用牙龈色丙烯酸树脂或弹性硅基牙龈色材料，或设计为可摘式修复体（Cura、Saraçoglu和Cötert 2002；Everhart和Cavazos 1983；Gardner和Stankewitz 1982；Greene 1998）。

Juodzbalyus和Wang（2007）指出，种植体在颊腭向的正确定位可以确保修复体的颊侧及邻面具有自然的外形。种植体颈部唇侧至少预留2mm的修复空间，种植体正确的三维位置对于长期保持软组织水平非常重要（Buser等2004）。种植体偏颊侧会引起牙龈唇侧中点退缩（Chen等2007，2009），即刻种植时外科医生在进行种植体定位时应考虑到这点。研究表明，种植体与邻牙间距、修复体邻接点与牙槽嵴顶的距离是维持牙龈乳头健康的关键因素（Lops等2008；Romeo 2008）。

医生必须了解因种植体定位不当而产生的各种临床问题及其解决方法。种植体轴向定位的偏差可能会损害周围软硬组织的整体健康状况，例如种植体植入过深会形成深龈沟和过长的结合上皮。不利于口腔卫生维护，为包括厌氧菌在内的多种细菌的定殖和繁殖创造了良好的环境。种植体骨内植入深度越深，在第二阶段安装基台手术后的骨吸收越多。这种骨吸收不是病理性的，而是对错位种植体的生理反应。炎症和牙龈出血的原因通常一方面是清洁不佳，另一方面是由于细菌内毒素所致。彻底清除基台和修复体之间的多余粘接剂也是非常必要的，但是除非修复体设计龈上边缘，否则很难解决这一临床难题。

种植体不能到达理想的深度，例如位置过浅，边缘位置的限制会导致牙冠偏短，修复部件位于龈上。这类问题是不可能修改或纠正的，如何处理最终修复体的边缘以及如何将基台颈部隐藏于龈下，都是临床医生面临的难题。出现这种特殊的情况时，需要取出种植体。种植体近远中向定位偏差可能导致完全无法修复，如果种植体靠牙龈乳头太近，或过于偏近中，没有或只有很小的修复空间，都无法修复。种植体过于偏向唇侧，损伤唇侧骨板及软组织可能带来严重的临床问题，即使使用角度基台也无法纠正。破坏唇侧骨板完整性、过于唇倾的修复体，甚至会影响唇部支撑及嘴唇的和谐感。种植体角度过于舌倾会占据舌侧空间，影响舌体运动，严重损害言语和咀嚼功能。

有许多临床方法可用于解决种植体排列不齐和定位不当的问题，如果种植体倾斜度不良是唯一的不足，角度基台通常可以改善修复效果。但过于偏向唇侧的种植体，即使使用角度基台在大多数临床情况下也是无效的，因为角度基台通常需要更大的修复空间，并且角度基台颈部会压迫种植体周围软组织，影响其形态。角度基台对预防牙龈退缩不能提供任何帮助。

一些因素对决定种植体边缘黏膜的稳定性很重要，包括种植体肩台位于颊舌和冠根平面的位置（Buser等2004；Garber 1981）。关于颊舌向的最佳定位，Buster等（2004）建议种植体肩台位于邻牙舌侧1~2mm，以确保种植体颊侧表面保持足够的骨宽度并维持黏膜的稳定。Evans和Chen（2008）提出，种植体肩台的颊舌向位置是决定颊侧龈缘退缩程度的重要因素。肩台位于邻牙颈缘连线颊侧的种植体，其边缘黏膜的退缩量是位于舌侧者的3倍。

5.3.3.2 种植体颈部设计的影响

种植体的最冠方是种植体的颈部，它是上部修复与种植体体部过渡的区域。它的设计及其相对于牙槽嵴顶的位置非常重要，它与种植体基台界面的关系对骨结合以及软组织健康有重要影响。导致软硬组织损伤的早期组织破坏往往从种植体的冠方开始。Misch、Qu和Bidez（1999）研究了种植体冠方部件及其角度与剪切和压缩载荷的关系。过去的

数十年来，光滑种植体颈部已被广泛使用。然而，光滑颈部的显著缺点是它与周围硬组织的结合存在问题。种植体光滑颈部位于牙槽嵴顶下方时，会增加对相邻骨的剪切力，最终导致边缘骨吸收，并形成长的结合上皮（Hermann等2001）。Hermann等（2001）使用埋入和非埋入技术，植入一段式和两段式、粗糙/光滑种植体边界的骨水平种植体，研究种植体周围软组织的尺寸与牙槽嵴的关系。他们评估了两种不同长度的光滑颈圈（2.8mm和1.8mm）对种植体周围骨的影响。结果发现，骨水平的粗糙颈部种植体未出现骨吸收，且短颈圈（1.8mm）比机械加工的较长的颈圈（2.8mm）影响更大。

Weiner、Somin和Ehrenberg（2008）观察到，最初，实验组激光微纹理颈部显示出更好的骨附着。与实验组相比，对照组出现更多的软组织退缩、更强的破骨活性、更多的碟形缺损。在与骨的适合性方面，对照组与激光微纹理颈部表现接近。结论是带有微沟槽的组织工程化颈部，似乎可以促进骨和软组织的对颈部的附着并促进生物学宽度的形成（参见第139页）（Nevins等2008）。

Pecora等（2009）在一项前瞻性、对照的多中心临床试验中，评估了激光微纹理处理对种植体的软组织和骨附着的影响，结果显示宽2mm颈部的锥形种植体（激光蚀刻表面处理）形成骨和结缔组织的附着，同时抑制上皮退缩。激光蚀刻组和对照组在种植体周围探诊深度上存在差异，表明在牙槽嵴顶上方形成了稳定的软组织封闭。激光蚀刻颈部将骨吸收控制在0.59mm范围内，而对照组报道的骨吸收为1.94mm（Elaskary 2009；Pecora等2009；Ricci和Alexander 2001）（图5.22）。

机械加工/粗糙种植体颈部对牙槽嵴影响的研究表明，颈部位于牙槽嵴顶上方时，边缘骨吸收量最少（Alomrami等2005）。但也有学者报道，为了与骨和软组织形态一致，将种植体颈部设计为粗糙、带纹路的扇形，并没有实际意义（Wöhrle 2003），也没有显示出任何临床优势，并且使种植体定位变得困难。种植体最后一个螺纹的位置

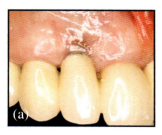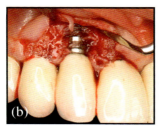

图5.22　（a和b）光滑颈部种植体周围软组织变薄，出现骨吸收。

决定了加载后有效骨重建的水平，这也许比种植体/基台微间隙处更为重要（Rompen、Touati和Van Dooren 2003）。笔者认为，带有微螺纹的种植体似乎并不能阻止骨吸收的发生（图5.23）。

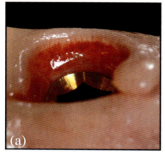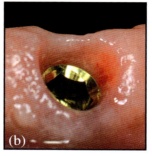

图5.23　激光蚀刻种植体颈部显示组织标记和上皮附着（a）与常规光滑颈部（b）。

5.3.3.3　过渡性修复体设计的影响

过渡性修复体可以优化最终修复的效果，在过去的几年中，其作用发生了巨大变化，从临时恢复变为具有不同功能和目的的过渡性修复。过渡性修复体已成为功能、颜色、外形、突度、咬合、牙周反应、种植体愈合和整体美学的重要诊断和评估工具。随着对过渡性修复的需求增加，新的材料和技术不断开发，一些流程也得到进一步完善以实现所需的治疗目标。过渡性修复体通常在口腔环境中佩戴数周，需要精确地制作。应充分了解牙周组织与修复体之间的关系，从而确保获得适当的外形、功能、美观和舒适（Nugala、Kumar和Krishna 2012）。

种植体与天然牙的情况大不相同，因为种植

体和/或基台表面没有血液供应。种植体的设计和表面改性可以帮助临床医生建立更及时、更美观的治疗目标（Smeets、Stadlinger和Schwarz 2016）。

许多因素会影响过渡性修复的效果：①过渡性修复体的光滑和抛光程度；②避免多余的粘接剂残留在龈沟内；③根据软组织的成熟度不断改造过渡性修复体的边缘以提供稳定的软组织支撑；④修复材料的清洁度和纯度。保证过渡性修复足够的时间（4～6周），才能达到软组织最终愈合和稳定的状态。最终修复体佩戴后，仅发生少量或不发生组织改建与退缩。

修复阶段对维持种植体周围组织的稳定性影响很大。涉及使用精确的过渡性修复体、最佳的最终修复体制作以及精确的过渡性修复持续时间，这些都是需要引起足够重视的因素。种植过渡性修复体的优势在于提高患者的舒适度和满意度以及帮助种植体周围组织成型（Botticelli等2004）。此外，软组织能提供一个理想的穿龈轮廓帮助患者获得适合美学及语音功能，这在美学区也是至关重要的（Neale和Chee 1994；Chu等2012；Hui等2001）。

牙龈和种植体颈部之间的界面主要由上皮和结缔组织组成，形成生物学宽度（Abrahamsson等1997；Berglundh等1991；Hermann等2000）。种植体的顶部以及与基台相邻的组织为游离龈缘，由复层鳞状上皮覆盖。上皮向根方逐渐变成非角化上皮，结合上皮下方为结缔组织附着（McKinney等1985）。当前最需要关注的是过渡性修复体对牙龈组织整体稳定性的影响，Luchinskaya等（2017）描述了最佳的过渡性修复体龈下边缘的要求。

最终修复之前应长期使用过渡性修复体。这将有助于软组织的修复稳定（Lazzara 1993），从而最大限度减少最终种植修复部件的暴露。特别是在美学区，过渡性修复4～6周，在软组织重塑完成后将为临床医生提供最终龈缘的位置。此外，长时间使用过渡性修复体有助于引导软组织成熟和塑形，防止塌陷。过早戴入最终修复体会由于软组织重建而出现牙龈退缩（图5.24）。

为了在种植体基台周围获得稳定的软硬组织

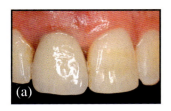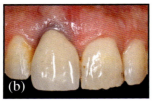

图5.24　（a）右上中切牙种植修复体。（b）修复2年后，由于修复体龈下边缘位置过深导致组织根向退缩。

边缘，基台穿龈部分不应设计过大，尽量设计得窄一些或呈凹陷状，以增厚并固定环形结缔组织，从而确保龈缘的长期稳定性（Touati，Rompen和Van Dooren 2005）（图5.25）。

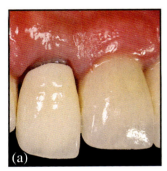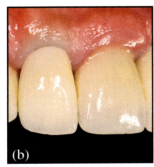

图5.25　（a和b）全冠粘接前后，注意冠对龈缘的压力可能导致组织退缩。

　　近年来，关于种植体穿龈部分的材料组成、表面形貌、表面张力和表面能已进行了相关研究。Gittens等（2013）研究钛种植体表面亲水性对上皮细胞行为和分化的影响。Spriano等（2017）提出表面亲水性可能对种植体周围的上皮封闭产生积极影响。与疏水性钛表面相比，亲水性钛表面上皮细胞的增殖、扩散和移动能力更强。另外，优先选择较光滑的表面（Novaes等2010）。在文献中，很少有文章提到细胞在永久基台材料表面（例如钛、金合金和陶瓷）的黏附或增殖（Abdulmajeed和Willberg 2015；Gasik 2016，2017）。但是，我们希望在不久的将来能在这方面的研究有所进展，这有助于提高种植修复体周围组织的稳定性。修复体边缘设计应避免对软组织产生过大的压力，穿龈部位的压

力会引起组织向根方退缩，尤其是对薄龈型患者。所产生的压力越大，退缩的可能就越大。修复体唇侧边缘应平齐龈缘或稍位于龈下，基台肩台也应该在此位置，与修复体边缘贴合，使穿龈部位密合完整、没有间隙（Neale和Chee 1994）（图5.26）。

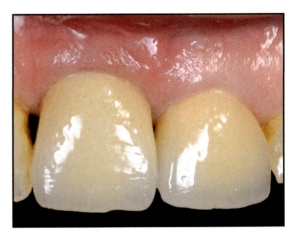

图5.26　最终修复体对龈缘压力过大导致牙龈退缩。

5.3.3.4　其他因素

　　在天然牙列中，牙龈形态与牙齿形状有一定的关系（Dhir 2011）。牙冠形态可以是长、窄或短的三角形、卵圆形或方形。Olson和Lindhe（1991）研究指出，长而窄的牙齿形态往往表现出较薄的游离龈、较浅的探诊深度和明显的扇形龈缘。同样，牙齿外形也会影响种植体周围的软组织结构，是种植体美学的5个关键诊断因素之一（Garber、Salama和Salama 2001；Kois和Kan 2001）。这些关键因素包括牙齿相对位置、牙周膜类型、牙周表型、牙齿外形以及牙槽嵴顶的位置。据Garber等（2001）报道，与短而宽的牙齿外形受试者相比，上中切牙狭长的受试者，其颊侧牙龈退缩量更大。由于邻面接触区长，牙龈乳头量少，方形牙齿患者的美学修复效果更佳，而三角形牙齿邻面接触点位置靠近切缘，需要更多的组织填充邻间隙，因此出现"黑三角"的风险更大（Dhir 2011）（图5.27）。

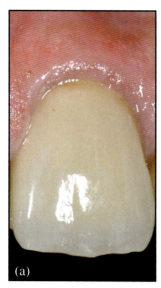
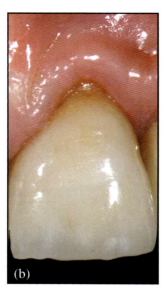
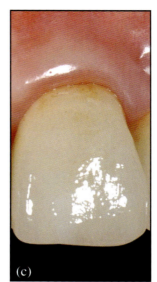
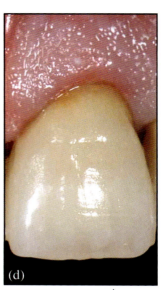

(a) (b) (c) (d)

图5.27 （a~d）不同牙齿形态对软组织根方迁移的影响，狭长和三角形的牙冠更易出现退缩。

其他学者提出牙周组织的形态特征与牙齿的类型和外形有关（Hirschfeld等1923；Wheeler 1961；Seibert 1993；Seibert）。Weisgold（1977）认为，长锥形（三角形）牙齿更容易出现牙龈退缩，而扁平（方形）的牙齿具有较多的角化龈，从而不容易退缩。Olsen和Lindhe（1991）也发现，与方形的中切牙相比，窄长的中切牙的牙龈退缩量更大。

从我们对病因、预后和治疗的理解中，口腔卫生习惯对牙龈退缩的发生仍然是主要考虑的因素。重要的是要认识到牙龈退缩可能与两种极端情况有关，口腔卫生差或口腔卫生特别好。过于仔细地刷牙会给牙龈带来创伤，从而导致退缩（Addy、Mostafa和Newcombe 1987；Niemi、Sandholm和Ainamo 1984）。这种类型的退缩常见于尖牙和前磨牙唇颊面，并且与过度狂热的刷牙习惯有关。不良口腔卫生导致牙菌斑堆积，引起牙龈炎症和附着丧失，进而产生牙龈退缩。许多与刷牙有关的因素都可能导致牙龈退缩。这些因素包括刷牙的力量和牙刷的硬度、刷牙的频率和持续的时间、更换牙刷的频率、刷牙的方法以及使用手动或电动牙刷的类型（Rajapakse、McCracken和

Gwynnett 2007）。过度清洁和口腔卫生不良都可能因炎症反应造成组织破坏，导致牙龈退缩。

另一方面，Strub、Gaberthüel和Grunder（1991）指出，角化黏膜或牙菌斑似乎与种植失败无关，但可以促使患者加强卫生维护。Wennstrom、Bengazi和Lekholm（1994）在研究中得出结论，缺乏角化黏膜与较高的菌斑指数和牙龈指数有关，但与每年的骨吸收量无关。而Chung等（2006）指出，种植体周围的角化黏膜宽度增加与平均牙槽骨吸收量和软组织健康指数改善有关。Zigdon和Machtei（2008）指出，狭窄的角化黏膜带可能导致牙龈退缩增加，而种植体周围缺乏足够的角化黏膜则与菌斑堆积、牙龈炎症、探诊出血和黏膜退缩相关（Adibrad、Shahabuei和Sahabi 2009）。Kim等（2009）也支持这一结论，即角化黏膜宽度的减少与牙龈退缩和边缘骨吸收有关。超过2mm的角化黏膜也有利于减少菌斑堆积和出血（Schrott等2009）。因此，可以得出结论，角化黏膜不是维持邻面骨的关键因素，但是角化黏膜不足与牙龈炎症、菌斑堆积和牙龈退缩有关（Crespi、Capparè和Gherlone 2010）。

5.4 种植相关牙龈退缩的分类

美学区修复通常需要具有最佳外形和颜色的修复体，这就需要在修复体周围形成自然而和谐的牙龈结构。Chen和Buser（2009）得出结论，即刻种植后很容易出现牙龈唇侧中点的退缩（图5.28a～c）。

种植体相关牙龈退缩的临床图片资料很多，

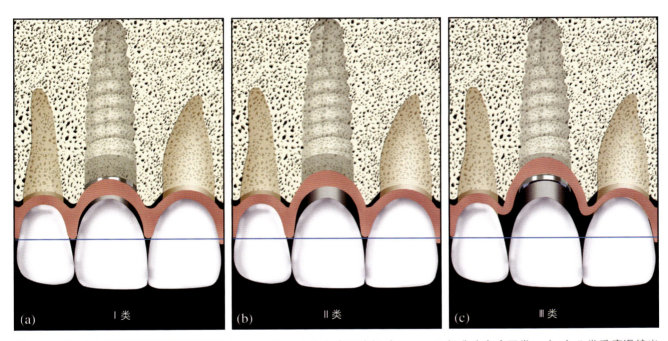

图5.28 （a）I类轻度牙龈退缩不超过1mm。（b）II类中度退缩超过1mm，牙龈乳头高度正常。（c）III类重度退缩出现牙龈乳头高度降低，部分种植结构暴露。

提出一种有助于牙科团队之间进行交流的分类系统，并为每种分类提出一项临床干预措施建议，是非常重要的。

因此，笔者介绍了一种用于种植体相关牙龈退缩的新的基本分类系统。I类（轻度退缩）：牙牙龈唇侧中点开始出现少于1mm的退缩，并且牙龈乳头的高度保持不变。II类（中度退缩）：牙龈唇侧中点退缩为1～2mm，且两个邻面牙龈乳头高度均完整。它有两个亚类，II类1分类，唇侧骨板吸收而腭侧骨板完整；II类2分类，唇、腭侧骨板均吸收，通过CBCT确诊。III类（重度退缩）：牙龈唇侧中点退缩超过2mm，其中一个或两个邻面

牙龈乳头高度降低（图5.29和表5.1）（Elaskary等2016）。

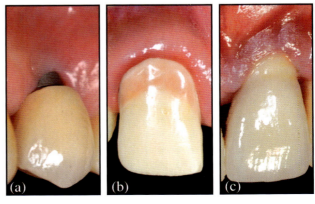

图5.29 （a～c）I、II、III类牙龈退缩的临床病例。

表5.1　种植体相关牙龈退缩的分类

Ⅰ类	轻度退缩	牙龈唇侧中点退缩<1mm，邻面牙龈乳头完整
Ⅱ类	中度退缩	
Ⅱ类1分类		唇侧中部1～2mm牙龈退缩，邻面牙龈乳头高度正常，颊侧骨板吸收>3mm，腭侧骨板完整
Ⅱ类2分类		唇侧中部1～2mm牙龈退缩，邻面牙龈乳头高度正常，颊、腭侧骨吸收均>3mm
Ⅲ类	重度退缩	牙龈唇侧中点退缩>2mm，牙龈乳头高度降低

5.5　退缩指数模板

一些研究测量了天然牙周围组织的根向迁移。Cabello、Rioboo和Fabrega（2012）测量即刻种植术后软组织水平的改变，方法是用一个刚性的丙烯酸支架与邻牙切缘重叠，并在支架中设置3个凹点，分别对应于近中、远中牙龈乳头和龈缘高点的位置，通过电子机芯测量可以达到0.1mm的精度。

在研究模型上，用光固化树脂制作刚性支架，该支架覆盖基牙两侧至少一个邻牙的切缘。支架的厚度>2mm，因此可以进行调整以使其固定在最终修复体上。记录支架到远中牙龈乳头（DP）、近中牙龈乳头（MP）和龈缘高点（Z）的距离。使用精密数字卡尺测量距离。支架中有3个凹点，大致在牙龈乳头和龈缘高点的垂直投影处。

Elaskary等（2016）引入了一种创新的易于使用的评分方法，用于评估种植体周围软组织唇侧中点的变化，他们使用定制的丙烯酸树脂模板在治疗前、治疗后分别测量，观察进展情况。定制模板固定于种植牙相邻的上颌牙切缘上，并延伸到种植体牙冠及其邻牙牙龈唇侧中点。该模板用于记录种植体相关牙龈退缩，它以治疗前的原始退缩量作为基准线，指示所需的软组织矫正量，即与两侧邻牙颊侧牙龈顶点连线的距离。让研究者对退缩量用0～2分进行评分，属于主观的评价系统。

牙龈退缩治疗之后，再次使用相同的丙烯酸模板来比较龈缘水平的差异，并跟踪多年的组织边缘稳定性。测量原种植体牙龈唇侧中点曲线的最高点，治疗完成后，与新种植体周围软组织边缘进行比较。该技术提供了一种简单而准确的方法来测量牙龈退缩的治疗效果。治疗完成后，可以再次放置丙烯酸模板，并比较龈缘水平的差异。该技术主要用于监测种植体相关牙龈退缩（图5.30～图5.32）。

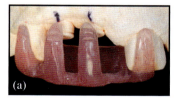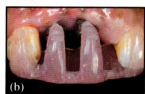

图5.30　（a和b）用于牙龈退缩治疗后软组织增量（再生）的评分模板。

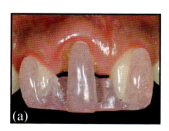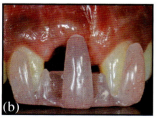

图5.31　（a和b）用于牙龈退缩治疗后软组织增量（再生）的评分模板。

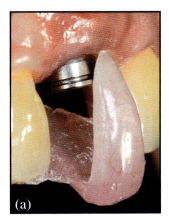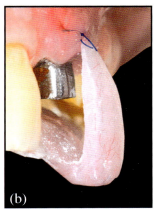

图5.32　（a和b）评分模板对比术前、术后牙龈高度，可见软组织向切端有1.5mm的增量。

5.6　种植体相关牙龈退缩的治疗

对于种植体相关牙龈退缩的治疗方法尚无深入研究（Zucchelli等2013）。因此，种植体周围组织结构对美学修复至关重要（Buser等1991；Hansson、Albrektsson Brånemark 1983；Strid 1985）。许多研究者（Cardaropoli、Lekholm和Wennstrom 2006；De Rouck等2008；Evans和Chen 2008；Juodzbalys和Wang 2007；Kan等2003；Small和Tarnow 2000）报告了不同程度的种植体相关牙龈唇侧中点退缩。然而，处理方法主要限于结缔组织移植（connective tissue grafts，CTGs）（Garber 1981；Lai等2010；Seibert 1993；Shibli、d'Avila和Marcantonio 2004；Wennstrom 1996）或脱细胞真皮基质移植（Mareque-Bueno 2011）。

种植体相关组织退缩的病因研究是制订治疗方案的基础，如果不考虑退缩的原因，任何治疗都将毫无价值。另一个重要因素是美学区可供临床医生使用的设备。使用锋利而精确的显微外科器械以及放大镜、显微镜等，可以获得最佳的效果。临床医生的外科技能，包括处理软硬组织的能力是另一个重要因素，它将最终决定治疗的成功或失败。选择适应证也很重要，并非所有患者都适合接受治疗。

其他有助于正确选择治疗方法的因素包括，退缩程度、口腔卫生水平、患者理解治疗复杂性的知识水平、患者的治疗意愿以及经济方面的考虑，例如额外的治疗费用。

5.6.1　预防性治疗方法

如今，临床医生必须理解和管理具有极高美学要求的人群。患者不合理的要求以及医生不切实际的许诺常常会导致患者的不满。预防措施的主要目标是减少发生退缩的可能性。

5.6.1.1　种植体的创新设计

目前，种植体微观和宏观的设计具有很多优点，可将骨吸收控制在最小水平，并促进上皮附着在种植体颈部，从而最大限度减少牙龈退缩的趋势。种植体微观设计中一项突破性技术是对种植体颈部进行激光蚀刻，从而获得最佳的种植体表面，通过激光加工技术可以形成一系列精密设计的细胞大小的通道（Nevins等2006）。Hermann等（2001）将表面微通道描述为具有特定尺寸和深度的微沟槽。Nevins等（2006）报道位于种植体颈部上部的8个深6μm的微通道，通过抑制细胞迁移和增强软组织附着，限制上皮细胞向下生长，种植体颈部下部12μm微通道可以抑制纤维组织生长，并增强成骨细胞的增殖。Weiner等（2008）证明骨与激光蚀刻颈部的紧密结合可以限制上皮向下生长。

Nevins等（2006）的研究中，使用偏振光显微镜观察到沿微沟槽向牙槽嵴顶方向生长的胶原纤维，而显微计算机断层摄影术显示，种植体所有螺纹与骨紧密结合（图5.33）。

Iezzi等（2006）对3个即刻负重的激光蚀刻种植体进行组织学评估，结果显示4个月后骨水平更稳定。Shapoff等（2010）也证明了激光蚀刻在防止牙槽骨吸收方面的作用，减少了高达0.46mm的骨吸收。Pecora等（2009）的研究结论为，激光蚀刻种植体植入37个月后，与相邻的常规种植体相比，骨吸收减少了70%（1.35mm），并且下颌骨和上颌骨之间没有临床差异。Nevins等（2006）推断，到目前为止，激光蚀刻是唯一能够在种植体和骨之间形成真正生理性结缔组织附着的表面处理。因

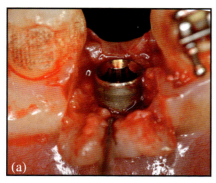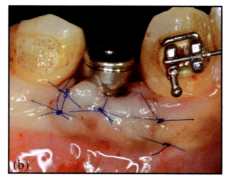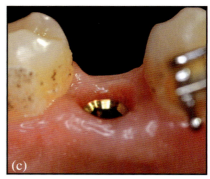

图5.33 （a～c）激光蚀刻种植体颈部与软组织稳定性的关系（Lak lok，BioHorizons，Birmingham，AL，美国）。

此，使用激光蚀刻种植体颈部可以通过减少牙槽骨吸收来阻止牙龈退缩，稳定软组织边缘。

旨在使种植体周围骨吸收最小化的另一个方案是平台转移技术。与平台转移连接种植体相比，传统的平齐对接的种植体-基台连接在保持骨稳定方面可靠性较差。传统种植体平台位置平齐牙槽嵴顶，与骨之间形成微间隙，骨吸收可能自此开始。对于平台转移种植体，微间隙水平偏离骨，因此骨吸收较少（Lazzara和Portar 2006）。Ericsson（1992）证明微间隙感染后，炎症细胞侵入结缔组织并接触种植体-基台界面，形成炎性浸润。

Lazzara和Portar（2006）研究了导致牙槽骨高度降低的生物学过程，当种植体基台界面的外缘水平远离种植体平台的外边缘水平时，骨吸收可能会改变，在中轴方向，影像学随访显示骨高度的垂直向变化小于预期。一项研究发现，在基台连接6个月后，30个平台转移种植体的平均骨吸收为0.7mm，而对照组为2.5mm。另一项研究使用三维有限元模型研究平台转移种植体的生物力学优势，他们发现，当连接窄直径基台时，牙槽嵴界面的应力集中会大大降低。Canullo和Rasperini（2007）进行了一项有限数量的病例研究，种植体植入拔牙窝后即刻负重，此时平台转移种植体显示出更好的硬组织稳定性和牙龈乳头保存效果。

Degidi等（2008）研究植入种植体2个月后的组织学改变，推测种植体与基台界面的炎性结缔组织内移可能是骨保存的原因。Degidi等（2008）报道了1例种植体负重1个月后没有发生冠状骨吸收

的病例。Hürzeler等（2007）进行了一项包括15例患者的研究，他们接受了14例带有平台转移基台的大直径种植体和8例常规直径种植体的植入。最终修复12个月后，平台转移病例的平均牙槽嵴顶骨平均吸收较小（0.12mm：0.29mm）为（0.12±0.40）mm，而对照组为（0.29±0.34）mm。Cappiello等（2008）观察到，在负重12个月后，75例平台转移种植体的垂直向骨吸收为0.6～1.2mm［平均：（0.95±0.32）mm］，对照组56例种植体，骨吸收为1.3～2.1mm［平均：（1.67±0.37）mm］。两年随访发现60例平台转移种植体的平均骨吸收为（0.04±0.22）mm，而对照组60例种植体的平均骨吸收为（0.27±0.46）mm。

另一项研究通过有限元分析微螺纹和平台转移对牙槽骨应力水平的影响，结果表明，当基台直径从5.0mm减小到4.5mm，再到4.0mm时，微螺纹模型显示在垂直载荷下，牙槽嵴顶水平处应力从6.3%降低到5.4%。因此，平台转移技术在控制种植体周围组织根向迁移方面具有重要意义。使用平台转移种植体可以最大限度减少骨吸收，从而减少与种植体相关的牙龈退缩，证实其可以改善种植体周围的黏膜状况。

5.6.1.2 唇侧组织增量

毫不夸张地说，绝大多数美学区外科植入手术后都会发生软组织迁移。拔牙后牙槽嵴体积不可避免地发生变化，种植体周围的软硬组织量少于相邻天然牙。这种差异在单颗种植体更为明显，

缺牙区与邻牙的根部凸起处形成凹陷（Ioannou等2015）。种植体周围粉色美学的长期稳定性与适当的软组织厚度（即种植体周围较厚的组织表型）密切相关（Fu等2011；Geurs、Vassilopoulos和Reddy2010；Kan等2011）。

评估软组织移植必要性时应考虑的因素包括，邻牙龈乳头的临床附着水平、确保修复体轮廓外形的冠部软组织边缘厚度、适当的唇侧软组织厚度以模拟牙根突度并防止透出底层金属结构、膜龈联合的位置和角化组织的数量以能够产生与邻牙相协调的效果。有学者提出，如果组织厚度为2mm或更小，则种植体周围生物学宽度的形成将导致骨吸收（Grunder 2011）。Linkevicius等（2011）的一项研究证实了这一说法，如果将种植体植入薄的黏膜组织中，则可能会发生多达1.35mm的骨吸收。作为一种可能的解决方案，Linkevicius等（2009）建议在种植前或期间进行软组织增量以减少牙槽骨吸收。Edel（1974）首次描述了自体CTG技术作为必不可少的治疗手段。上皮下结缔组织移植（Subepithelial connective tissue grafts，SCTG）或游离龈移植（free gingival grafts，FGG）可用于重建该部位的颊侧软组织，从而改善组织厚度并改善美学效果。这些移植物会产生根部突出的假象，增加种植体周围黏膜宽度，从而为修复体提供与天然牙相似的轮廓外形（Farmer和Darby 2014；Schropp等2003）。

对薄龈生物型的病例，可以使用SCTG或FGG增加牙龈厚度，防止面部黏膜边缘的长期退缩或种植体穿龈部分透出灰色（Cosyn等2012a）。CTG进行牙龈增量已被证实可成功保持种植体软组织水平，改善临床附着和组织稳定性。使用结缔组织自体移植或同种异体移植进行黏膜增量，可以使组织厚度增加1.3mm。每种移植方法都有其适用范围和临床适应证。12个月随访发现，薄组织的增量可能会平均减少1.8mm的骨吸收（Strub和Gaberthuel1992；Grunder 2000；Hermann等2007）（图5.34）。

Covani等（2004）报道了使用游离CTG作为生物屏障覆盖即刻种植相关的牙槽骨缺损，使种植体

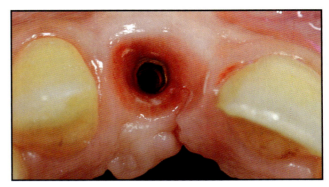

图5.34 平台转移种植体对软组织边缘的影响，增加了水平向生物学宽度。

周围深层组织不受干扰地愈合，获得了出色的功能和美学修复效果。Bianchi和Sanfilippo（2004）报道，软组织移植物可以维持长达两年的时间，并且两年内唇侧龈缘平均下降0.4mm。Kan等（2011）报道即刻种植同期放置CTG12个月后，牙龈唇侧中点退缩仅约为0.5mm。上部修复后，牙龈乳头高度显示有少量增加的趋势，近中增加0.5mm，远中为0.3mm。12个月随访，单颗即刻种植和SCTG的累计成功率为90%。Shibli等（2004）研究使用SCTG增强上颌前牙单颗种植体软组织边缘，其结论为，使用软组织移植物纠正美学缺陷可能是一种可行的方法，可以建立新的稳定的种植体周围软组织外形。Covani等（2007）和Marconcini等（2013）对42～55岁年龄段的10名患者（5名男性和5名女性）进行了研究。牙齿拔除后植入种植体，不考虑黏骨膜瓣的影响。植入后立即将CTG放置在种植体上以防止牙龈退缩，一期手术后6个月进行二期手术。术前和种植术后12个月评估美学结果，包括角化黏膜的宽度、牙冠的外形突度和患者满意度。结论是，在出现牙龈退缩和附着龈丧失的情况下，可以考虑采用外科手术方法进行软组织增量。

但是，牙齿拔除术后的种植时机可能对保证软组织愈合而又不损失骨量很重要。种植体和软组织之间结缔组织界面的增厚似乎可以维持生物学宽度的长期稳定性，从而确保美学效果（图5.35a～l）。

Tsuda等（2011）对10名平均年龄为48岁

（35～70岁）的患者进行研究，他们接受了SCTG和即刻种植。12个月后，所有种植体均保持骨结合，平均边缘骨变化为+0.10mm，唇侧牙龈水平变化为-0.05mm。牙龈乳头指数评分表明，在12个月时，80%种植位点观察到超过50%的牙龈乳头填充。该系列病例的结果表明，除了良好的种植成功

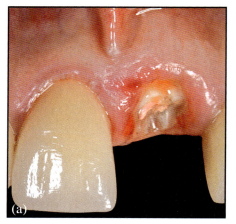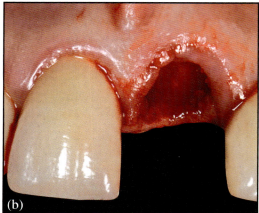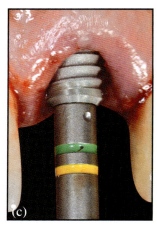

图5.35　（a）薄龈型患者无法保留的残根的术前照。（b）微创拔除残根。（c）植入平台转移锥形种植体（激光蚀刻，BioHorizons，Birmingham，AL，美国）。

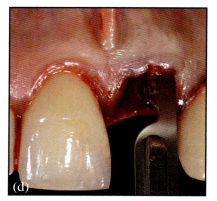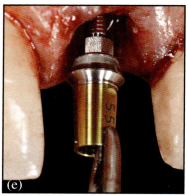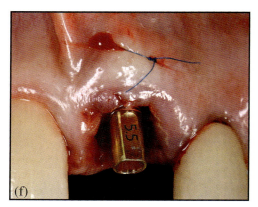

图5.35　（d）颈部做切口，插入结缔组织移植物。（e）为了即刻负重，安装激光蚀刻同期永久基台。（f）放置结缔组织移植物并用1–0脯氨酸缝线缝合。

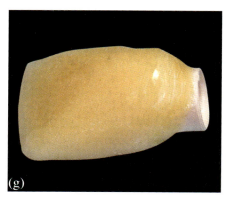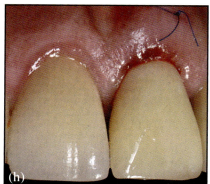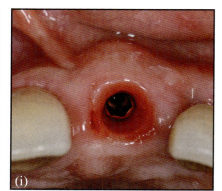

图5.35　（g）准备过渡性修复体。（h）过渡性修复体口内就位。（i）结缔组织移植物使轮廓过度塑形。

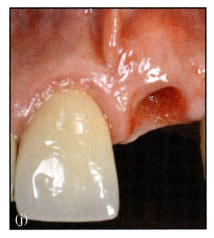
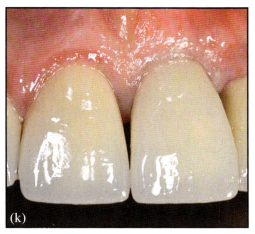
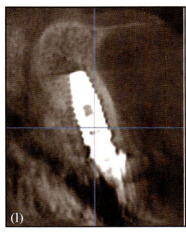

图5.35　（j）术后3周可见极佳的组织形态卓越。（k）氧化锆全冠行最终修复。（l）6个月后，CT随访可见唇侧骨板完整。

率和周围组织反应，在种植体植入到正确的三维位置和对跳跃间隙进行植骨的基础上，即刻单颗种植体唇侧牙龈水平可通过结缔组织移植来维持。

Grunder等（2010）的研究中，24例患者上前牙拔除后行即刻种植，其中12例患者没有翻瓣，而其余12例患者在拔牙和种植体植入时使用隧道技术将上皮下结缔组织移植物置于唇侧。非移植组平均软组织丧失量为1.063mm，而移植组软组织平均增加了0.34mm。

笔者认为，对于任何薄龈型组织类型，均应常规进行CTG手术，以稳定种植体周围组织，最大限度减少骨吸收并防止将来可能出现的牙龈退缩。

上颌前牙唇侧骨板薄或穿孔通常是由于前牙牙根位置偏唇侧，牙齿拔除后骨持续吸收所造成（Araujo和Lindhe 2005；Cardaropoli等2005）。术前诊断程序和风险评估应包括CBCT扫描，因为它可以达到亚毫米级的线性测量精度（Loubele等2008）。

理想情况下，唇侧骨板的厚度至少应为2mm，以确保适当的软组织支撑并避免修复后产生骨吸收（Buser等2006，2009；Grunder等2005）。唇侧骨板不足或较薄时，建议进行骨增量手术以获得适当的骨轮廓（Belser等2009）（图5.36）。

Braut等（2012）的研究中，用CBCT检查上颌

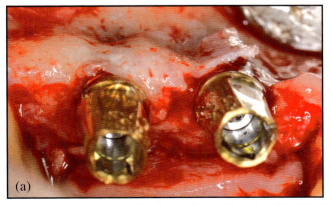
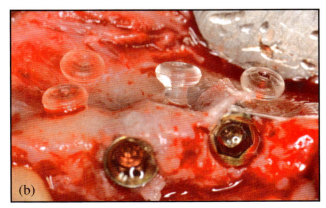

图5.36　（a）植入2颗种植体以修复缺失的牙齿，唇侧骨板薄，需要增量。（b）聚-dl-乳酸（PDLLA）膜钉固定骨移植物，唇侧骨板的厚度增加1倍。

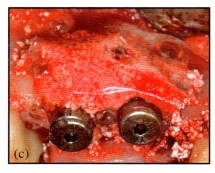 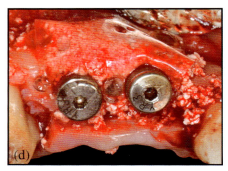 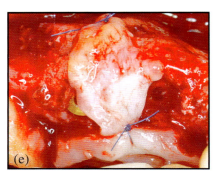

图5.36　（c和d）使用PDLLA膜，调整合适并固定。（e）结缔组织移植物增强组织轮廓。

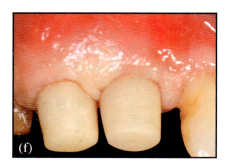 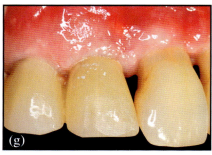 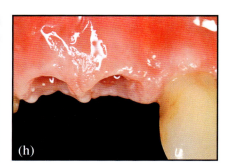

图5.36　（f和g）临时冠就位。（h）通过临时冠对软组织塑形。

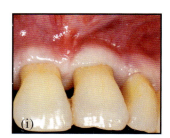 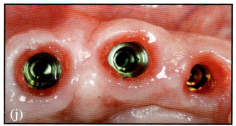 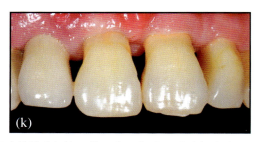

图5.36　（i）愈合1周后，显示出极佳的软组织边缘和外形轮廓。（j）软组织边缘轮廓与拔牙前一致。（k）最终修复完成。

前牙唇侧骨板，结果表明，上颌前牙唇侧骨板大多较薄，平均厚度为0.5～0.7mm，且从后牙（第一前磨牙）到前牙（中切牙）厚度有减小的趋势。

　　拔牙后最初4～8周，唇侧薄骨板会经历大量吸收的过程，从而导致唇侧骨高度降低2～3mm（Araujo和Lindhe 2005）。这种骨吸收是一种生理现象，主要是由于牙周膜内血液供应中断引起。Nevins等（2006）在他们的研究中证实了这些结果，其中未进行位点保存的拔牙窝的牙槽嵴顶高度吸收超过20%。因此，为了满足良好的美学和功能需求，应对唇侧骨板薄或缺损的部位进行骨增量程序，目的是建立骨弓轮廓，以抵抗牙龈退缩并获得美观的软组织支撑（Buser等2008，2009）。

　　种植前或期间对唇侧骨板进行增量的治疗方法（厚度加倍）很多。包括GBR（Buser 1993），无论是否在口内或口外采集骨块进行骨移植。下颌联合部和升支是优秀的口内骨来源，可获得皮质-松质骨块或单皮质骨块用于牙槽嵴增量。

据报道，下颌联合部可以提供足够的骨量进行牙槽嵴缺损的增量，水平向可以增加4～6cm，厚度最多可以增加4mm，长度可以覆盖3颗牙的缺损（Pikos 2000；Schwartz-Arad和Chausu 1997）。平均骨量约为860mm（Buser 1993；Wang、Misch和Neiva 2004）（图5.37）。

从下颌联合部获得的骨量比下颌升支部至少可以多50%，并且手术路径更容易（Wang等

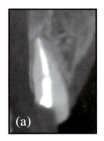 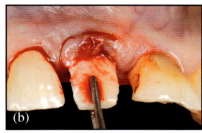 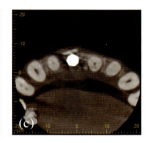 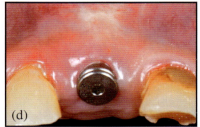

图5.37　（a）CBCT显示唇侧骨板很薄，远期可能会出现牙龈退缩。（b）从颏部采集单皮质自体移植骨，打磨至0.5mm厚并调整以适合受区，剥离软组织后从牙槽嵴顶植入，经前庭沟切口用微螺丝从根方固定。（c）CBCT扫描显示移植后唇侧骨板增厚。（d）术后2周显示愈合良好。

2004）。下颌联合部移植骨由65%的皮质骨和36%的松质骨组成，而下颌升支部则几乎是100%的皮质骨（Schwartz-Arad和Chausu 1997）。从该部位获得的皮质骨移植后促进血管快速向内生长，使整合速度更快，减少愈合过程中潜在的吸收（Hammack和Enneking 1960）。但是，为了增厚薄

骨板，只需要较小尺寸的植骨即可。大多数情况下，可以使用1mm厚的单皮质骨来解决。由于这些单皮质骨块成功地补偿了吸收的牙槽嵴宽度，因此可以使用板层骨来增加牙槽宽度并替换或加厚吸收的骨板（图5.38和图5.39）。

Hämmerle、Araújo和Simion（2012）的研究

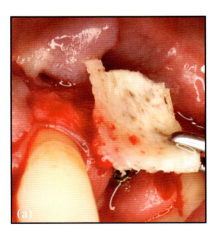 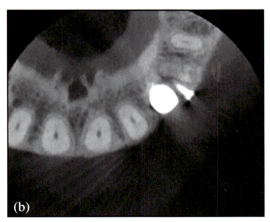 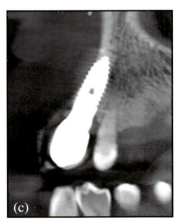

图5.38　（a）用自体松质骨板处理骨缺损。（b和c）术后3年显示松质骨吸收，提示皮质骨更佳。

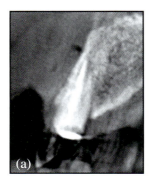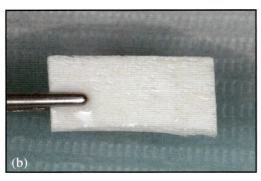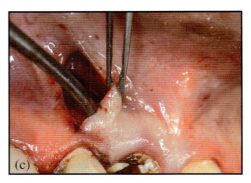

图5.39 （a）CBCT显示中切牙唇侧骨板较薄。（b）润湿的异种骨片。（c）垂直向剥离完整黏膜骨膜瓣，以备骨移植物植入。

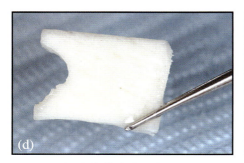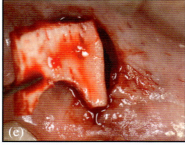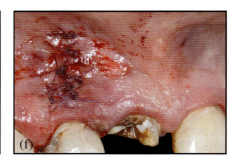

图5.39 （d）修整移植物外形以适应受区。（e）植入。（f）缝合切口。

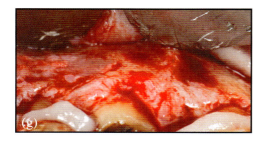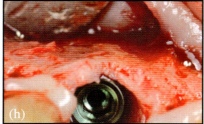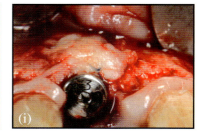

图5.39 （g）移植术后3个月显示唇侧骨板厚度增加1倍。（h）植入种植体。（i）结缔组织移植物增强软组织轮廓。

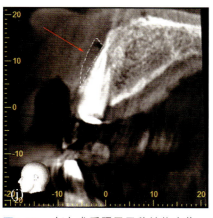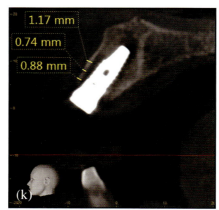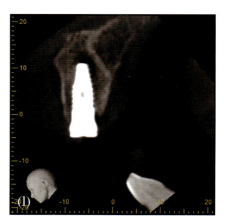

图5.39 （j）术后照显示移植物在位。（k和l）唇侧骨板数量和质量改善。

中，使用板层骨和膜作为支架，促进了种植体表面的骨生长，仅膜层组为91%，板层骨组为52%，非移植组为42%。在原生骨缺损部位的底部上方

再生骨宽度为1.5mm。总之，板层骨显示出骨传导性，因此可推荐用于开裂型骨缺损的GBR手术（图5.40a~o）。

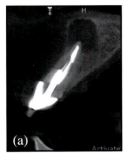 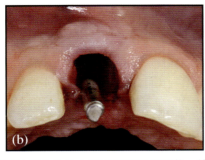 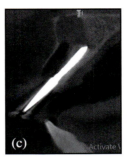 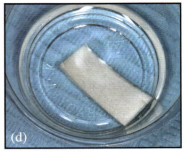

图5.40 （a）术前照显示治疗失败的中切牙唇侧骨板很薄，伴根尖周感染。（b和c）导向钻偏腭侧定位，避免离唇侧骨板太近。（d）异种移植骨片植入前脱水半小时。

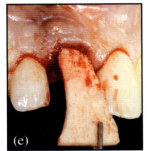 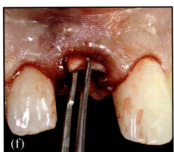 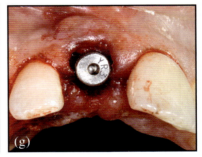 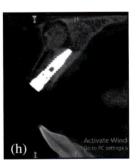

图5.40 （e~g）清理拔牙窝内肉芽组织，用小滴管冲洗，然后用二极管激光对局部组织进行消毒，将片状移植物修剪，置于拔牙窝唇侧骨板上方，固定，颗粒状移植物填塞间隙，将种植体植入正确位置。（h）CBCT显示术后即刻效果。

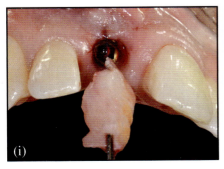 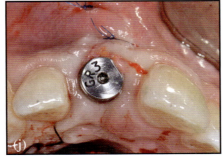 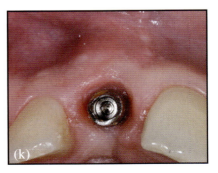

图5.40 （i~k）固定结缔组织移植物。

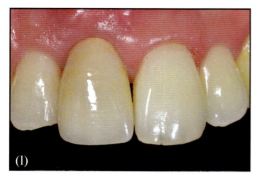
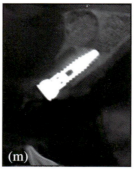
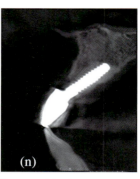
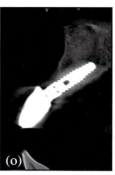

图5.40　（l）最终修复，显示组织边缘稳定。（m）术后6个月CBCT扫描显示唇侧骨板状况。（n）术后12个月显示唇侧骨板厚度改善，组织稳定。（o）12个月和18个月显示唇侧骨板厚度改善，组织稳定。

5.6.1.3　骨下种植体植入术

许多学者主张将种植体置于牙槽嵴顶下，最大限度减少牙龈退缩的可能。Barros、Novaes和Korn（2015）在对狗进行的组织学研究中发现，与平齐牙槽嵴顶组相比，牙槽嵴顶下种植体周围的垂直向骨吸收减少。Weng、Nagata和Bell（2008）以及Welander、Abrahamsson和Berglundh（2009），在两个不同的狗的实验中发现，种植体位于牙槽嵴顶下，愈合时在种植体基台处形成骨结合（如冠方位于IAJ）。种植体肩台位于牙槽嵴顶下能避免金属暴露，并有足够的垂直高度形成美观的穿龈轮廓。Chen等（2007）观察到颊侧软组织边缘的变化，平均随访18个月，33%发生了超过1mm的龈缘退缩。退缩的发生与种植体肩台相对于颊侧骨板的位置显著相关。16.7%发生在种植体肩台处，58.3%发生于颊侧骨板。种植体周围较厚的骨和软组织对于确保长期成功至关重要。种植体距唇侧骨板>2mm且位于牙槽嵴顶以下1mm时，可以更好地保存牙槽骨。但是，笔者建议，在进行牙槽嵴顶下种植时必须格外谨慎，以免种植体位置过深。在进行此操作之前，应精确计算种植体周围软组织厚度。

5.6.2　Ⅰ类牙龈退缩的治疗

软组织边缘稳定性是种植修复体美学效果的重要影响因素（Zucchelli等2013），因此，种植体周围软组织的稳定结构在美学效果中起关键作用。种植修复体龈缘曲线必须与对侧牙齿相同，与邻牙协调一致。种植体相关唇侧牙龈退缩对于患者和临床医生都是一个进退两难的问题（Gracco等2009）。此外，薄龈型组织不能成为抵抗细菌入侵种植体周围组织的强大屏障（Cairo、Pagliaro和Nieri 2008）。相反，由于软硬组织质量的提高，厚龈型能抵抗牙龈退缩（Linkevicius等2010），通过形成牙周袋而对创伤产生反应（Fu等2011）。另外，组织表型对种植体周围组织反应的影响似乎仅限于唇侧牙龈退缩，并不影响近中邻面牙龈乳头或近中边缘骨水平（Kan等2011）。因此，临床医生必须在开始治疗之前确定植入部位组织表型的类型，以便减小软组织退缩的可能性。

有学者在39例患者的上颌和下颌前牙区，植入106颗一段式ITI种植体。两年后，61%的患者出现了1mm的牙龈唇侧中点的退缩（图5.41）。

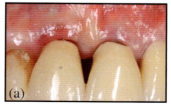
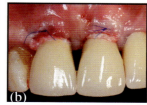

图5.41　（a和b）通过真皮细胞移植物修复Ⅰ类退缩的薄黏膜。

1~2mm的退缩量对天然牙可能并不会引起美观问题，但对种植体，最少量的钛金属暴露也会影响整体治疗效果，因为这对于患者而言可能是不可接受的。理想情况下，临床医生应根据可获得的最佳证据选择相应的治疗方案（Ⅰ类种植体相关牙龈退缩）。不幸的是，大多数关于膜龈治疗的系统评价（Cairo等2008；Oates、Robinson和Gunsolley 2003；Roccuzzo等2002）都没有提供有关种植体周围软组织退缩治疗的信息。研究者们设法减少天然牙退缩，以牙根覆盖的平均百分比表示。根据所使用的手术方法，该值在50%~90%的范围内，后者在临床上被认为是令人满意的（图5.42）。

在第六届欧洲牙周病学研讨会上，Cairo等（2008）提出了一项叙述性回顾，主要是基于专家意见、病例报告和系列病例。文献分析表明：①角化组织的宽度不影响种植体的存留率；②没有证据支持一项特定的角化组织保存/增量技术是值得推荐的；③包括骨水平、角化组织和种植体特征在内的因素与种植体周围黏膜退缩的关系尚不明确。共识报告（Palmer和Cortellini 2008）唯一得出的可能结论是，尽管在很大程度上缺乏科学证据，但在某些临床情况下可以考虑在植入部位进行软组织增量（图5.43）。

一项前瞻性队列研究（Burkhardt、Joss和Lang

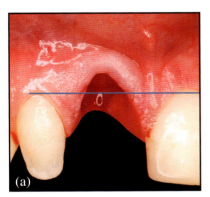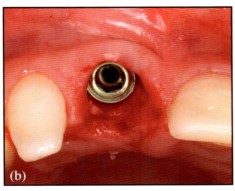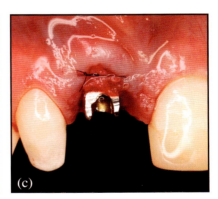

图5.42 （a）Ⅰ类牙龈退缩。（b）种植体植入（Tapered Internal, BioHorizons, Birmingham, AL, 美国）。（c）放置结缔组织移植物。

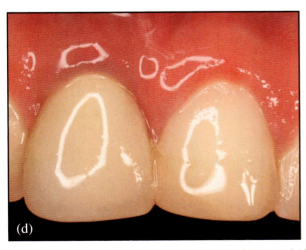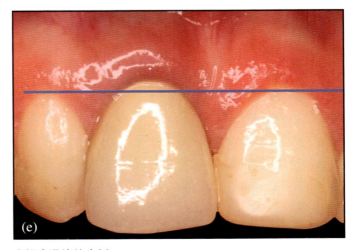

图5.42 （d）最终修复。（e）结缔组织移植物可以改善Ⅰ类轻度退缩的病例。

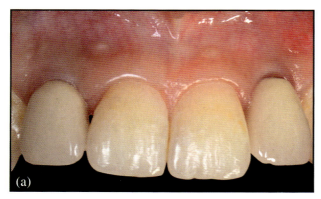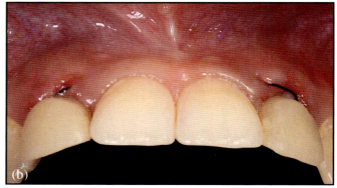

图5.43　（a）左右上颌中切牙Ⅰ类牙龈退缩。（b）切端观察愈合期的情况。

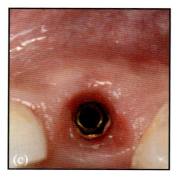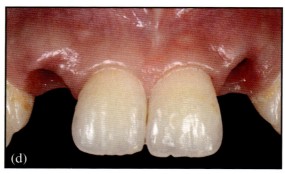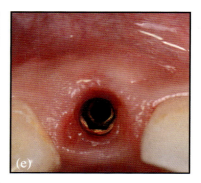

图5.43　（c~e）使用临时修复体进行软组织塑形，显示角化组织增加和牙龈退缩改善。

2008）尝试评估单颗种植体周围软组织开裂的修复范围。用CTG技术进行冠向复位瓣（coronal advanced flap，CAF）治疗10例患者，追踪6个月，观察愈合情况。1个月后，软组织开裂部位的平均修复率为75%，1个月为70%，6个月为66%。他们得出的结论是，CAF和CTG的结合可以使软组织开裂在临床上得到显著改善，但不可能完全覆盖"退缩"。

Shibli等（2004）报道了使用上皮下CTG修复上颌前牙单颗种植体软组织边缘的差异。Lai等（2010）提出了一种结缔组织移植术，为一名39岁女性患者左上中切牙周围软组织进行修复。Mareque-Bueno（2011）报道了种植体周围黏膜冠向复位术手术流程，治疗单颗种植修复体的软组织开裂。所有这些结果均表明，结合使用脱细胞真皮基质和冠向复位瓣，仅能修复部分种植修复体周围的软组织缺损（图5.44）。

在对20名患者的研究中，Zucchelli等（2012）提出了一系列治疗程序，包括去除种植体支持的牙冠，降低种植体基台位置，结合CTG的冠向复位瓣最终修复。12个月后，平均修复率为96.3%，75%的治疗部位达到了完全修复。Esposito等（2012）尝试为Cochrane协作委员会提供系统综述，但他没有找到一篇可接受的随机对照研究的文献，说明什么是改善或增加种植体周围软组织量的最佳切口、缝合技术和材料（图5.45）。

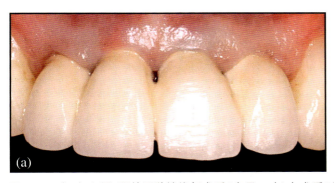 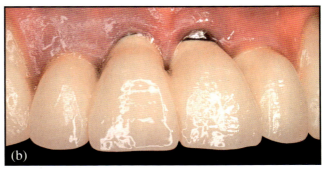

图5.44 （a）上颌4颗前牙种植修复术后2个月。（b）术后2年图片显示2颗中切牙牙龈根向退缩。

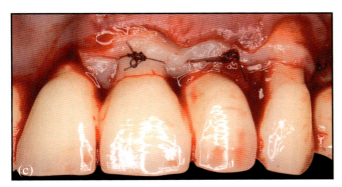 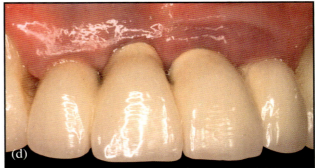

图5.44 （c）通过上皮下结缔组织移植缝合处理牙龈退缩。（d）移植术后3年。

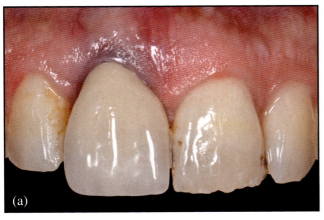 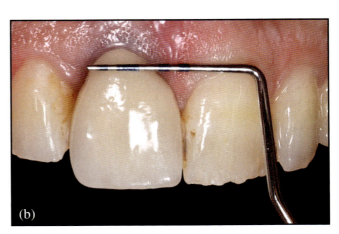

图 5.45 （a和b）右上中切牙Ⅰ类牙龈退缩术前观。

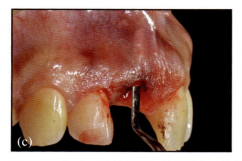
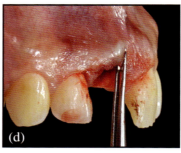
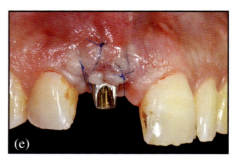

图5.45 （c）对软组织进行钝性剥离，使其完全可动或形成皮瓣。（d）皮瓣松解。（e）结缔组织移植处理牙龈退缩。

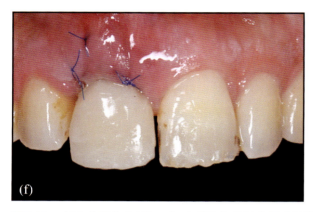
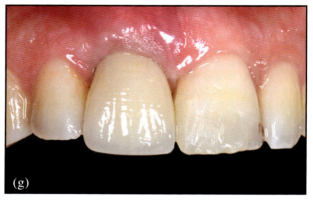

图5.45 （f）术后愈合1周。（g）最终氧化锆全冠重新修复，牙龈退缩完全修复。

Wilson等（2013）对16例患者进行了一项研究，这些患者出现了种植体周围颊侧软组织退缩，并因此暴露了种植体颈部。选择上颌结节区的厚牙龈作为供区，用甲哌卡因加肾上腺素1：100000对受区和供区进行局部麻醉后，行内切开术，翻开局部厚皮瓣，受区准备完毕后，切除牙龈袖口。将供体软组织去上皮并用黏膜刀修整成U形，以适应种植体颈部形态。将准备好的结缔组织置于受区并固定。16例病例中有9例（56.3%）完全修复（图5.46）。

Misch等（1999）发明了一种改良的牙槽窝封闭术，用结缔组织骨膜和骨制成复合自体移植物进行封闭。CTG与角化移植物相比具有优势，它可以融合到周围附着龈中，从而提供相似的上皮颜色和质地。复合移植物还包含自体骨，自体骨的主要优点是具有确定的成骨活性且成骨更快。当没有感染的牙齿拔除后出现牙槽窝骨壁的缺损并计划植入种植体时，建议采用复合移植技术。感染牙槽窝或拔牙时需要去骨的病例则不适合（图5.47）。

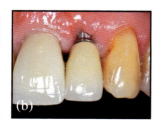

图5.46 （a和b）术前和术后图片显示结缔组织移植处理牙龈退缩失败。

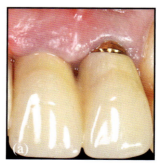
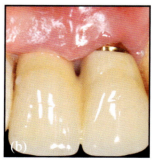

图5.47 （a和b）术前和术后图片显示结缔组织移植处理牙龈退缩失败。

总之，只要种植体三维定位正，CTGs可以用于少量组织缺损的治疗。但是，使用CTGs来治疗种植体 I 类牙龈退缩不如天然牙成功，它们的成功率不高。牙龈退缩的量越小，CTGs成功的概率就越大。

5.6.3　II 类牙龈退缩的治疗

II 类（中度退缩）是种植体相关的牙龈退缩，牙龈唇侧中点退缩1～2mm，两个邻面牙龈乳头高度均保持完整。它有两个亚类：II 类1分类，唇侧骨板吸收，而腭侧骨板完整无缺；II 类2分类，经CBCT诊断，两侧骨板（唇侧、腭侧）均吸收（图5.48）。

笔者介绍了一种新的治疗方案——"组合方案"，它结合了两种软组织处理方案：①双侧牙龈乳头皮瓣；②上皮下带蒂腭瓣。无论进行何种骨修整，该组合方案都可以与骨移植术联合使用。换言之，它是一个单纯的软组织方案，联合骨移植术可以修复缺损的牙槽窝骨壁。在开始治疗前，应检查软组织的可用性和质量。Cohen和Ross（1968）首次提出了半厚腭瓣移植术，据报道该技术覆盖暴露牙根的成功率超过85%。双侧牙龈乳头皮瓣也显示出有效的结果（图5.49～图5.51）。

Burkhardt和Lang（2005）研究外科手术覆盖外

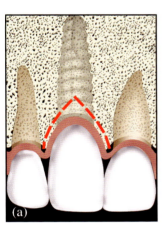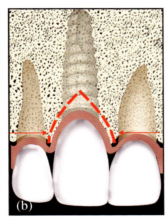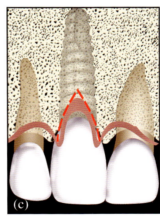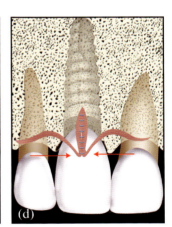

图5.48　（a～d）示意图显示双侧牙龈乳头皮瓣修复的步骤。

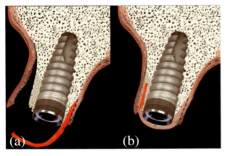

图5.49　（a和b）示意图显示从翻转的带蒂的上皮下结缔组织移植腭蒂。

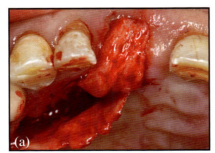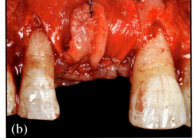

图5.50　（a和b）翻转的上皮下结缔组织移植物固定至唇侧。

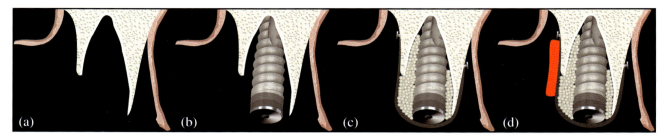

图5.51 （a~d）示意图显示Ⅱ类牙龈退缩的治疗流程。

伤或炎症反应引起的种植体根部暴露，这似乎是颊侧组织形态学的共同特征。Mathews（2000）证明，即刻种植时，上皮下结缔组织的腭蒂为双侧牙龈乳头皮瓣提供了下层组织床。手术时应去除所有上部修复体，以实现最佳的移植物定位（图5.52 ~ 图5.54）。

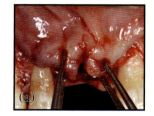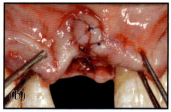

图5.52 （a和b）双侧牙龈乳头皮瓣移植步骤。

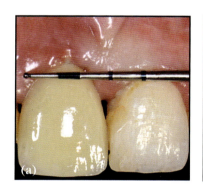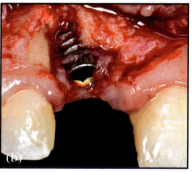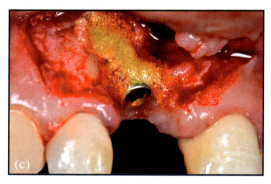

图5.53 （a）种植体周围Ⅱ类牙龈退缩。（b）翻瓣后见骨缺损。（c）种植体表面用四环素溶液消毒2分钟。

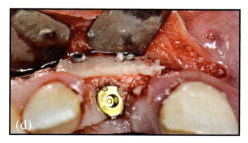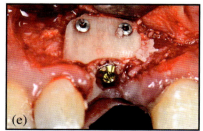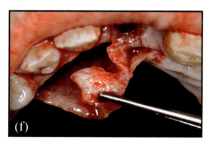

图5.53 （d和e）单皮质同种异体移植骨片用2枚微螺丝固定。（f）从腭侧翻转过来的上皮下结缔组织移植物。

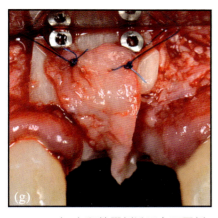
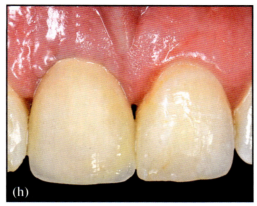
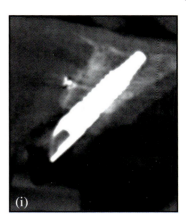

图5.53　（g）翻转腭侧瓣固定至唇侧。（h）最终修复。（i）CBCT显示种植体位置。

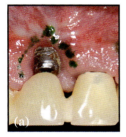
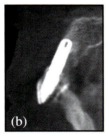
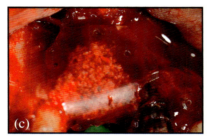
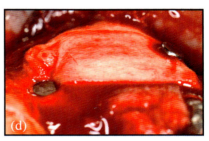

图5.54　（a）Ⅱ类牙龈退缩，标记双侧牙龈乳头皮瓣手术的切口线。（b）CBCT显示唇、腭侧骨吸收。（c）术中观可见新植入的植体，填充颗粒状骨移植物并覆盖PDDLA膜。（d）用2枚膜钉固定胶原膜。

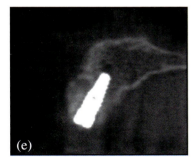
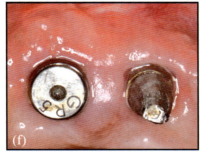
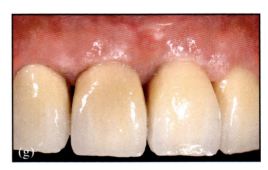

图5.54　（e）CBCT显示新植体唇侧出现骨再生。（f）安装愈合基台进行组织塑形。（g）最终修复。

Elaskary等（2016）对年龄为24～63岁的10例（5例女性和5例男性）Ⅱ类2分类牙龈退缩（牙龈唇侧中点退缩1～2mm，且牙龈乳头完整，其中颊侧和腭侧骨板缺损>3mm）患者进行了研究。详细采集病史，排除标准包括吸烟和酗酒。向患者说明手术流程后，患者签署了知情同意书。所有10例患者均接受了术前临床和影像学检查（CBCT），并记录了基准菌斑指数。使用专门设计的丙烯酸树脂模板记录牙龈退缩的基准线。术后分别在4个月、6个月和9个月记录测量值。治疗流程包括联合使用邻近的双侧牙龈乳头皮瓣和翻转腭侧上皮下带蒂结缔组织移植物，并覆盖颗粒状或自体骨移植物（Elaskary和Pipco 2000）（图5.55和图5.56）。

所有的手术都是在去除上部修复、局部麻醉

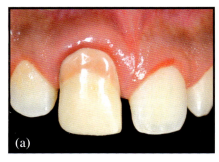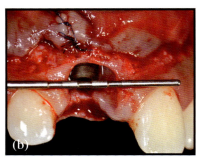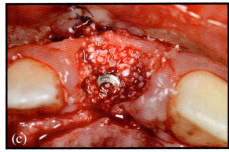

图5.55 （a）Ⅱ类牙龈退缩。（b）根据三维美学定位植入新的植体。（c）术中观可见植体就位，用颗粒状骨移植物填充。

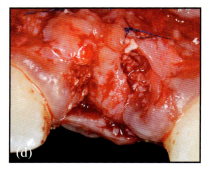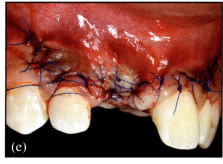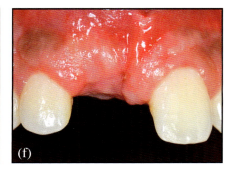

图5.55 （d）带蒂的结缔组织移植物翻转至唇侧并固定。（e）皮瓣缝合。（f）术后4周，显示正常愈合。

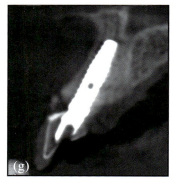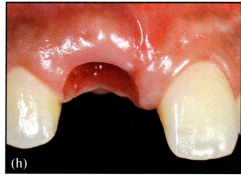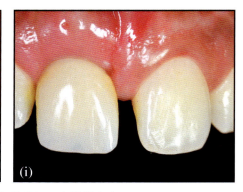

图5.55 （g）CBCT显示种植体周围新生骨。（h）软组织形态。（i）最终修复效果显示改善程度达90%。

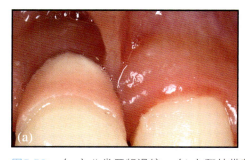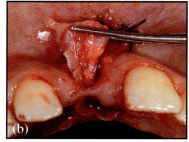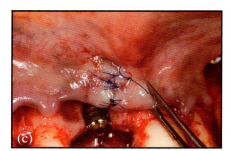

图5.56 （a）Ⅱ类牙龈退缩。（b）翻转带蒂的上皮下结缔组织移植物。（c）双侧牙龈乳头皮瓣缝合。

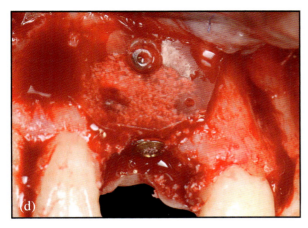
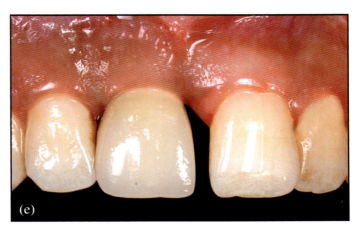

图5.56　（d）颗粒状骨移植物置于聚-dl-乳酸（PDLLA）膜下。（e）最终修复。

下完成的。手术分为3个阶段：软组织制备、取出种植体和新植体植入、最后是骨缺损处的骨移植。

在唇侧取双侧牙龈乳头皮瓣，使用15c号刀片沿退缩牙龈的轮廓做"V"形切口。该切口为临近组织提供了新鲜的创面，用15c刀片在相邻的近中及远中牙龈乳头做与釉牙骨质界平行的两个水平松弛切口，以更好地松弛皮瓣，然后在邻牙线角处做两个延伸至膜龈联合的斜形松弛切口。在皮瓣的基底部，对骨膜进行剥离，以备无张力缝合。然后将

"V"形截面拉拢，并用6-0脯氨酸缝合线间断缝合（Ethicon，Agnthos AB，瑞典）。仔细分离腭瓣以获得与退缩位置相对的SCTG，随后将其翻转至唇侧退缩部位。仔细分离黏骨膜皮瓣和上皮下结缔组织瓣，深度至5~8mm（Khoury和Happe2000）。然后平行于第一个切口切开上皮下组织，以获得SCTG，将其作为蒂附着于前牙区（图5.57）。

取出失败的种植体，同时植入新的种植体（BioHorizons，Birmingham，Alabama，美国）。

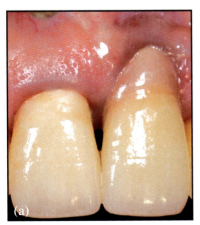
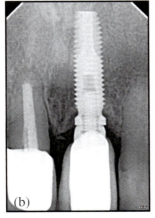
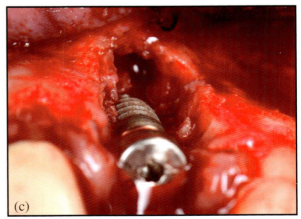

图5.57　（a）Ⅱ类牙龈退缩术前观。（b）根尖片显示种植体位置过深。（c）植入新植体。

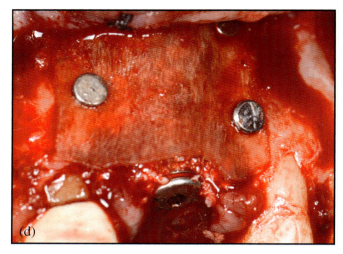

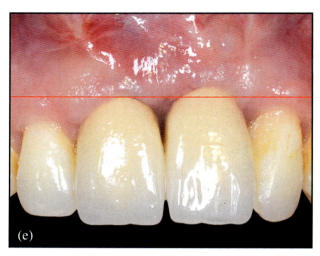

图5.57　（d）放置异种移植骨片并用膜钉固定。（e）最终修复成功率为85%。

用颗粒状自体骨移植物置于新种植体周围的骨缺损处。骨移植物由刮骨刀从手术部位取得的自体骨屑和同种异体骨颗粒组成。将颗粒状骨移植物稳定并用聚-dl-乳酸（PDLLA）膜（KLS Martin，德国）和4枚热塑螺丝覆盖（图5.58a～v）。

将腭侧上皮下带蒂结缔组织翻转至唇侧以覆盖骨移植物，并使用6-0 VICRYL™涂层（Ethicon，Agnthos AB，瑞典）缝线缝合至屏障膜。然后使用6-0脯氨酸缝线（Ethicon，Agnthos AB，瑞典）将腭侧创口与唇侧皮瓣缝合。新种植体在愈合期间被完全覆盖，使用树脂粘接桥作为临时修复体，对患者进行术后指导并给予抗生素（图5.59）。

手术后，在4个月、6个月和9个月对所有患者进行随访。表5.2显示术前牙龈退缩程度（mm）和术后软组织增量（mm）的数值。此外，表5.3列出了不同随访期种植体相关牙龈退缩的平均值±标准差（mm）。平均基准牙龈退缩量为（1.9±0.5）mm，4个月后显著降低至（0.6±0.9）mm（$P<0.05$）。此外，在术后6个月和9个月，观察到的牙龈退缩为（0.7±0.9）mm，与基准值相比也具有统计学意义（$P<0.05$）。比较术后4个月、

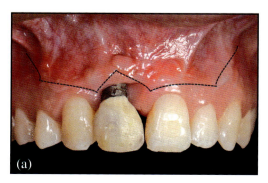

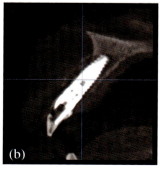

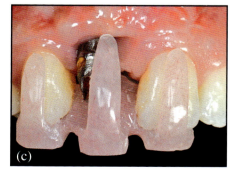

图5.58　（a）Ⅱ类牙龈退缩病例术前标记切口线。（b）CBCT扫描显示种植失败，唇侧骨板吸收。（c）评分模板就位。

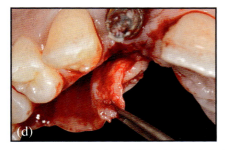
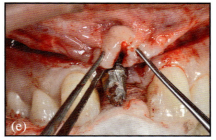
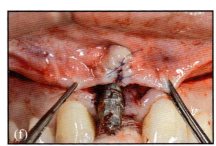

图5.58　（d）制备翻转的腭侧结缔组织瓣。（e和f）双侧牙龈乳头皮瓣缝合。

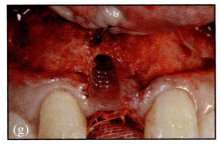
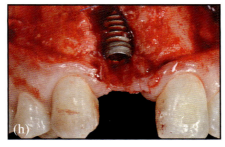
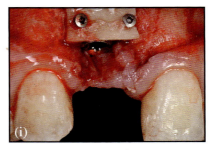

图5.58　（g）取出种植体。（h）植入新种植体。（i）通过两枚钛微螺丝固定皮质－松质移植骨块（取自颏部）。

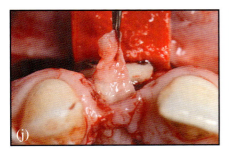
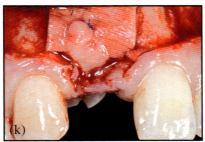
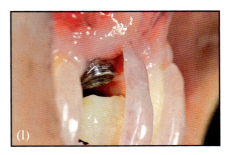

图5.58　（j和k）带蒂的结缔组织移植物翻转至唇侧并固定在胶原膜上。（l）评分模板显示软组织切向增量1mm，表明由于缺乏软组织弹性而需要更大的软组织高度。

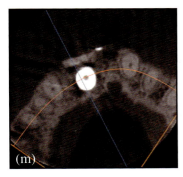
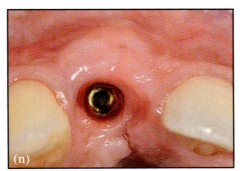
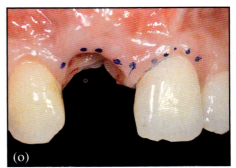

图5.58　（m）CBCT显示唇侧骨弓轮廓。（n）软组织形态。（o）需要更多的软组织以完全治疗牙龈退缩。

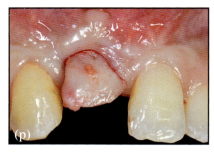
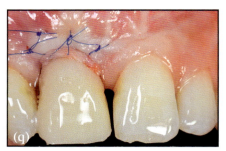
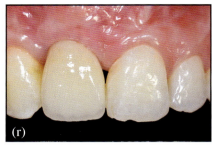

图5.58 （p）结缔组织皮瓣补偿软组织缺损。（q）结缔组织皮瓣缝合。（r）最终修复，显示牙龈退缩完全修复。

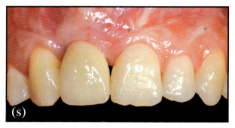
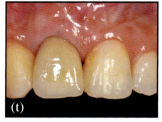
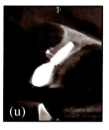
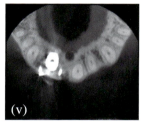

图5.58 （s和t）12个月后随访显示龈缘稳定。（u和v）2年后影像学随访显示软硬组织厚度改善明显。

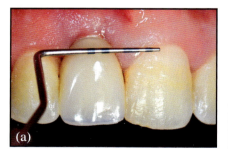
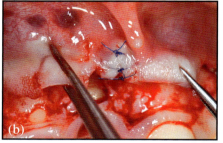
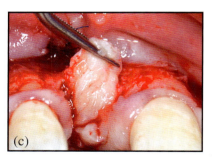

图5.59 （a）Ⅱ类牙龈退缩。（b）双侧牙龈乳头皮瓣。（c）翻转结缔组织腭瓣。

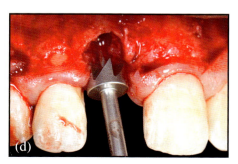
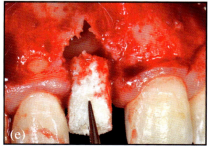
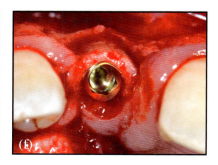

图5.59 （d）准备受区以植入同种异体骨环。（e）移植骨就位。（f）切端观察可见植体稳定在骨环的恰当位置。

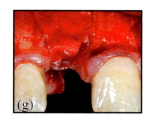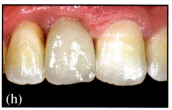

图5.59　（g）放置胶原膜。（h）最终修复，成功率达90%。

6个月和9个月的牙龈退缩值，统计学上没有显著差异，证明手术后获得的软组织量没有明显变化，在随访期间表现出良好的稳定性。

在9个月的随访期结束时，大部分病例均显示出牙龈退缩区的软组织覆盖有所改善（表5.4），只有两名患者未出现软组织增加，分别为一名吸烟者和另一名菌斑指数为2的患者。

表5.2　整个研究期间，丙烯酸模板记录的与术前种植体相关牙龈退缩量（mm）和术后软组织增加量（mm）

病例	术前牙龈退缩量	术后4个月软组织增加量	术后6个月软组织增加量	术后9个月软组织增加量
1	1.5	1.30	1.30	1.40
2	2.5	2.50	2.30	2.30
3	2.0	1.80	1.80	1.80
4	1.0	1.00	1.00	1.00
5	1.5	1.20	1.10	1.00
6	1.3	1.20	1.25	1.25
7	1.8	1.57	1.56	1.57
8	2.5	2.00	1.80	1.80
9	2.5	0.00	0.00	0.00
10	2.0	−0.10	−0.10	−0.20

表5.3　重复测量方差分析（ANOVA）结果，用于比较不同随访期种植体相关牙龈退缩（mm）的平均值±标准差（Mean ± SD）

随访期	Mean ± SD	P值
基准牙龈退缩	$1.9^a \pm 0.5$	
4个月后牙龈退缩	0.6 ± 0.9	
		0.001^b
6个月后牙龈退缩	0.7 ± 0.9	
9个月后牙龈退缩	0.7 ± 0.9	

重复测量的校正P值（方差分析）。

[a]显著差异。

[b]$P \leq 0.05$，具有显著差异。

在尝试寻找效果可靠的最佳临床方案时，早期的临床试验发现，仅使用冠状复位瓣不能改善种植体周围软组织退缩。联合方案的宗旨是提供软组织解决方案，软组织需要为使用的任何骨移植物提供合适的空间，这有利于退缩区的改善。种植体取出或保留与否取决于周围骨吸收的程度。Ⅱ类1分类不需要取出种植体，暴露部分消毒后可以进行骨移植。Ⅱ类2分类则必须取出种植体，并用新的植体替换（如果腭侧骨吸收>4mm）。确认组织表型以及种植体相关牙龈退缩的原因是治疗的关键。仅CTG解决方案在治疗Ⅱ类种植体牙龈退缩方面，通常无法保证可靠的成功率（图5.60）。

表5.4 术后9个月，患者特征及改善百分比

特征	未改善（No.）	未改善（%）	改善（No.）	改善（%）	P值
性别					0.114[a]
男	2	40.0	3	60.0	
女	0	0.0	5	100.0	
菌斑指数					0.784[b]
0	0	0.0	6	100.0	
1	0	0.0	2	100.0	
2	2	100.0	0	0.0	
全身状况					0.784[b]
无	2	28.6	5	71.4	
控制的糖尿病	0	0.0	1	100.0	
轻度高血压	0	0.0	1	100.0	
胃溃疡	0	0.0	1	100.0	
口腔习惯					0.035[a,c]
不吸烟	1	11.1	8	88.9	
吸烟	1	100.0	0	0.0	

[a]基于Fischer精确率的P值。
[b]基于Monte Carlo精确概率的P值。
[c]P≤0.05，具有显著差异。

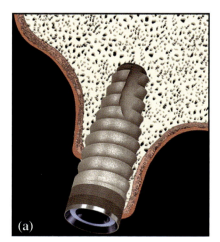
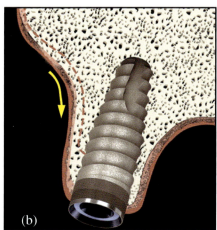
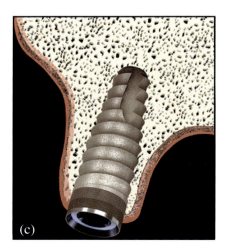

图5.60 （a~c）冠状复位瓣无法成功治疗Ⅱ类牙龈退缩。

软组织手术必然会伴随出现软组织的瘢痕和硬化，这就解释了非分期移植方法的优势，该方法同时进行软硬组织增量和修复，并完全清除该部位的炎症组织（图5.61）。

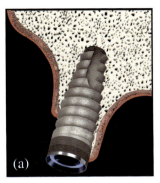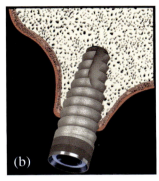

图5.61　（a）如果腭侧骨板完整，仅唇侧骨板吸收，种植体可以保留、消毒后进行移植。（b）唇、腭侧骨板均吸收时，应取出旧种植体，植入新种植体。

5.6.4　III类牙龈退缩的治疗

III类种植体牙龈退缩为牙龈唇侧中点退缩量超过2mm，且牙龈乳头的高度降低。常规治疗方法包括内置法植骨术、夹层植骨术、生物临界植骨术以及外置法植骨术。以下是有关III类牙龈退缩的一些治疗建议。所有表现为III类牙龈退缩的病例均应采用个性化方案，因为这些病例具有不同程度的组织损伤和轮廓塌陷，因此没有一个统一的治疗流程可以解决所有问题（Jensen和Terheyden 2009）。

为了增加上下颌缺牙区牙槽嵴的垂直高度，20世纪90年代初期首次采用了外置法植骨术（Pikos 2000）。经典的块状骨移植术是使用自体骨块，通过骨固定螺丝或种植体固定在受体牙槽嵴上（Cordaro等2010）。在受区行皮质骨切开以促进营养后，将移植物放置在受体牙槽嵴上并固定（Levin、Nitzan和Schwartz-Arad 2007）。

自体骨外置法植骨术可用于治疗牙槽嵴宽度不足。但是，当垂直向骨高度不足时，需要在唇、腭侧同时进行。随着炎症细胞的浸润，新生血管代替坏死组织后发生骨愈合（Lee和Butler 1997）。治疗结果取决于移植血管的状态、移植物的特性以及受体牙槽嵴的状况。未血管化的移植物会坏死，因为只有表面骨细胞重新建立血液供应，移植物才能存活（Manson 1994）。移植物的其余部分被受区的血管浸润，并由受体MSCs重新填充（Lee和Butler 1997）（图5.62）。

对于较大的缺损，皮质骨可以用于唇、腭侧骨板的增量。用特殊的切割轮从磨牙区取骨，骨颗粒填入骨板之间。此外，还需要额外采集骨屑（Khoury和Khoury 2007）。使用超声骨刀从磨牙后区的外侧取一个皮质骨块，其厚度约为3mm。用磨骨仪磨成骨屑，然后用切割轮将骨块切成两部分，用作骨架（Stimmelmayr等2012）。将研磨后的骨屑与自体血混合，固定后放置在骨架之间，放置胶原蛋白网以填充供区缺损（Khoury和Khoury 2006）（图5.63）。

通过牙槽嵴顶切口形成全厚皮瓣，使其向腭

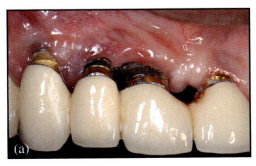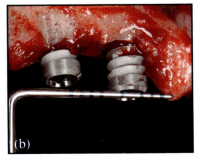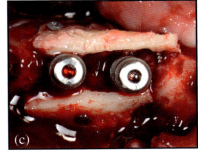

图5.62　（a）种植联冠术前III类牙龈退缩。（b）遵循美学流程植入2颗植体（Tapered plus，BioHorizons）。（c）两个单皮质自体骨块对唇腭侧骨缺损起双向稳定作用。

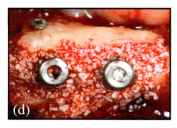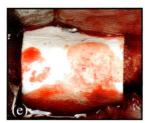

图5.62 （d）同种异体骨填充间隙。（e）2枚自攻螺丝固定胶原膜。

侧移行，加上两个垂直切口，实现完全可视的手术通路。

用球钻修整骨移植物，并用钛制微螺丝将其锚固于宿主骨中。两侧移植物和牙槽骨之间的间隙可以用磨碎的骨屑和血液或单独的同种异体移植物或同种异体颗粒混合物填充。可吸收胶原膜覆盖骨移植物，然后进行皮瓣缝合。该技术的主要优点是大量恢复天然骨结构，并且吸收率极低（图5.64）。

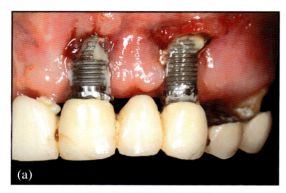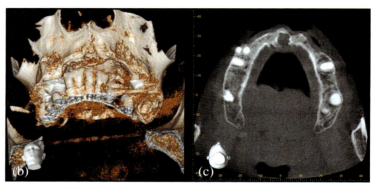

图5.63 （a）种植体周围严重牙龈退缩。（b和c）CBCT显示取出种植体后牙槽骨严重吸收。

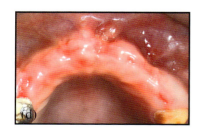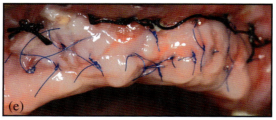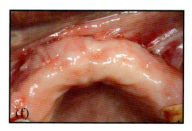

图5.63 （d）种植体取出3周后牙槽嵴愈合，角化黏膜不足。（e）结缔组织移植及前庭沟成形术。（f）前庭沟成形术后5周。

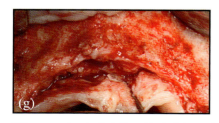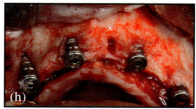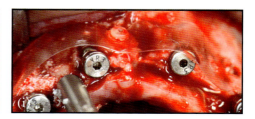

图5.63 （g）术中见牙槽嵴狭窄，计划行非分期植入术。（h）种植体具有良好的初期稳定性，显示骨缺损。（i）固定聚-dl-乳酸（PDLLA）膜。

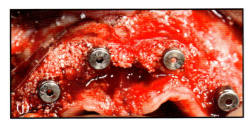
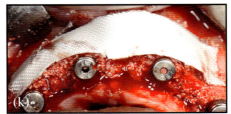
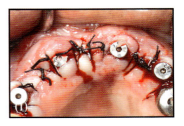

图5.63　（j）种植体和膜之间填充移植骨颗粒。（k）将Surgi密封膜置于PDLLA膜上，以增强皮瓣的黏附性。（l）安装愈合基台，缝合皮瓣。

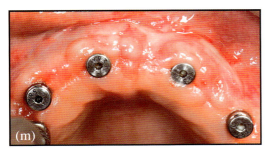
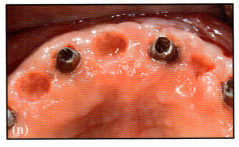
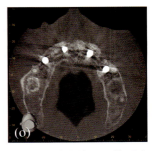

图5.63　（m）植入术后2个月显示良好的组织宽度和质量。（n）桥体成形。（o）术后5个月CBCT显示种植体周围的再生骨量。

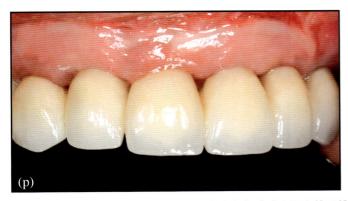
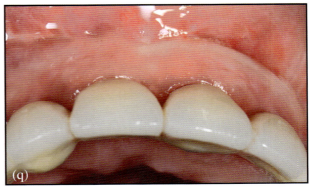

图5.63　（p和q）最终修复，显示丰富的角化黏膜和再生的牙槽骨。

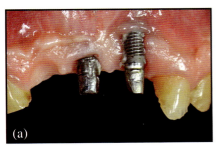
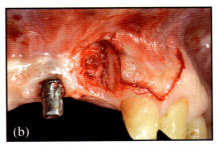
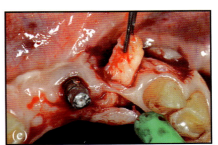

图5.64　（a）去除修复体。（b）取出第一颗植体。（c）上皮下结缔组织移植。

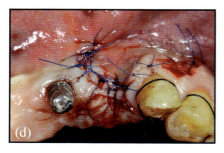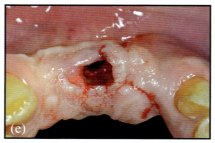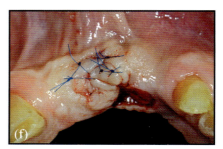

图5.64 （d）翻转颊侧瓣。（e）取出第二颗种植体。（f）翻转腭侧瓣。

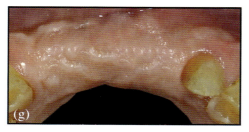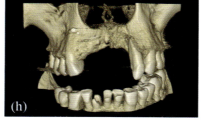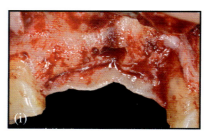

图5.64 （g）牙槽嵴愈合，角化黏膜改善。（h）3D视图显示骨缺损。（i）口内观显示骨缺损。

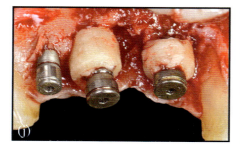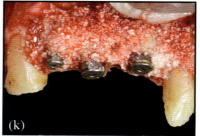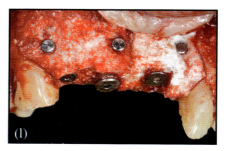

图5.64 （j）植入3颗种植体，其中2颗周围有取自患者颏部的自体骨环移植物。（k）颗粒状移植物填充空隙。（l）胶原膜固定。

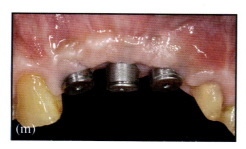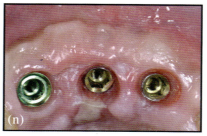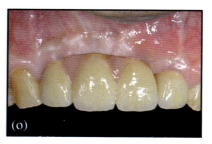

图5.64 （m）愈合基台周围组织愈合情况。（n）获得最佳的唇部组织体积。（o）最终修复。

增加牙槽骨垂直高度的另一个临床方案是三明治-夹层骨成形术。与外置法植骨术相比，它具有一个主要优势，即附着于待移植牙槽嵴的软组织保持不动（Kawakami等2013），从而将与创口相关的并发症降至最低。三明治截骨术可实现内置法植骨和夹层骨成形（"三明治"）之间的良好愈合，因为移植物的各个位置均有新生血管形成，封闭间隔（图5.65）。

三明治技术将移植骨块置于劈开的骨杈之间，并成功地与劈开的骨面结合，可以对严重萎缩的无牙颌下颌骨进行骨增量（Stoelinga等1986）（图5.66）。

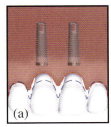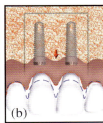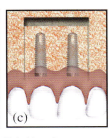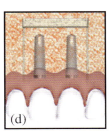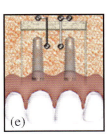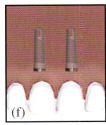

图5.65　（a～f）三明治截骨术（夹层植骨）的示意图。

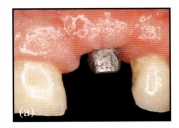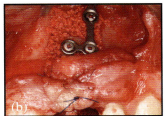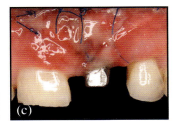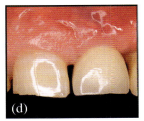

图5.66　（a）植体位置过深导致Ⅲ类牙龈退缩。（b）三明治截骨术与夹层移植一起用微型钛板固定。（c）愈合1周。（d）最终修复，改善度达90%。

这种手术方法用自体骨或任何其他生物填充材料填充劈开的骨腔。像"三明治"一样，夹层或内置法移植材料放置在三壁松质骨腔内，这样受区能够容纳并稳定移植材料，劈开骨块之间的循环血流可提供细胞、可溶性调节剂和营养（Kraut 1985）（图5.67）。

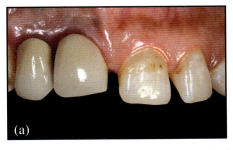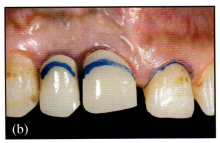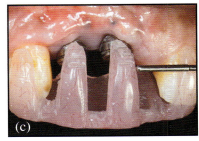

图5.67　（a）Ⅲ类牙龈退缩术前观。（b）标记软组织增量后的预期边缘。（c）评分模板。

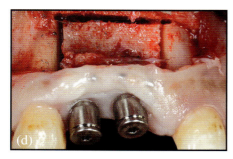
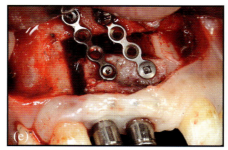
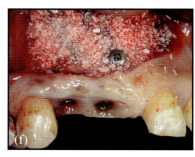

图5.67 （d）三明治截骨术。（e）可动骨块沿着种植体的位置向切端移动。（f）骨移植物填充间隙。

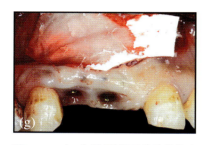
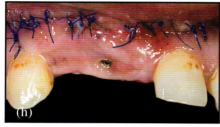
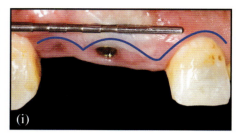

图5.67 （g）胶原膜覆盖移植物表面。（h）最终缝合。（i）标记线显示软组织边缘形态改善。

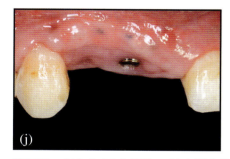
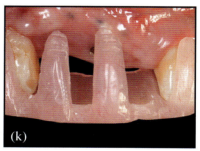
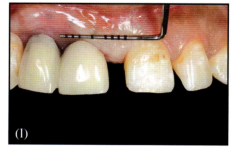

图5.67 （j）愈合3个月后。（k）评分模板显示三明治截骨术获得的软组织增量。（l）该病例短期改善度达85%。

　　外科手术包括：在缺牙区唇侧牙槽嵴做10～12mm椭圆形切口，翻全厚皮瓣，不分离舌侧和嵴顶骨膜，暴露颊侧皮质骨，用外科锯和锉刀制备两个垂直和一个水平骨切口。水平切口至少位于牙槽嵴下方2mm、下颌神经管上方2mm，将切开的骨段向冠方翻起，保留舌侧骨膜（图5.68）。

　　自体骨块或异种骨块都可以作为夹层移植物置于可动骨块与基骨之间。颗粒状自体移植物可填充移植骨块周围的间隙。迷你钛板和小螺丝将骨块固定在基骨上。胶原可吸收膜覆盖移植物，将皮瓣分两层缝合，内层黏膜下褥式缝合，外层缝合黏膜。6个月后，所有间隙都长满活骨，切开的骨块稳定，可以植入种植体，平均垂直向增量为5～8mm（Kawakami等2013）（图5.69a、b）。

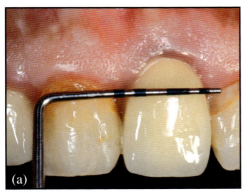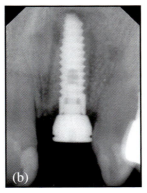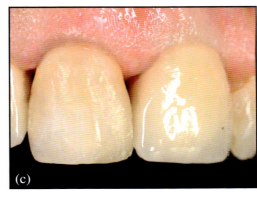

图5.68　（a）左上中切牙种植体周围Ⅲ类牙龈退缩。（b）根尖片显示截骨骨块在位。（c）最终修复。

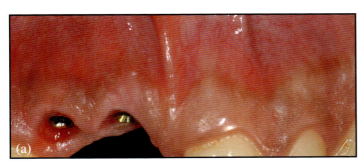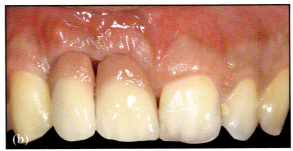

图5.69　（a和b）粉色牙龈瓷修复Ⅲ类牙龈退缩，最微创的解决方案。

与"三明治"截骨术类似的一种方法是骨膜瓣（osteoperiosteal flap，OPF），它通过带血管的节段性移动截骨术实现的。生物学原理同Le Fort Ⅰ型颅颌面外科手术，该技术取决于骨膜骨屑中的血管化，OPF技术为处理这些缺陷做出了巨大贡献。移动附着于黏膜组织的骨段可以实现单向或双向增量。通过节段截骨术的OPFs以及皮瓣转位到所需位置形成的间隙中填入夹层移植物，获得垂直向骨增量。术前计划包括制作2个种植导板。第一个导板用于在现有牙槽中对种植体截骨部位进行跨黏膜定位。第二个导板根据预定的垂直高度增加量定制，保证理想的咬合间隙（Tsegga和Wright 2017）。OPF与内置法移植物的结合，正越来越多地用于牙槽嵴高度不足的种植病例。截骨增量术的主要优势是保留附着龈，某些病例甚至连牙龈乳头也可以保留（Kramer、Dempf和Bremer 2005）。

三明治技术在外科手术方法上类似于牵张成骨技术，并且在软组织方面具有相似的愈合模式和结果。与牵张成骨一样，形成软组织瘢痕的概率很高（Scipioni、Bruschi和Calesini 1994）。牵张成骨术是颅颌面外科手术中用于垂直向骨增量的一种技术。它基于机械伸长愈合骨组织的生物学原理，通过持续张力使愈合骨组织周围的两段骨缓慢地逐渐分离，从而实现新骨形成（Cheung等2013）。该技术包括3个阶段：①潜伏期为7天，牵张器周围软组织愈合；②牵张期，两骨段以每日0.5～1mm的速率逐渐分离；③固定期，即新形成的骨骼矿化并成熟（Vega和Bilbao 2010）。牵张成骨术的目的是使用骨内或骨外装置，实现垂直向骨增量，以应对不利退缩。据报道，采用小直径骨内装置可实现9mm的垂直向骨增量，并获得4～6mm的垂直高度增加（Chiapasco等2004）。

许多情况下，患者拒绝进行大范围的手术，在这些情况下，选择其他解决方案也很重要。可以通过在种植体支持式陶瓷修复体的颈部添加牙龈瓷来修复缺损组织，从而降低了进行复杂外科手术的难度。

5.7　结论

对牙龈退缩及其后遗症的治疗，应对病因、临床医生的技能、局部组织的状况、患者的全身状况以及患者是否愿意接受手术等进行全面的评估。开始治疗前应采取预防措施，以避免并发症。

种植体相关牙龈退缩的合理治疗方式应建立在病因诊断的基础上。病因学诊断使临床医生能够对因治疗，而不是对症治疗。

诸如牙龈表型和唇侧骨板厚度之类的因素需要更好地研究和管理，可以在种植体植入之前或同时进行软组织增量术。一旦在种植治疗的任何阶段出现软组织缺损的临床表现，就应考虑进行软组织修复。手术方式的选择由以下因素决定，包括缺损部位的解剖结构、缺损的程度、缺损附近是否存在角质化组织、相邻软组织的宽度和高度、操作技能以及前庭深度或唇系带附着位置（Zucchelli等2013）。此外，建议选择最短的治疗路径（Kerner和Migonney 2010）。必须综合考虑尽量减少手术和口内手术部位。外科医生的临床经验可能是影响判断、病例选择和手术技能的潜在因素。事实证明，准确的病例选择可以提高临床的长期疗效（Haghighati等2009）。

扫一扫即可浏览
参考文献

第6章

美学区引导骨再生术的再认识
Revisiting Guided Bone Regeneration in the Esthetic Zone

Rawad Samarani

Department of Periodontology, Saint-Joseph University, Beirut, Lebanon

6.1 引言

从功能角度看，足够的骨量是保证种植体长期稳定的前提。在美学区，需要更充足的骨量，以获得合适的牙槽嵴形态和高度，为牙龈乳头提供支撑。这对于高位笑线的患者尤为重要。因此，在牙槽嵴有缺损的情况下，需要重新建立合适的骨量和轮廓。为此，不同学者提出了一些方法，这些方法具有不同级别的文献支持和依据。在这些方法中，最有据可循的是引导骨再生术（guided bone regeneration，GBR）（Aghaloo和Moy 2007；Benic和Hämmerle 2014），它已被证实可用于缺损牙槽嵴的骨增量，有超过25年的临床记录。

尽管关于GBR的文献数量相对充足，但仍在几个方面证据不足，尤其是用于GBR的不同生物材料的性能比较、影响结果差异性的因素、长期疗效以及对复杂缺损（如美学缺损、垂直缺损和下颌牙槽嵴重度吸收病例）的效果。本章节简要回顾GBR的原理和技术，并深入探讨美学区的特殊考量，包括：外科技术、生物材料的选择、理想牙槽嵴量、适当的软组织质量和数量、缺损类型的区分以及对可能出现的并发症的理解和控制。

6.2 生物学原理和组织学概述

GBR的生物学基础起源于20世纪80年代早期的牙周再生技术，称为引导性组织再生术（GTR）（Nyman等1982）。GTR使用物理屏障，特别是膨体聚四氟乙烯（e-PTFE）膜，阻止上皮细胞和结缔组织长入牙周组织缺损区，选择性引导牙周细胞和成骨细胞优先进入骨缺损区。牙骨质、牙周膜和牙槽骨再生的组织学证据以及临床参数的改善证明了GTR的成功（Gottlow 1993）。这一成功促使人们应用同样的原理，即使用物理屏障来保护骨缺损不受成纤维细胞的侵袭，形成骨细胞填充缺损的通路（Dahlin等1988）。这种方法被称为引导骨再生术（GBR）。GBR的基本原理是在物理屏障的引导下，利用骨的自然愈合能力完成骨再生。再生遵循生长和发育过程中骨形成的模式（Schenk等1994）。

早期，临床中只有膜应用于GBR，后来逐渐提出添加骨充填材料以减少膜塌陷，并优化膜下方的骨形成量。

在最初的临床应用中，GBR用于拔牙后种植位点周围骨缺损的再生（Becker和Becker 1990）以及种植体周围裂开型缺损的骨再生（Jovanovic、Spiekermann和Richter 1992）。后来，GBR成为治疗局限性牙槽嵴缺损的标准方法，既可以与种植体植入同期进行，也可以在植入前单独进行手术，使更广泛且更具有挑战性的缺损问题，如垂直型牙槽嵴骨增量等，也得以解决（Simion、Trisi和Fiattelli 1994）。

6.3 手术流程和美学区的特殊考量

GBR是一项高难度的外科手术，需要适当的手术技巧和培训。以下详细介绍手术步骤并探讨美学区特殊的考量。

6.3.1 软组织瓣设计

正确进入手术部位至关重要。有学者提倡制备包含一个或两个邻牙的大梯形或三角形黏骨膜瓣，以便于瓣推进以保证冠部瓣动度及无张力缝合。在GBR手术中，为了保护移植位点不受细菌侵袭并实现无干扰的愈合，创口的一期愈合必不可少（Wang和Boyapati 2006）。

6.3.1.1 缺牙区的切口

在GBR的早期临床应用中，一般认为牙槽嵴顶切口会导致更多的软组织开裂。因此，提倡使用牙槽嵴顶旁切口（Buser等1993）。下颌采用前庭沟或颊黏膜转折处切口。上颌采用颊黏膜转折和腭侧切口。切口线从牙槽嵴顶正中向腭侧偏移数毫米至完全位于腭侧。在后来的应用中，发现牙槽嵴顶旁切口愈合速度比牙槽嵴顶切口慢（Cranin等1998），并且与疼痛、炎症和水肿的增加有关（Scharf和Tarnow 1993），因而逐渐被淘汰。也有人认为，裂开的风险与瓣推进不当、无法实现无张力闭合以及缝合技术不佳有关，而与切口的位置无关。然而，在上颌，切口轻微的偏移，无论是向前庭沟还是向腭侧，在特定情况下都有一些优势。尽管没有进行比较研究来检验一种方法相对于另一种方法的优越性，但不同切口位置还是有一定区别的，特别是在美学区。

6.3.1.1.1 牙槽嵴顶切口

这种切口可以避免损伤黏膜血管网，理想情况下应位于牙槽嵴顶上的无血管区（Casino等1997；Kleinheinz等2005）。覆盖牙槽嵴黏膜的颊侧和舌侧有前–后向独立的血管网，无牙颌牙槽嵴顶部被宽1~2mm、没有血管吻合的相对无血管

区覆盖（Kleinheinz等2005；Koymen等2009）。因此，牙槽嵴顶旁切口会阻断皮瓣的末端血管网血供，无血管区的存在影响该皮瓣边缘血液供应，导致皮瓣边缘出现潜在坏死和裂开的可能。

牙槽嵴顶切口的不足在于它通常延伸至缺牙区邻近牙龈乳头的正中。在美学区切开薄扇形牙周组织的牙龈乳头可能引起牙龈乳头凹陷和/或塌陷，导致治疗结束时牙龈乳头形态不佳。

对于黏膜较薄的病例（Park和Wang 2007）和/或全身性缺血性切口开裂风险较高的患者（如吸烟、糖尿病或高龄患者），最好采用牙槽嵴顶正中切口，以降低皮瓣边缘坏死的风险（表6.1）。邻牙角化龈的平均宽度可作为确定初始切口位置的依据（Park和Wang 2007）。

6.3.1.1.2 稍偏腭侧的切口

这种切口的优点是在切口线的颊侧留有足够宽度的无瘢痕的角化组织。这条组织带将在基台连接手术中向唇颊侧移位，使种植体的颊侧形成一条无瘢痕、美观的角化龈。另一个优点是它保留了邻牙龈乳头，切口从其腭侧基底部切开，而不是从牙龈乳头上切开。这样，牙龈乳头能完整保留在颊侧瓣上。

稍偏腭侧的切口最好用于上颌前牙小范围缺失（表6.1）。

6.3.1.1.3 稍偏前庭沟的切口

这种类型的切口适用于上颌需要大量植骨的情况，尤其是垂直向骨增量术。该切口的优点是减少了软组织愈合后的腭侧移位，从而有助于在安装基台时角化组织向颊侧转移（表6.1）。

6.3.1.2 邻牙切口和垂直松弛切口

该切口应从缺牙区向邻牙延伸至少包含一个或两个（特殊情况下更多）牙位，在颊侧和腭/舌侧均为沟内切口。在牙龈乳头水平，特别是在美学区，我们倾向于做保留牙龈乳头的切口，类似于牙周路径的简化牙龈乳头保留瓣（Cortellini、Prato和Tonetti 1999）。与传统的全牙龈乳头顶端切口相

表6.1　缺牙区不同类型水平切口的概况

	优点	缺点	适应证
牙槽嵴顶	• 避免损伤血供	• 正中切开邻近牙龈乳头，从而增加牙龈乳头退缩风险	• 薄型黏膜 • 缺血性切口开裂风险较高的患者（吸烟患者、糖尿病患者、高龄患者等）
稍偏腭侧	• 治疗结束时种植修复体的颊侧形成无瘢痕的角化龈 • 不切开邻面的牙龈乳头从而降低乳头退缩的风险	• 易感患者有颊侧瓣边缘坏死的风险	• 上颌前牙小范围缺失
稍偏前庭沟	• 减少软组织腭侧移位，从而在安装基台时促进角化龈向颊侧转移	• 易感患者有腭侧瓣边缘坏死的风险	• 上颌骨大面积三维牙槽嵴增量术

比，这种切口设计的优势在于减少牙龈乳头退缩，特别是在薄扇型牙周组织中。

垂直松弛切口位于颊侧，而在腭侧则建议使用大的封套瓣。特殊情况下，垂直松弛切口可以位于腭侧。在颊侧，垂直松弛切口应遵循"J"形设计，从牙齿的线角开始（Simion等1994），稍向外延伸至牙槽嵴黏膜。在美学区，通过角化龈的斜形切口可以减少术后瘢痕形成。在可能的情况下，垂直切口不应该位于前方可显露的区域；它们应该位于尖牙或更末端牙的远中。

6.3.1.3　瓣推进

推进瓣是口腔外科常见的手术方法。实际上它们适用于各种情况，其依据来自Rehrmann（1936）所描述的用于关闭口腔上颌窦交通的推进瓣。Rehrmann成形术使用两个垂直松弛切口和一个骨膜切口，使得颊侧瓣向冠部推进。在GBR手术中，仅行骨膜切口不能满足治疗严重骨缺损的推进瓣移动性的需要。根据缺损的严重程度、前庭深度和是否存在瘢痕组织，决定是否需要延长至黏膜下

层并将瓣与下层肌肉分离。

经典的全厚黏骨膜瓣是由外层的黏膜和内层的骨膜联合组成的。中间部分是黏膜下组织。骨膜是一层厚度<0.4mm致密且薄的组织层。由于缺乏弹性纤维，它构成了皮瓣最坚硬的部分。相反，黏膜下层是一种疏松的结缔组织，厚度不等，含有许多弹性纤维（也包括脂肪组织、小涎腺、血管和神经）。虽然黏膜下层通常是疏松的，但它含有密集排列的胶原纤维。靠根尖区，黏膜下层附着在邻近的肌肉上：口腔前部的口轮匝肌、下颌前部的颏肌、颊侧后部的颊肌和舌侧的下颌舌骨肌。

当需要小范围的瓣推进时，用一个与骨表面平行的浅层切口切断骨膜，可以使瓣得到充分地松解。为避免瓣穿通，切口应位于膜龈联合的顶端（表6.2）。

当需要中等范围的瓣推进时，定位和切断黏膜下层的致密胶原纤维束将进一步使瓣游离。这应该用手术刀来完成。好的方法是用刀尖探寻定位胶原纤维束，并向外切割。这种方法的优点是选择性地在黏膜下进行切割，从而最大限度减少对血管的

表6.2　瓣推进不同等级的概况

瓣推进	推荐技术	使用器械	解剖平面和方向	适应证
轻度	• 骨膜浅层切口	• 刀片	• 膜龈联合根尖区 • 与骨表面平行	• 局部裂开型缺损
中度	• ADD：在黏膜下层定位，切割致密的胶原纤维束 • ADD：拉伸黏膜下层	• 刀片 • 骨膜分离器宽头（钝头）	• 向外 • 向冠方推进皮瓣使之拉伸	• 刃状牙槽嵴缺损
重度	• ADD：将黏膜下层和下层肌肉分开	• 刀片或弯剪刀	• 与瓣外表面平行	• 三维或垂直型骨缺损
附加的	• *ADD：垂直松弛切口浅层延伸*	• *刀片*	• *顺着可以把瓣从角部游离出来的方向*	• *适用于所有缺损类型*

损伤。另一种方法是用手术刀片盲法加深，但最初的骨膜切口可能会损伤血管。这种方法有时是不可避免的，因为胶原纤维束有时难以充分地观察和定位。另一种推荐用于下颌后牙区的方法，是使用刀刃来回做水平运动（Ronda和Stacchi 2015）。在切开黏膜下层时，通过拉伸黏膜下组织获得额外的瓣延长。这可以用闭合的钝剪刀或止血钳插入切口来实现。垂直打开器械以撑开切口的两侧（Greenstein等2009）。另一种优化的拉伸黏膜下层的方法，是将骨膜分离器的宽头（如Prichard）插入切口并冠向推移（表6.2）。

当需要较大范围的瓣推进时，应将黏膜下层与周围肌肉分离（Romanos 2010）或切断肌肉（Kim、Kim和Leem 2015）。第一种方法更优，并发症少。在特殊情况下，如上颌前部，第一种方法可以降低上唇感觉异常的风险。眶下神经的分支支配上唇感觉。口轮匝肌由面神经颊支发出运动神经支配。这些神经分支贯穿口轮匝肌的厚度。深达肌肉厚度的切口可能会切断一些神经末梢，导致上唇感觉异常或嘴唇活动性降低。在口轮匝肌和颊肌附着的区域，应用弯解剖剪将黏膜下层与邻近肌纤维分离。解剖平面应沿着瓣的外表面和阻力最小的路径，尽量避免切断肌肉（表6.2）。必须小心不要刺破瓣，在上颌骨的侧面，切口不能损伤腮腺导管。

如果在执行完所有上述操作后仍需进一步推进，则需做垂直松弛切口，其表面延伸可以使皮瓣从其角部释放出来（Fugazzotto 1999；Sclar 2003）（表6.2）。

更进一步的推进也可以通过结合冠状推进瓣和侧向滑动，使牙龈乳头向邻牙移位。应至少跨过两颗相邻的牙齿做较远的垂直松弛切口（Urban等2016a）。

还有学者提出了替代技术，包括延长颊侧或腭侧瓣，将上述冠状颊瓣进一步推进。

颊部黏骨膜瓣可通过带冠状基底的带蒂骨膜瓣来延伸。

骨膜瓣用于牙槽嵴顶一期愈合手术创口的关闭（Triaca等2001）。为了扩大腭瓣，还有学者提出了一种类似的瓣扩张技术（Fugazzotto 1999）。

另一种延长腭瓣的方法，是使用两个重叠的中厚切口来进一步延长腭瓣（Tinti和Parma-Benfenati 1995）。这两种腭瓣延长术都有可能导致瓣坏死，只有当腭部组织厚度>5mm时才能进行。所有这些替代技术的优点是减少了颊侧瓣的推进，最小限度减少前庭的深度。

6.3.2 受区的准备

使用锋利的工具刮除清理受区皮质表面残留的骨膜组织（Simion等1994）。然后，用一个小钻头（约1mm）穿通受区的皮质骨（图6.1j和图6.2f）。在大鼠颅骨GBR模型中可见，与完整的骨

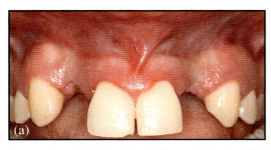
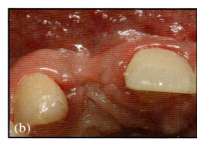
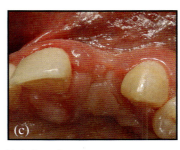

图6.1 （a）种植失败导致侧切牙垂直向和水平向骨缺损。（b）12的咬合面观。（c）22的咬合面观。

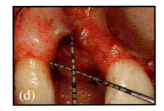
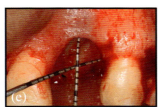
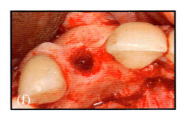
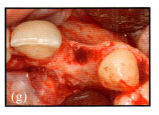

图6.1 （d）12处垂直向骨缺损超过6mm。（e）22处垂直向骨缺损达5mm。（f）12处水平向骨缺损情况。（g）22处水平向骨缺损情况。

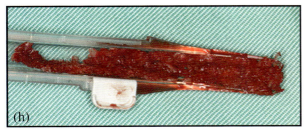
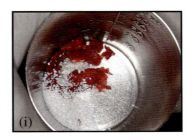

图6.1 （h）刮骨刀收集的皮质骨屑。（i）将自体骨和无机牛骨按1∶1混合。

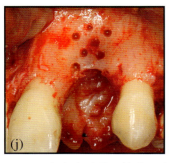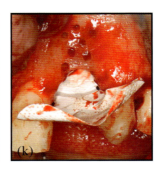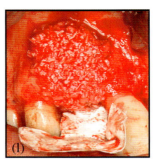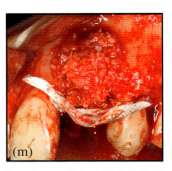

图6.1　（j）皮质骨上钻孔。（k）在腭侧用微型螺丝固定钛增强的d-PTFE（Cytoplast®）膜。（l）12处复合骨移植物就位。（m）22处复合骨移植物就位。

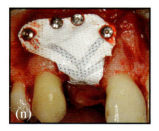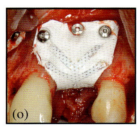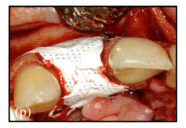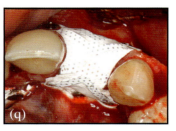

图6.1　（n）将与牙槽骨轮廓相适合的膜用膜钉固定在12颊侧。（o）将与牙槽骨轮廓相适合的膜用膜钉固定在22颊侧。（p）膜固定在12处的咬合面观。（q）膜固定在22处的咬合面观。

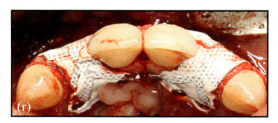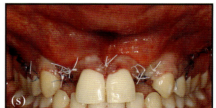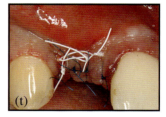

图6.1　（r）膜与邻牙牙根保持1~1.5mm的距离。（s）缝合。（t）12区：用于关闭深层水平切口的d-PTFE缝线（白色）和用于关闭表层水平切口的聚丙烯缝线（蓝色）。

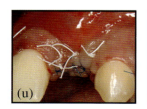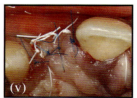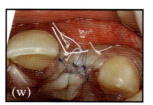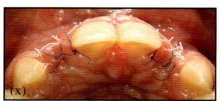

图6.1　（u）22区：用于关闭深层水平切口的d-PTFE缝线（白色）和用于关闭表层水平切口的聚丙烯缝线（蓝色）。（v）12区：用于关闭深层水平切口的d-PTFE缝线（白色）和用于关闭表层水平切口的聚丙烯缝线（蓝色）。（w）22区：用于关闭深层水平切口的d-PTFE缝线（白色）和用于关闭表层水平切口的聚丙烯缝线（蓝色）。（x）2周时，软组织愈合的情况。

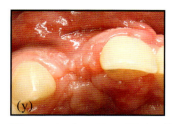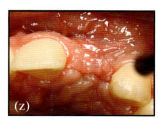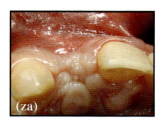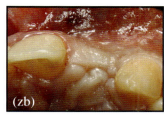

图6.1 （y）12区：6周时，软组织愈合情况。（z）22区：6周时，软组织愈合情况。（za）12区：9个月时，软组织愈合的情况。（zb）22区：9个月时，软组织愈合的情况。

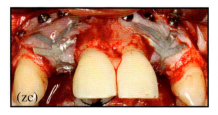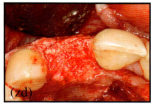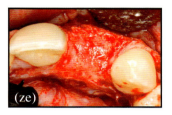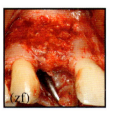

图6.1 （zc）9个月时，翻开全厚瓣。（zd）12区：骨再生区的咬合面观。（ze）22区：骨再生区的咬合面观。（zf）12区：骨再生区的颊面观。

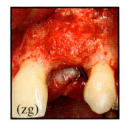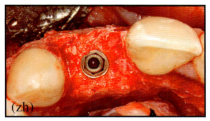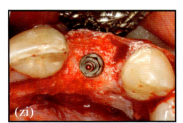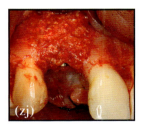

图6.1 （zg）22区：骨再生区的颊面观。（zh）12区：植入直径为3.7mm的种植体。（zi）22区：植入直径为3.7mm的种植体。（zj）12区：种植体植入的颊面观。

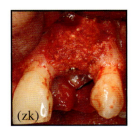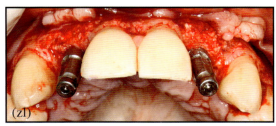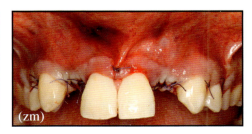

图6.1 （zk）22区：种植体植入的颊面观。（zl）种植体植入在设计好的位置，以便将来安装基台后临时冠能顺利就位。（zm）种植体埋入式愈合。

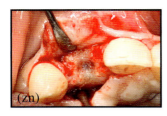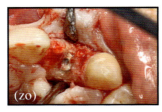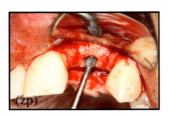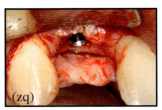

图6.1 （zn）二期手术中的12区。覆盖螺丝上没有骨的过度生长。（zo）二期手术中的22区。覆盖螺丝上没有骨的过度生长。（zp）用外科钻针去骨，暴露覆盖螺丝。（zq）12区：去骨后的颊侧观。

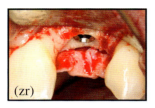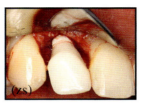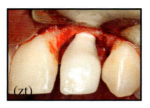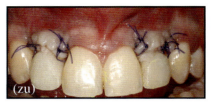

图6.1 （zr）22区：去骨后的颊侧观。（zs）12区：在PEEK基台上临时冠采用螺丝固位。注意凹形的穿龈轮廓。（zt）22区：在PEEK基台上临时冠采用螺丝固位。注意凹形的穿龈轮廓。（zu）缝合。注意颊侧牙槽嵴体积的增加。

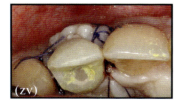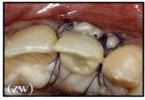

图6.1 （zv）缝合。注意颊侧牙槽嵴体积的增加。（zw）缝合。注意颊侧牙槽嵴体积的增加。

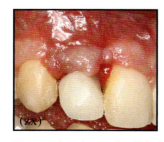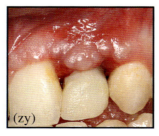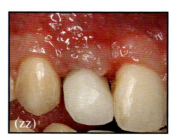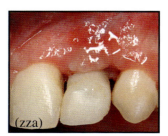

图6.1 （zx）2周时，软组织愈合的情况。（zy）2周时，软组织愈合的情况。（zz和zza）8周时软组织愈合的情况。

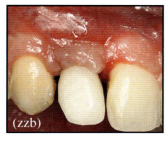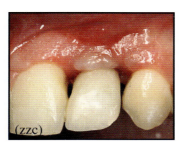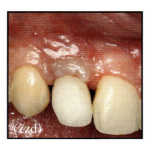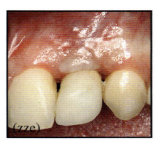

图6.1 （zzb和zzc）8周时：在临时冠的穿龈轮廓上添加流动树脂，进行软组织塑形。（zzd和zze）3个月时软组织愈合的情况。

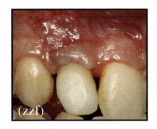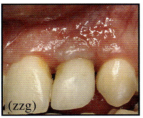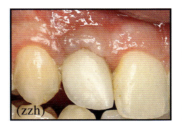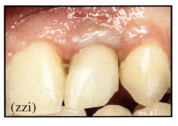

图6.1 （zzf和zzg）5个月时软组织愈合的情况。（zzh和zzi）9个月时软组织愈合的情况。

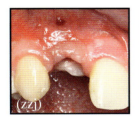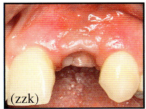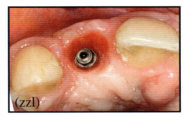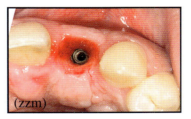

图6.1 （zzj和zzk）经塑形的软组织可以进行最终冠修复。（zzl和zzm）经塑形的软组织可以进行最终冠修复。

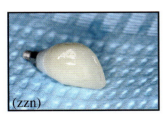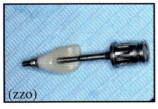

图6.1 （zzn）二硅酸锂牙冠在口外粘接于个性化的基台上。（zzo）口外在牙冠上穿孔，将基台/牙冠复合体转变为螺丝固位的修复体。

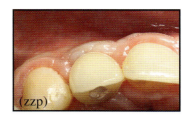 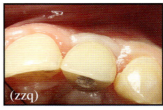 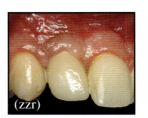 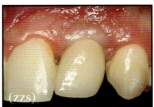

图6.1 （zzp）最终冠修复体戴入。（zzq）最终冠修复体戴入。（zzr）牙冠戴入后对患者进行随访，监测其口腔卫生状况。（zzs）牙冠戴入后对患者进行随访，监测其口腔卫生状况。

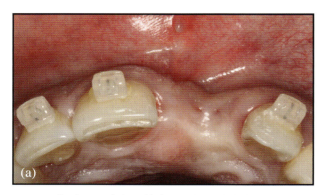 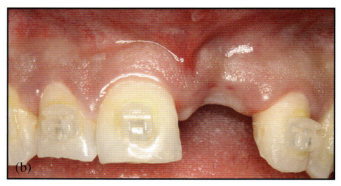

图6.2 （a）左上中切牙缺失，颊侧牙槽嵴缺损明显。（b）左上中切牙缺失，颊侧牙槽嵴缺损明显。

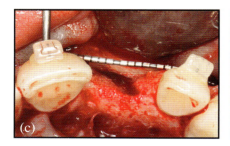 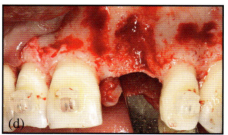 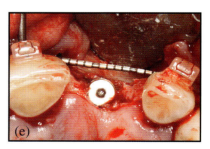

图6.2 （c）牙槽嵴水平缺损。（d）垂直高度无降低。（e）种植体位置与颊侧缺损的关系。

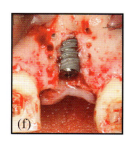 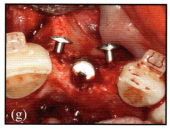 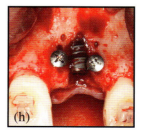 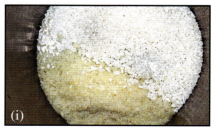

图6.2 （f）裂开型骨缺损。（g和h）植入2枚帐篷螺丝，向颊侧延伸。（i）按1∶1比例制备同种异体骨（enCore®组合）和无机牛骨复合移植物。

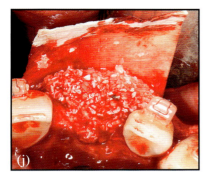
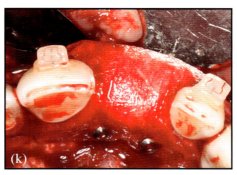
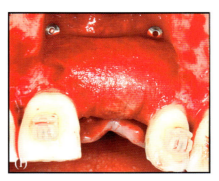

图6.2 （j）用2枚固位钉将交联胶原膜（Cytoplast RTM）固定在颊侧骨板上，形成一个囊袋以容纳颗粒状移植物。（k）在缺损处折叠膜并用附加固位钉固定。帐篷螺丝将防止过多的膜塌陷到骨缺损中。（l）将膜/移植物复合物完全固定。

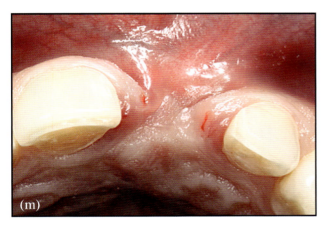
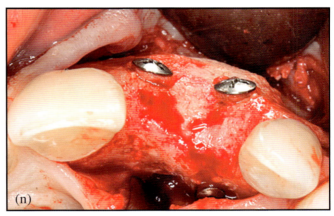

图6.2 （m）愈合7个月后的软组织情况。（n）7个月时进行二期手术。再生骨完全将种植体覆盖。

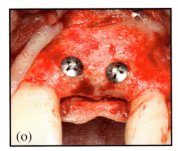
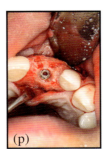
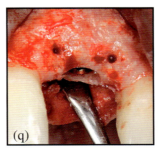
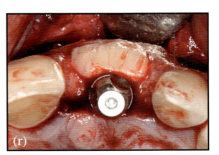

图6.2 （o）7个月时进行二期手术。再生骨已完全覆盖种植体。（p）用钻头去除覆盖种植体的骨，暴露种植体平台。（q）拆卸帐篷螺丝。（r）将大小修剪过的结缔组织移植物置于牙槽嵴颊侧。尽管骨再生成功，但2枚帐篷螺丝之间的膜发生了小塌陷，导致颊侧骨板的冠状面出现小凹陷（见图6.2n）。结缔组织移植的目的是填补这个残余的缺损，以获得一个自然的修复体穿龈轮廓。

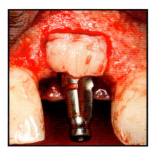 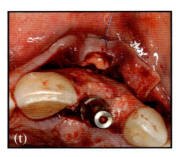 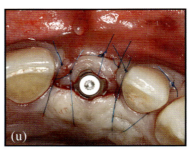 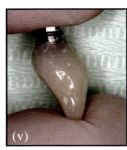

图6.2 （s）将取模柱固定在种植体上，准备手术结束时制取印模。该印模将用于制作螺丝固位的过渡性修复体，并于次日安装。（t）将结缔组织移植物缝合到颊侧瓣内侧。（u）用6（0）聚丙烯缝线缝合手术创口。（v）第二天制作完成的螺丝固位临时冠。注意轻微凹陷的颊侧穿龈轮廓。在这个阶段，要避免伤口边缘过度受压，需要相对减小穿龈轮廓的宽度。

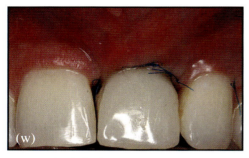 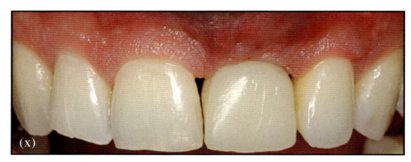

图6.2 （w）临时冠戴入。（x）1周随访，结缔组织移植物适当整合。软组织成熟将促使牙龈乳头充盈，并使牙龈轮廓协调。

表面相比，在皮质骨上钻孔可以使骨形成显著增加（172.8%）（Rompen等1999）。受区皮质骨钻孔有助于骨祖细胞从骨髓向被隔离的空间迁移。此外，它可使骨髓腔出血，有利于毛细血管的生长（Majzoub等1999），这是新骨形成前必不可少的一步。

6.3.3 骨移植和膜的放置

根据所用膜的类型和骨缺损的形态，可以先放置移植骨或膜，种植体同期植入（图6.2和图6.3），也可以在移植成熟后再单独手术植入（图6.1和图6.4~图6.9）。

当使用不可吸收膜时（图6.1、图6.4和图6.8~图6.10），应将其修剪并在腭侧/舌侧用膜钉或固位螺丝至少固定两个点。膜修整的范围应确保覆盖整个缺损，并应超出缺损边界2~3mm（Simion

等1994）。注意与邻牙保持至少1~1.5mm的距离（Simion等1994），防止细菌从龈沟渗入手术部位。移植物放置时要注意避免唾液污染。然后，膜在移植物的颊侧折叠，并用膜钉/螺丝固定。移植物应完全填满膜下的空间（Tinti等1996）。移植物/膜复合体应固定不动，膜的边缘应与周围骨相吻合。当不可能将膜的边缘与骨吻合时，建议放置一层胶原膜以覆盖暴露的移植物（Urban等2014）。

当使用可吸收膜时（图6.2、图6.3和图6.5~图6.7），也可以采用同样的方法。膜的固定既可以从颊侧（图6.2、图6.3、图6.5和图6.6）开始，也可以从腭侧（图6.7）开始。可吸收膜（尤其是胶原膜）与不可吸收膜一样，在接近根面时应防止细菌从龈沟侵入。可吸收膜使用广泛，无需用钉或者膜钉固定/稳定。然而，最近两项研究表明，使用膜钉将可吸收膜固定在牙槽骨上，牙槽嵴宽度的

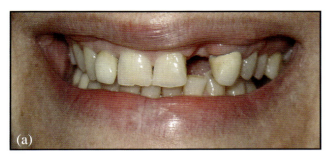

图6.3　（a）左上侧切牙缺失伴三维方向牙槽嵴缺损。

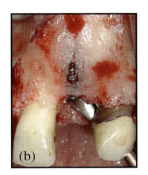 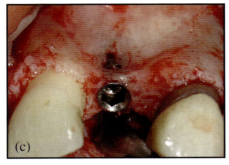 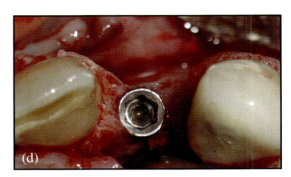

图6.3　（b~d）种植体植入处可见裂开型缺损。

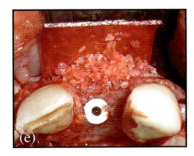 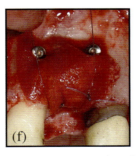

图6.3　（e）用固位钉将交联胶原膜（Cytoplast RTM）固定在颊侧，形成一个囊袋，其中填充复合移植物（1,1 enCore复合移植物和无机牛骨）。（f）使用骨膜褥式缝合将颊侧骨膜和腭侧瓣缝合在一起，使膜与缺损处相适应。

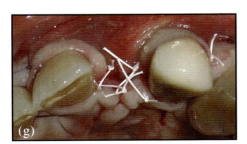 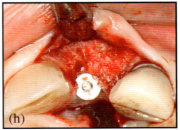 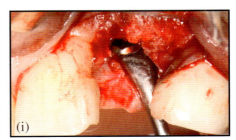

图6.3　（g）通过水平切口上的两条缝合线关闭创口。（h和i）8个月时，安装基台。颊侧缺损完全恢复。

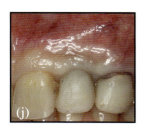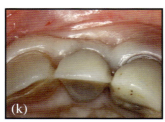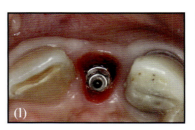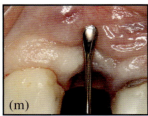

图6.3 （j）临时修复体和组织调整12个月后的软组织形态。与邻牙相比，牙龈边缘稍偏向冠方。（k）临时修复体和组织塑形12个月后的软组织形态。颊侧轻微凹陷。（l）拆除螺丝固定的临时牙冠，以便在软组织中创建颊侧囊袋，容纳结缔组织移植物。（m）使用一个小的隧道工具获得半厚的颊袋。

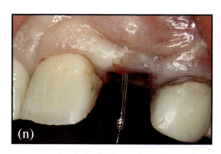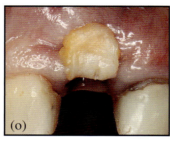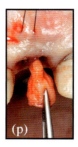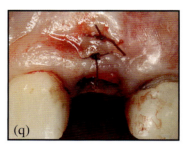

图6.3 （n）颊袋的形成。（o）结缔组织移植物大小与受区相关。（p）使用褥式缝合将结缔组织移植物移入袋内。（q）用附加褥式缝合固定结缔组织移植物。

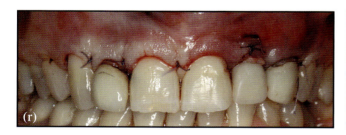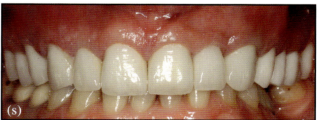

图6.3 （r）邻牙同期行牙冠延长术，使龈缘在同一水平线上。（s）最终修复12个月后。

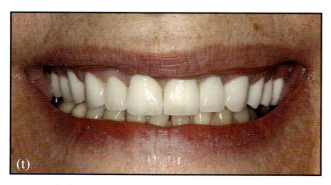

图6.3 （t）最终修复12个月后。

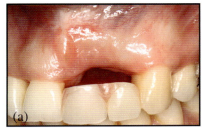
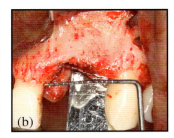
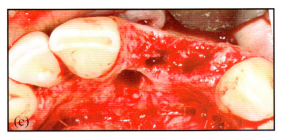

图6.4 （a）美学区两个相邻牙位的牙槽嵴缺损。（b）牙槽嵴垂直向骨缺损量达5mm以上。（c）牙槽嵴咬合面观可见水平向骨缺损量及可能影响种植体准确就位的切牙管。切除切牙管上的神经-血管束，使其可以进行骨再生。

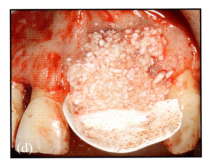
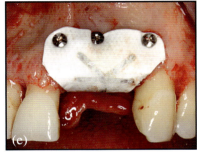
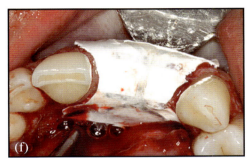

图6.4 （d）用螺丝将钛增强的d-PTFE（细胞质）固定在牙槽嵴的腭侧。复合骨移植物由1:1的同种异体骨（enCore combination）和无机牛骨组成。（e）用固位钉将膜固定在颊侧。（f）膜与相邻牙根保持1～1.5mm的距离。

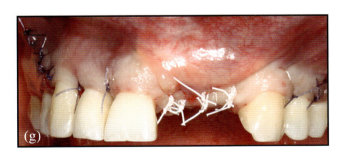

图6.4 （g）缝合创口。

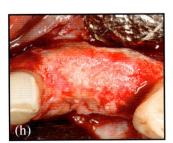
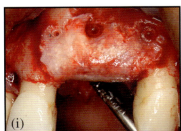
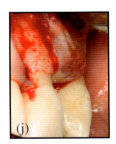
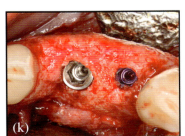

图6.4 （h）9个月时，膜去除后的咬合面观，包括切牙管在内的牙槽嵴缺损完全再生。（i）9个月时，膜去除后的颊面观。牙槽嵴缺损完全再生。（j）9个月时，膜去除后的侧面观，牙槽嵴缺损完全再生。（k）以修复为导向，在适当的位置植入种植体。

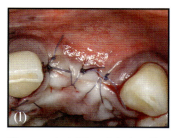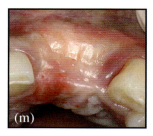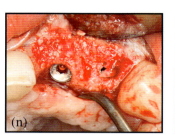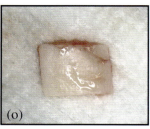

图6.4 （l）埋入式愈合，使用可吸收缝线进行Gottlow缝合。（m）3个月后软组织愈合的情况。（n）二期手术，注意覆盖螺丝上方有骨过度生长。（o）从上颌结节处获取游离牙龈移植物，在口外进行去上皮化。

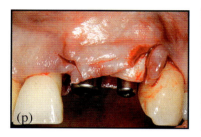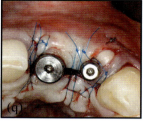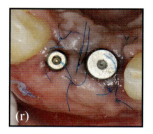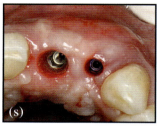

图6.4 （p）从颊侧移植结缔组织移植物。从颊侧瓣上分离出两个小的蒂，以便在牙龈乳头水平上形成初期愈合。（q）用6（0）聚丙烯缝合线缝合。（r）2周时软组织愈合的情况。注意到结缔组织移植物已完全整合，未出现牙龈乳头塌陷。（s）6周时，软组织成熟。

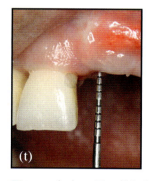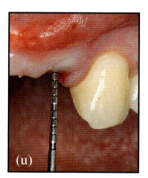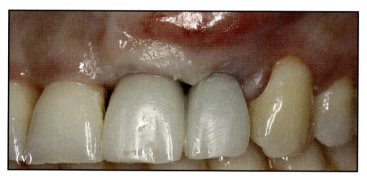

图6.4 （t）21区：软组织厚度为5mm。（u）22区：软组织厚度为5mm。（v）戴入2枚螺丝固位的临时冠，用于软组织塑形。

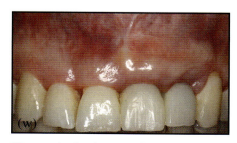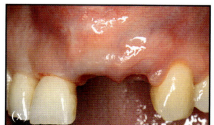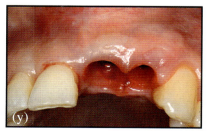

图6.4 （w）3个月后。（x）3个月时，在21到22之间形成假性牙龈乳头。（y）3个月时，在21到22之间形成假性牙龈乳头。

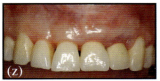
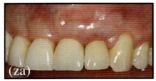
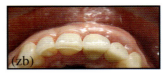
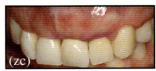

图6.4　（z和za）最终牙冠戴入后7个月。

图6.4　（zb）最终牙冠戴入后7个月。（zc）最终牙冠戴入后7个月。

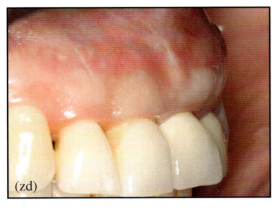
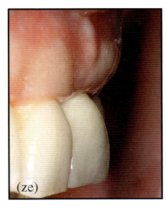
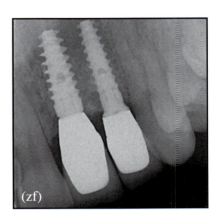

图6.4　（zd~zf）最终牙冠戴入后7个月。

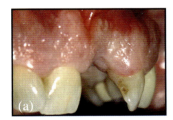
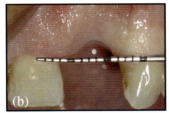
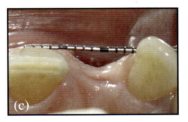
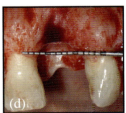

图6.5　（a~c）左上中切牙缺失伴三维牙槽嵴缺损。（d）牙槽嵴垂直向骨缺损。

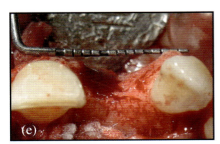
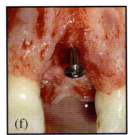
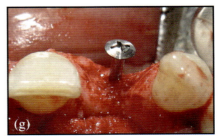
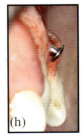

图6.5　（e）牙槽嵴水平向骨缺损。（f）在缺损中部向颊侧及冠部放置1枚帐篷螺丝。（g）在缺损中部向颊侧及冠部放置1枚帐篷螺丝。（h）在缺损中部向颊侧及冠部放置1枚帐篷螺丝。

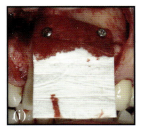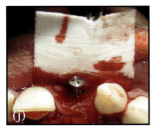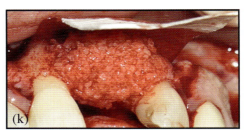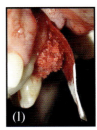

图6.5 （i）用2枚固位钉将交联胶原膜（Cytoplast RTM）固定在颊侧，形成容纳颗粒状移植物的囊袋。（j）用2枚固位钉将交联胶原膜（Cytoplast RTM）固定在颊侧，形成容纳颗粒状移植物的囊袋。（k）移植物由同种异体骨（enCore combination）和刮骨刀收集的自体骨混合而成。（l）移植物由同种异体骨和刮骨刀收集的自体骨混合而成。

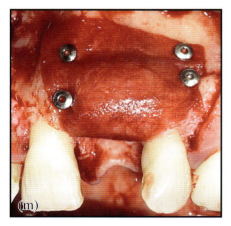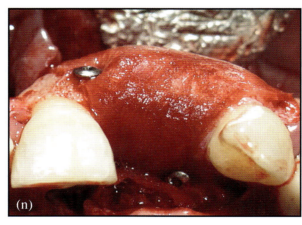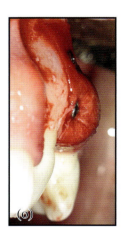

图6.5 （m）在缺损处将膜进行折叠，并用附加固位钉进行固定。使用帐篷螺丝可以防止膜过度向缺损处塌陷。（n）在缺损处将膜进行折叠，并用附加固位钉进行固定。使用帐篷螺丝可以防止膜过度向缺损处塌陷。（o）在缺损处将膜进行折叠，并用附加固位钉进行固定。使用帐篷螺丝可以防止膜过度向缺损处塌陷。

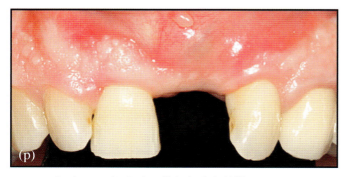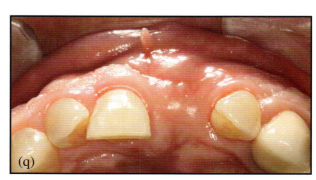

图6.5 （p）GBR术后6个月软组织愈合的情况。（q）GBR术后6个月软组织愈合的情况。

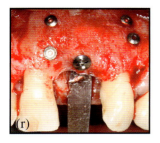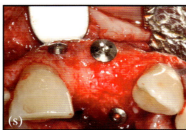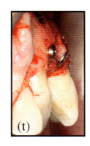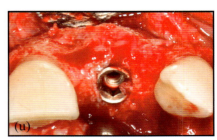

图6.5　（r~t）缺损处可见完全的三维骨再生。注意在帐篷螺丝周围有再生骨，说明在GBR中保持空间的重要性。（u）植入种植体。

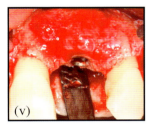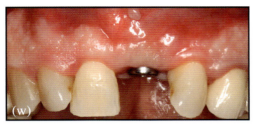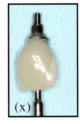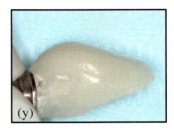

图6.5　（v）植入种植体。（w）2个月后，组织成熟。（x和y）制作螺丝固位的临时冠，用于软组织塑形。

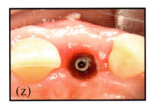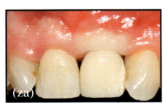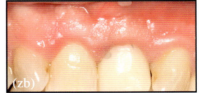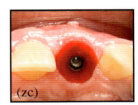

图6.5　（z）临时冠戴入前的软组织穿龈轮廓。（za）临时冠就位。（zb）临时冠戴入5周后的软组织轮廓。（zc）临时冠植入5周后的软组织穿龈轮廓。

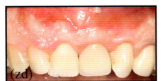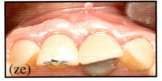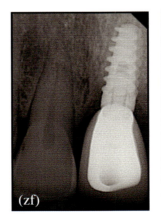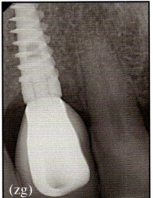

图6.5　（zd）最终修复体的颊面观。（ze）最终修复体的咬合面观。

图6.5　（zf）12个月后，影像学表现。（zg）4年后，影像学表现。

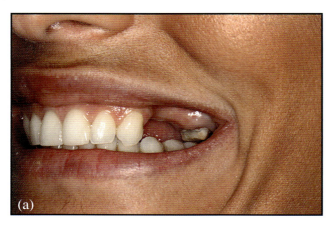

图6.6 （a）高笑线患者24~25区牙槽嵴三维缺损的情况。

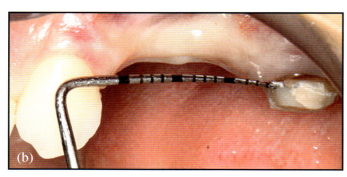
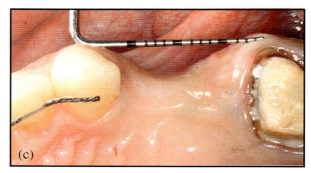

图6.6 （b）牙槽嵴垂直向骨缺损量。（c）牙槽嵴水平向骨缺损量。

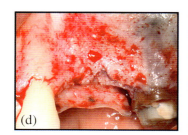
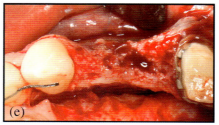
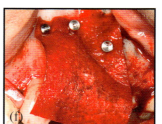
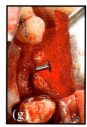

图6.6 （d）牙槽嵴垂直向骨缺损量。（e）牙槽嵴水平向骨缺损量。（f）在唇侧用3枚固位钉将交联胶原膜（Cytoplast RTM）固定。（g）胶原膜形成的囊袋的咬合面观。帐篷螺丝朝向侧方和冠方。

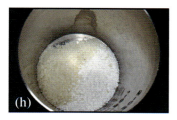
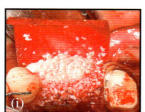
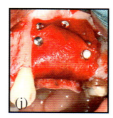
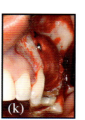
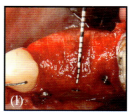

图6.6 （h）复合移植物。1∶1同种异体骨（enCore combination）和无机牛骨的混合物。（i）移植物置于囊袋内。（j）在缺损处将膜折叠并用固位钉固定。帐篷螺丝可以防止膜过多地向缺损处塌陷。（k）侧面观显示移植/膜复合物完全填充了缺损。（l）帐篷螺丝可以防止移植物的体积在膜固定过程中意外减少。

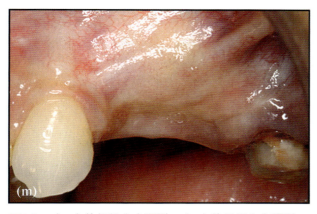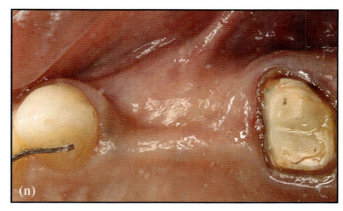

图6.6　（m）软组织愈合顺利。（n）软组织愈合顺利。

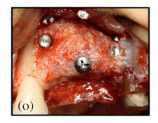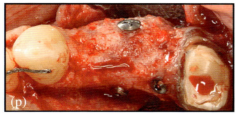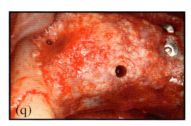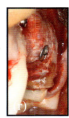

图6.6　（o和p）种植体植入7个月时暴露术区：所有移植物转化为新的再生骨。（q）再生部位的特写显示移植骨与新形成的骨结合良好；帐篷螺丝处出血是移植骨活力的标志；骨生长至固位钉上方。（r）侧面观显示缺损处完全的三维骨再生。注意在帐篷螺丝周围存在再生骨，说明其起到了防止膜塌陷到缺损中的重要作用。

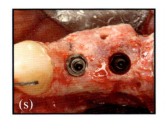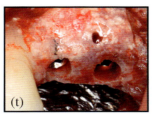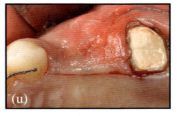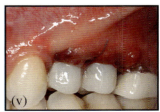

图6.6　（s和t）以修复为导向的种植体植入。（u）10周后进行二期手术：在腭侧做切口，获得种植体颊侧的角化组织。（v）10周后进行二期手术：戴入临时冠（根据种植体植入时的位置）。

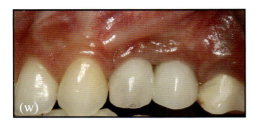
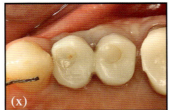
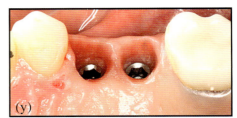

图6.6 （w~y）9个月后软组织成熟。

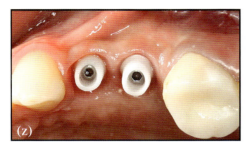
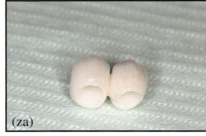
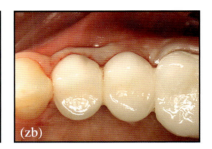

图6.6 （z）个性化氧化锆基台。（za）二硅酸锂冠修复体。（zb）最终冠修复体戴入。

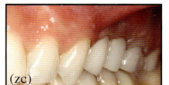
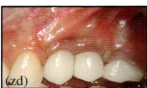

图6.6 （zc和zd）最终冠修复体戴入。

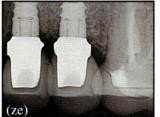
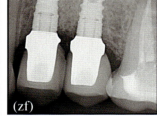

图6.6 （ze）冠修复体戴入时的影像学表现。（zf）修复2年后的影像学表现。

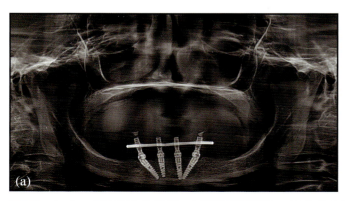
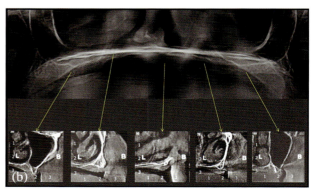

图6.7 （a）一名54岁女性患者，上颌骨重度萎缩。（b）特定层厚的CBCT上显示上颌骨极度萎缩。

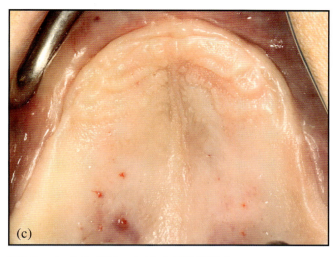
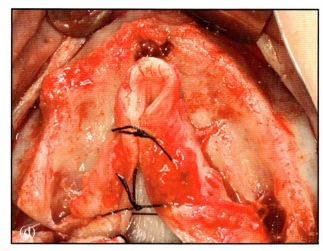

图6.7　（c）临床观。（d）全厚瓣翻瓣术。

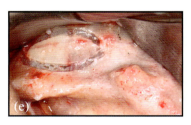
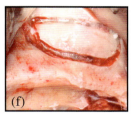
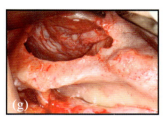
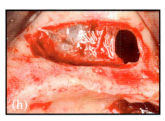

图6.7　（e）右：上颌窦入路的骨窗准备。（f）左：上颌窦入路的骨窗准备。（g）右：上颌窦提升术。（h）左：上颌窦提升术。注意黏膜穿孔的发生。

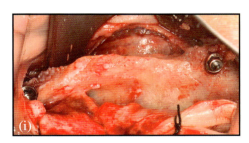
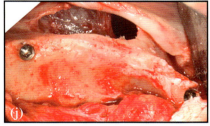
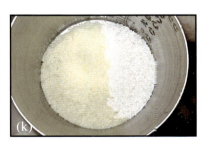

图6.7　（i）右：放置2颗临时种植体。1颗在尖牙区与鼻上颌支交界处，另1颗在上颌结节与翼突交界处。（j）左：放置2颗临时种植体。1颗在尖牙区与鼻上颌支交界处，另1颗在上颌结节与翼突交界处。（k）按1∶1制备同种异体骨（enCore combination）和无机牛骨的混合物组成的复合移植物。

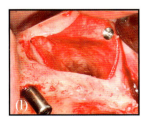
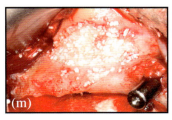
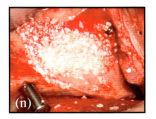
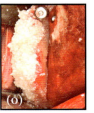
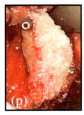

图6.7　（l）左：用交联胶原膜修补窦穿孔。膜用固位钉固定。（m和n）放置上颌窦移植物。（o和p）从侧方放置牙槽嵴移植物，覆盖窦窗。

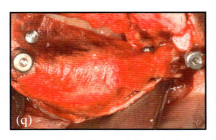
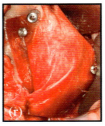
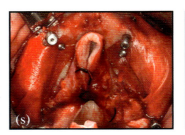
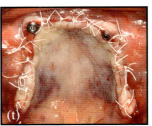

图6.7　（q和r）用固位钉固定的交联胶原膜（Cytoplast RTM）稳固颗粒状牙槽嵴移植物并延伸至窦窗以外。（s）完整上颌弓的咬合面观，显示上颌两侧牙槽嵴和上颌窦的增量。在这种治疗方法中，上颌前部没有移植。螺丝固位的全牙弓临时桥通过临时种植体即刻负重，在移植物成熟期为患者提供美学和功能。（t）用两条重叠的缝线缝合创口。深层采用水平褥式缝合，表层采用Gottlow缝合和"O"形缝合相结合。

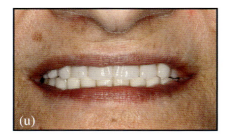
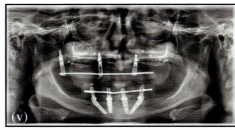
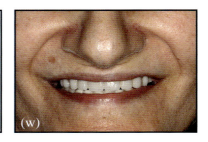

图6.7　（u）术后戴入螺丝固位的临时固定修复体。（v）戴入临时修复体后的影像学表现。左侧上颌结节处的种植体松动，因此被取出。临时修复体被固定在剩下的3颗临时种植体上。（w）骨移植术后14个月，临时修复体仍可正常行使功能。

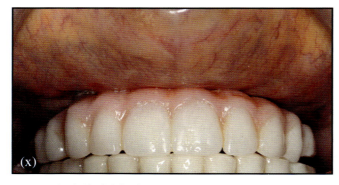
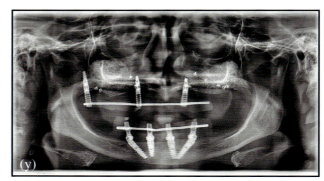

图6.7　（x）临时修复体的口内观。（y）骨移植术后14个月的影像学表现。

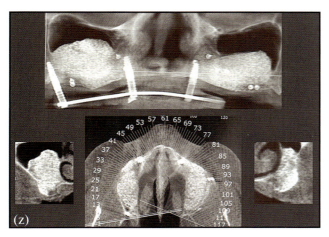

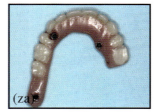
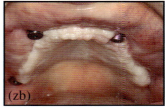

图6.7　（za）种植体植入前去除临时修复体。（zb）注意，从侧面观，空间被牙槽嵴移植物所占据。前庭深度减少，移植区牙槽嵴的咬合面和前庭没有角化组织。

图6.7　（z）14个月时CBCT扫描影像显示上颌窦内和牙槽嵴侧方的移植物体积。

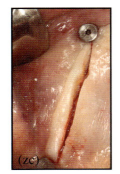
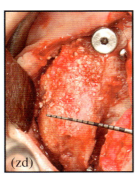
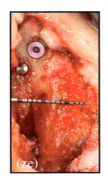
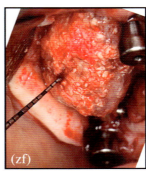
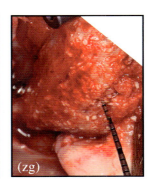

图6.7　（zc）腭侧牙槽嵴顶做切口将一条角化组织带从腭侧转移至种植体颊侧。（zd和ze）牙槽嵴宽度大幅增加。（zf和zg）移植区侧方探诊：探针仅能穿透1mm，显示出移植物整合良好。

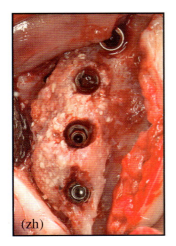
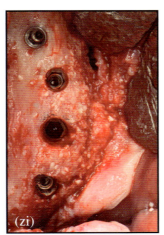
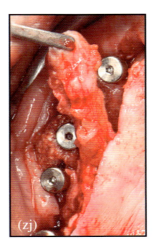
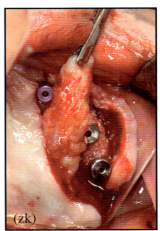

图6.7　（zh和zi）右：在移植区植入3颗种植体。（zj和zk）推进带蒂的腭侧瓣增加了腭侧组织的厚度，侧向翻转以覆盖牙槽嵴外露的骨面。

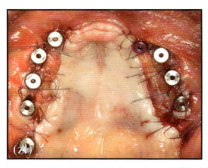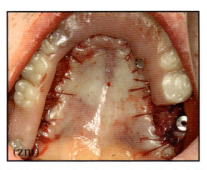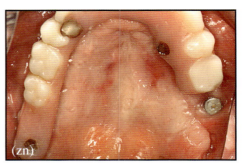

图6.7 （zl）创口缝合。（zm）临时修复体就位。（zn）8周后，腭部愈合情况。

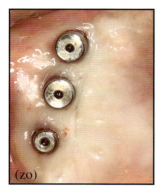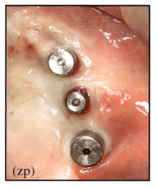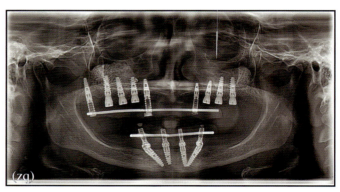

图6.7 （zo）注意种植体颊侧有角化组织存在。（zp）注意种植体颊侧有角化组织存在。（zq）种植体植入后4个月的影像学表现。

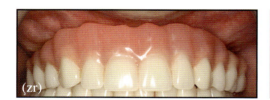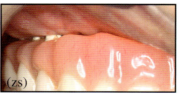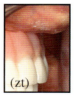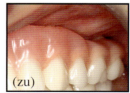

图6.7 （zr）最终修复体。（zs）最终修复体，右侧观。该设计利于种植体周围卫生控制。（zt）修复体前部。事实上，没有在前牙区植入种植体使修复重建更为便利，特别是创造了适当的唇部支持。（zu）最终修复体，右侧观。该设计有利于种植体周围卫生控制。

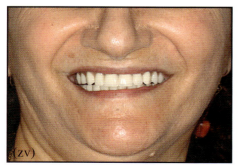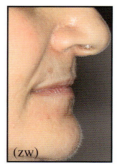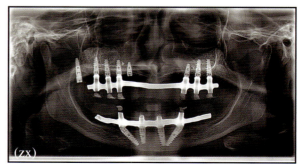

图6.7 （zv）患者微笑照。（zw）患者侧面观。注意适当的唇部支撑。（zx）2年后影像学表现。由于就位困难，右侧上颌结节处的种植体未参与最终修复。反向扭矩不足以将右侧尖牙临时种植体取出，因此将其埋入。左侧尖牙临时种植体用反向扭矩取出。

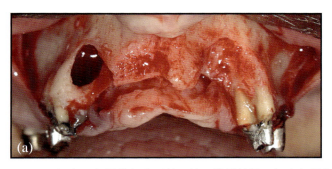

图6.8　（a）上颌骨前部广泛的三维牙槽嵴缺损，与右上颌窦相通。窦膜未穿孔。

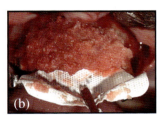 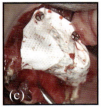 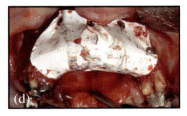 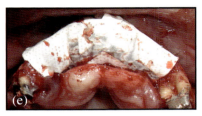

图6.8　（b）钛增强的d-PTFE膜，用螺丝固定在牙槽嵴的腭侧。复合骨移植包括同种异体骨（enCore combination）和自体骨的混合物。（c~e）经适当塑形后的膜用微螺丝固定在颊侧。膜的形状应维持重建牙弓需要的弧度。

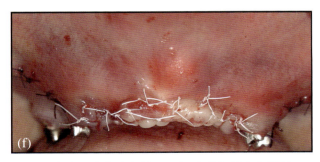 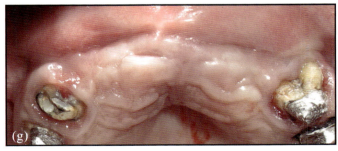

图6.8　（f）无张力缝合创口。（g）软组织愈合顺利。

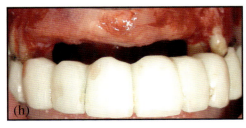 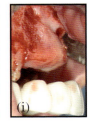 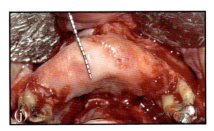 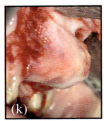

图6.8　（h~k）9个月时复查，可见膜下方的空间内骨完全再生。注意有纤维组织层覆盖在再生骨上方。

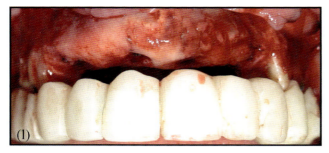

图6.8 （l）以修复为导向的种植体植入。

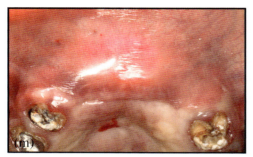 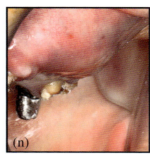 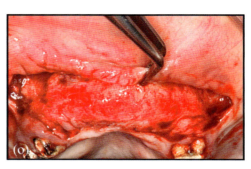

图6.8 （m和n）种植体植入后的软组织愈合。注意前庭沟消失，并且牙槽嵴的顶部和颊侧没有角化组织。牙槽黏膜与腭侧牙龈接触。（o）做浅层中厚切口，目的是使前庭沟的黏膜重新定位。

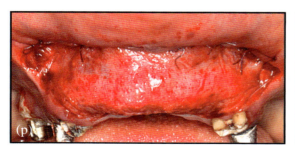 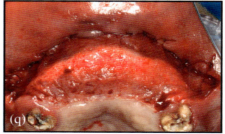 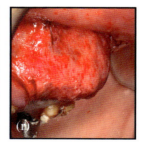

图6.8 （p~r）前庭沟半厚瓣的缝合。

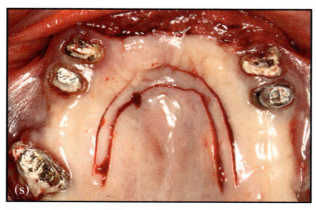 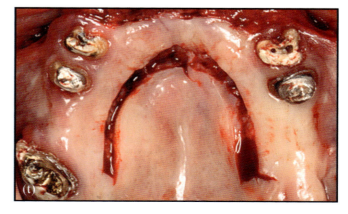

图6.8 （s和t）从腭部取出宽2~3mm的游离龈移植物。

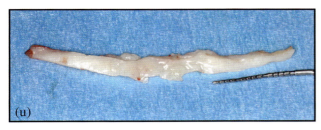
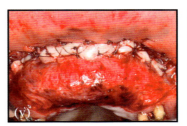
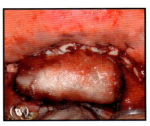

图6.8　（u）从腭部取出宽2～3mm的游离龈移植物。（v）尽可能将牙龈移植物缝合至根尖方向，防止非角化的上皮细胞从牙槽黏膜迁移至创口出现再上皮化。上皮细胞的唯一来源是角化的腭侧组织。（w）用胶原基质（Mucograft®）覆盖开放的创口表面，有助于二期愈合。

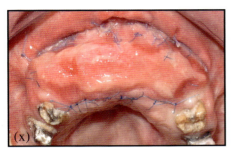
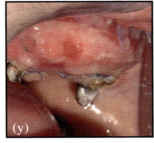
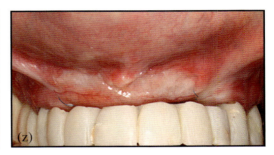

图6.8　（x和y）2周时软组织愈合的情况。（z）10周时愈合的情况：前庭和角化组织重建。

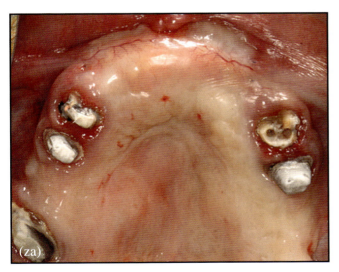
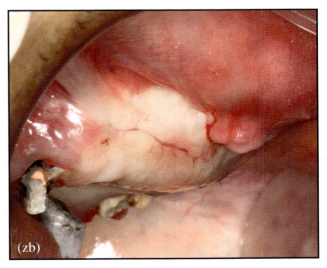

图6.8　（za）10周时愈合的情况：前庭和角化组织的重建（与图6.8m比较）。（zb）10周时愈合的情况：前庭和角化组织的重建（与图6.8n比较）。

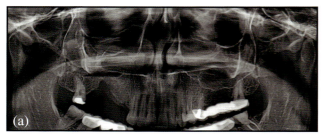

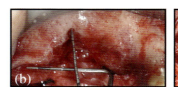

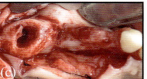

图6.9　（b和c）右侧上颌10mm垂直向骨缺损合并牙槽嵴狭窄。

图6.9　（a）右侧上颌10mm垂直向骨缺损合并牙槽嵴狭窄。

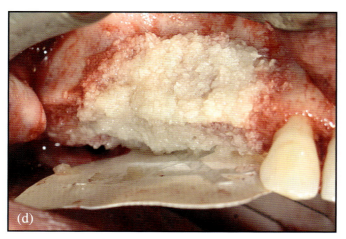

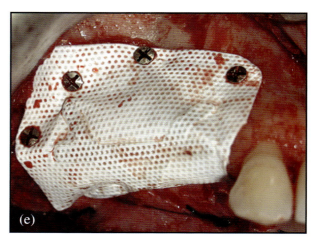

图6.9　（d）钛增强的d-PTFE膜（Cytoplast）覆盖同种异体骨（enCore combination）。（e）膜的大小形态与缺损处相适应，微型螺丝固定。

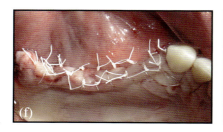

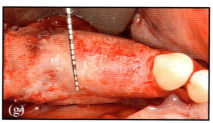

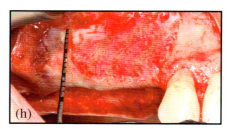

图6.9　（f）创口缝合。注意手术部位膜龈联合处的位置改变。（g和h）9个月时复查：膜下方的空间内可见骨完全再生。

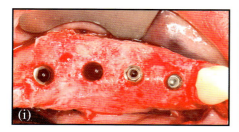

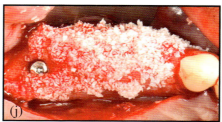

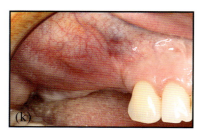

图6.9　（i）种植体植入。（j）在再生骨外表面放置一层无机牛骨，以减少移植骨吸收。（k）膜龈联合的位置改变；颊侧无角化组织；前庭深度降低。

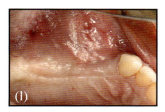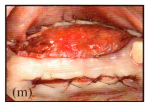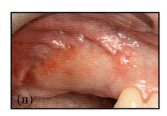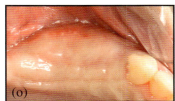

图6.9 （l）膜龈联合的位置改变，颊侧无角化组织，前庭深度降低。（m）前庭沟处半厚颊侧瓣重新定位，并将腭侧牙龈移植物（宽2mm）尽可能固定在根尖方向。无胶原基质覆盖在剥离的创面。（n和o）6周时软组织愈合的情况：前庭深度加深，颊侧角化组织重建。

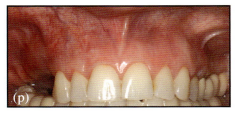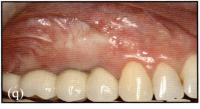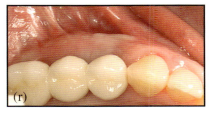

图6.9 （p）6周时软组织愈合的情况：口腔前庭深度加深，颊侧角化组织重建。（q）最终修复体。（r）最终修复体。

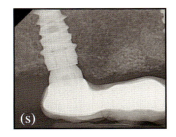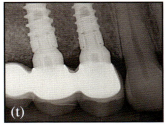

图6.9 （s和t）2年后影像学表现。

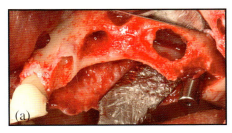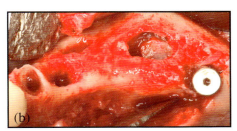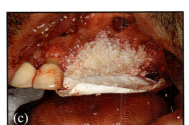

图6.10 （a和b）三维牙槽嵴缺损合并左侧上颌窦气化。（c）钛增强的d-PTFE膜（Cytoplast）覆盖复合移植物（同种异体骨和无机牛骨1：1混合）。同期行上颌窦移植术。

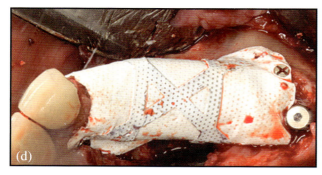
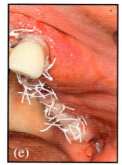
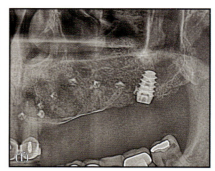

图6.10　（d）用微型螺丝将膜固定在缺损处。注意膜与远端先前植入的种植体之间有接触。（e）创口缝合。（f）即刻影像学检查。

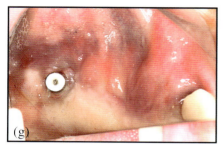
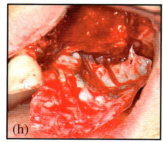
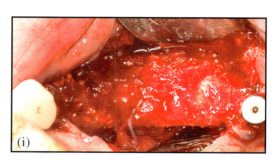

图6.10　（g）术后第7周出现感染，脓液形成伴肿胀。瘘管出现在之前的种植体部位。（h）使用抗生素，通过外科手术进入该部位，取出膜。（i）用盐水彻底冲洗术区。并没有取出移植物。只清除了疏松的移植物颗粒。

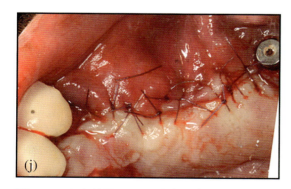
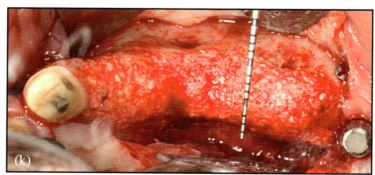

图6.10　（j）使用Gottlow缝合严密关闭创口。（k）10个月后复查，尽管部分移植骨体积吸收，但已有足够的骨量植入种植体。上颌窦移植物已完全愈合。

表6.3　不同位置切口的最常用缝合类型总结

切口位置	缝合类型	方向和顺序	目标	缝线种类
水平	8字缝合（在邻牙周围）	第一个打的结	皮瓣定位	单股丝线：4（0）
	水平褥式缝合（深层水平切口线）	从邻牙开始，交替缝合垂直切口	组织外翻	单股丝线：4（0）
	间断缝合和/或Gottlow缝合（浅层水平切口线）	在完成深层水平切口的缝合之后进行	终末组织对位	单股丝线：4（0）到6（0）
垂直	Gottlow缝合	从根尖方向开始，与深层水平切口交替进行缝合	组织外翻和对位	单股丝线：4（0）到6（0）
牙龈乳头附近	简单 "O" 形缝合	最后进行	对位	单股丝线：5（0）到6（0）

平均水平向骨增量显著高于不使用固位钉者，因此是否使用膜钉固定需要重新考虑（Urban等2011，2013）。这需要低偏倚风险的随机临床试验来进一步证明。单颗牙缺损时，除了使用膜钉外，也可以使用骨膜褥式缝合将可吸收膜/骨移植复合体固定在腭侧瓣上（图6.3f）（Urban等2016b）。

6.3.4　缝合

创口缝合是GBR手术的关键步骤。缝合时应该翻转瓣边缘，使它们向结缔组织靠近。缝合应该提供足够的稳定性，以抵抗由肿胀和肌肉牵拉产生的力量。

经典的缝合方法是先做水平褥式缝合，然后沿水平切口再行间断缝合，以实现移植区的紧密缝合。垂直松弛切口用间断缝合来关闭（Greenstein等2009）。我们建议美学区缝合可以进行以下改进。

当瓣游离后，它们变得移动自如，瓣正确的重新定位对于被切开的牙龈乳头（邻近缺牙区）准确对位至关重要，可以避免牙龈乳头较大的移位，防止后续邻牙出现美学问题。与在水平切口处（移植区）开始缝合相比，我们更倾向于在邻近缺牙部位的牙齿周围设计一个特殊的结以辅助瓣的定位。这条缝线从牙龈面向缺牙区的一侧开始，在邻近缺牙区牙齿周围的8个点穿透组织。针从牙龈乳头底部的颊侧瓣外侧穿入，距离瓣边缘约5mm。在牙齿同侧以相同边距从舌侧瓣内侧穿出。然后，

在舌侧绕牙齿旋转，并在与瓣边缘相同距离处穿透舌侧瓣的外侧。此时，针被带到接触点的下面，它在离瓣边缘同样5mm的距离处穿过颊侧瓣的内侧。在这一阶段，缝线已经进入牙齿周围的4个点，然后在离瓣边缘冠方3～4mm的位置从相反的方向回到起点。在最后一个出针点的冠方，针头穿过颊侧瓣的外部，在接触点下方进入舌瓣的内侧。然后在舌侧绕牙齿旋转，进入舌侧瓣外侧，最后进入颊侧瓣内侧。现在8个点已经全部完成，准备好打结（表6.3）。瓣初步定位之后，交替关闭水平切口和垂直切口。水平切口的关闭应该从邻牙开始，并向移植物的方向进行。垂直切口的关闭应以根尖向冠方的方向进行。交替缝合的方式对于维持瓣的正确位置非常重要。否则，瓣（尤其是颊侧瓣）会在一个方向上被牵拉得太多，并会阻碍沿着整个切口线的初期愈合（表6.3）。在完成水平切口和垂直切口的缝合之前，相邻牙齿上的牙龈乳头应该用简单的结对位，以将它们固定到位。水平切口用双线缝合。第一条线采用水平褥式缝合，在距瓣边缘约4mm处，使用4（0）单股丝线，最好是聚四氟乙烯（polytetrafluoroethylene，PTFE）。第二条线使用简单结，或者最好是用一种被称为Gottlow缝合线（Gottlow等1986），又或者是采用4（0）、5（0）甚至6（0）单股的Laurell-Gottlow缝合线（Laurell 1995）行锁边水平褥式缝合（图6.1s～w、图6.3g、

图6.4g、图6.7t、图6.8f、图6.9f和图6.10e）。垂直切口将用4（0）或5（0）PTFE材料做Gottlow缝合，最靠近冠部的角化组织的缝线打简单的结。在水平切口的浅层缝合使用锁边褥式缝合，相比简单的结，其优点在于组织对位更准确；在垂直切口使用锁边褥式缝合的优点是减少组织撕裂的风险和易于拆线（表6.3）。缝线应保留2~3周。

6.4 屏障膜和骨移植物的回顾

在GBR技术临床应用的25年中，它已经见证了数种膜和骨移植材料的应用。刚开始时使用的是不可吸收膜，其应用依据主要是膜的排斥特性。在引入骨充填材料和可吸收膜之后，理论依据转向膜和骨移植材料之间的协同作用。

6.4.1 屏障膜

6.4.1.1 不可吸收膜

首先介绍不可吸收的膨体聚四氟乙烯（expanded-polytetrafluoroethylene，e-PTFE）膜。它们由一种相对多孔的生物惰性材料组成。尽管e-PTFE膜在GBR中获得了认可，并显示出良好的效果（Aghaloo和Moy 2007），但一些研究表明对于创口开裂的效果不佳（Chiapasco和Zaniboni 2009；Machtei 2001；Simion等1994）；尤其是膜暴露后经常出现伤口感染（Augthun等1995；Nowzari和Slots 1995）。

致密聚四氟乙烯（Dense-polytetrafluoroe-thylene，d-PTFE）是一种更致密的PTFE结构，推荐在临床上使用（Bartee和Carr 1995），其孔径不超过3μm；目的是降低膜暴露或创口开裂后细菌定植的风险。这些膜用于牙槽窝移植手术，并且刻意使其暴露（Fotek、Neiva和Wang 2009）。与之前关于e-PTFE膜暴露通常导致感染和骨愈合受损的报道相比，d-PTFE膜未报道感染性并发症。一项临床研究（Ronda等2014）比较了e-PTFE和d-PTFE用于垂直向骨缺损方面的差异；两种膜显示出一致的结果。在另一项关于垂直向骨增量的系列病例中，d-PTFE膜获得了5.45mm的垂直向骨增量（Urban等2014）。

PTFE膜也有钛加强形式（图6.1k~r、图6.4d~f、图6.8b~e、图6.9d~e和图6.10c~d）。增加的钛支架有助于在大量缺损时保持膜下的空间（Dahlin等1988）。尤其在美学区，骨增量的目的不仅在于提供足够的骨量来容纳种植体，还在于重建理想的牙槽嵴三维形态，以支持软组织形成和谐的轮廓。从这个角度来看，钛增强的PTFE膜提供了最佳的选择。钛支架的存在可防止膜塌陷到缺损中，并有利于重建最佳的牙槽嵴轮廓。一项研究证实，在不添加移植骨的情况下，使用钛增强的PTFE膜可以在微型钛螺丝周围获得垂直向骨再生。骨再生量达4mm（Simion 1994）。钛支架使得这种类型的膜成为牙槽嵴垂直向骨增量的唯一选择（表6.4）（Canullo和Malagnino 2008；Rocchietta等2016；Simion等1998，2001，2007；Tinti等1996；Todisco 2010；Urban等2009，2014，2015）。Simion等（1994）对上述研究中提到的再生骨进行了组织学分析，结果显示微型钛螺丝的骨接触率为42.5%。新生骨与原生骨几乎没有区别，其形态为海绵状板层骨，在冠部可见骨岛。PTFE膜的一个特点是在膜去除时，在膜和再生骨之间会偶尔有一层软组织层出现。在文献中对这种骨膜样组织有很多报道（Schenk等1994；Simion等1994，1998；Dahlin等1998），并且当使用钛增强的PTFE膜且没有联合使用任何其他移植物进行牙槽嵴垂直向骨增量时，骨膜样组织尤为明显（厚1~3mm）。

6.4.1.2 可吸收膜

可吸收膜被认为是不可吸收膜的替代物，以降低不可吸收膜存在的并发症，并避免取出不可吸收膜而进行的二次手术。合成聚合物（聚乳酸和聚乙醇酸）和生物聚合物（牛和猪胶原蛋白）用于制作可吸收膜。

6.4.1.2.1 胶原膜

如今，大多数市售的可吸收膜是Ⅰ型和Ⅲ型

表6.4　最常使用的膜类型的总结

膜类型	屏障功能持续时间	组织相容性	适应证
钛增强的e-PTFE（相对多孔的）	不可吸收	最大	• 垂直向骨缺损 • 三维骨缺损
钛增强的d-PTFE（相对无孔的）	不可吸收	最大	• 垂直向骨缺损 • 三维骨缺损
天然胶原	相对较短	最大	• 侧方骨缺损 • 小的垂直骨及三维骨缺损
交联胶原	比天然胶原长	次优，但不影响结果	• 侧方骨缺损 • 小的垂直骨及三维骨缺损

动物胶原蛋白（图6.2j~l、图6.3e~f、图6.5i~o、图6.6f~l和图6.7q~s）。胶原具有促进细胞黏附、止血、趋化的能力以及低免疫原性和生理降解性的特点，使其成为可吸收膜的合适材料（Bunyaratavej和Wang 2001）。另一方面，胶原降解非常迅速，未经处理的（天然）胶原膜可能缺乏稳定的维持屏障功能（Rothamel等2005；Zhao等2000）。为了延长屏障功能，人们提出了几种交联技术（紫外线、戊二醛、二苯基磷叠氮、己二异氰酸酯或使用核糖的酶交联），旨在增加胶原分子之间的交联数量。这会导致胶原膜变硬，减缓降解速度。膜的性质随着屏障功能持续时间和组织相容性的变化而变化。

（1）天然胶原膜屏障功能的持续时间和组织相容性。 通常认为天然胶原膜能快速降解。文献记载最多的天然胶原膜是由Ⅰ型和Ⅲ型猪真皮胶原组成。有报道表明在大鼠皮下植入4周后，膜厚度减少，出现跨膜血管化以及几乎完全的生物降解（Rothamel等2005；Schwarz等2006）。有报道（Owens和Yukna 2001），当用于杂种犬的腭侧的手术部位时，在植入后1~2个月，有中度至完全的降解。在大鼠颅骨模型中，60%的膜材料在4周时吸收，80%在9周时吸收（Kozlovsky等2009）。相比之下，Ghanaati（2012）报道了更长时间的屏障功能。在小鼠皮下模型中，他报道了在植入后60天没有出现膜降解和跨膜血管化，只在膜表面观察到轻微的血管化。他将其描述为皮下结缔组织中的"膜整合"，而不是"膜破裂"。他认为这一结果证明了天然胶原膜有效的屏障功能，在某些临床情况下，Ⅰ~Ⅲ型天然胶原膜可以获得与e-PTFE膜一样的成功。

在最近的一项研究中，比较了Ⅰ型猪胶原蛋白与弹性蛋白纤维结合物以及Ⅰ~Ⅲ型天然胶原膜的降解情况（Bozkurt等2014），两种膜在9周内都没有或仅有非常有限的降解。然而，在20周时，Ⅰ~Ⅲ型胶原膜的厚度明显减少了51%，而Ⅰ型胶原-弹性蛋白膜的厚度仅略有减少。

还有学者对心包胶原膜也进行了研究。据推测，心包胶原由于其致密的特性，显示出一定的抗降解能力（Rothamel等2012）。在犬模型中，Ⅰ型天然猪心包胶原膜在8~12周吸收，而Ⅰ~Ⅲ型猪真皮胶原在4~8周吸收（Rothamel等2012）。

关于天然胶原膜的组织相容性，报道结果并不一致。在大鼠皮下模型中，第4天，在Ⅰ~Ⅲ型天然胶原膜周围出现广泛的炎症区。第21天，仍有轻度炎症。大量的巨噬细胞围绕在膜周围，证明了这是一种强烈的异物反应（Zhao等2000）。在其他动物研究中，Ⅰ~Ⅲ型天然胶原膜和Ⅰ型天然猪心包胶原既无炎症反应也无异物反应（Rothamel等2005，2012）。在大鼠颅骨缺损模型中，仅在

Ⅰ～Ⅲ型天然胶原膜下方观察到散在的炎性细胞，且没有异物反应的证据（Kozlovsky等2009）。在小鼠皮下模型中，Ⅰ～Ⅲ型天然胶原膜在膜厚度内诱发单核细胞炎症反应，但未诱发异物反应（Ghanaati 2012）。在大鼠皮下模型中，Ⅰ～Ⅲ型天然胶原膜和Ⅰ型天然胶原-弹性蛋白膜均未出现炎症反应或异物反应（Bozkurt等2014）。

（2）交联胶原膜屏障功能的持续时间和组织相容性。与天然胶原膜相比，交联胶原膜的降解速度明显减慢，这与膜体的血管化减少有关（Paul等1992；Pitaru等1988；Rothamel等2005；Schwarz等2006；von Arx等2005）。由于不同的交联方法和交联的程度不同，交联膜的特点各不相同。膜吸收率与交联程度直接相关（即交联程度越高，吸收时间越长）。然而，当化学交联程度增加时，其生物降解和异物反应似乎涉及更多的炎性细胞（Rothamel等2005）。轻度化学交联胶原膜和酶交联胶原膜均未出现炎症反应或异物反应（Rothamel等2005）。一项在人体进行的临床和组织学研究评估了一种酶交联胶原膜，结果显示，在愈合后的7个月，仍然可以观察到胶原膜的胶原层。组织学观察发现纤维组织和骨组织直接贴附于膜表面（Friedmann等2001）。有学者关注到交联剂（如戊二醛）的细胞毒性（Speer等1980；Wiebe等1988）。戊二醛是胶原交联反应的引发剂。一项体外研究表明，戊二醛交联可抑制人牙周韧带成纤维细胞和人SaSO-2成骨细胞的附着和增殖（Rothamel等2004）。然而，在生物材料研究中，戊二醛交联胶原被用于检测具有高生物效率的成纤维细胞的生长（Chen等2005）。在最近的一项大鼠颅骨模型中，戊二醛交联胶原膜比非交联膜更能促进颅骨缺损的骨愈合，而且根据对膜周围组织中炎性细胞因子的浓度评估，戊二醛并没有诱发更多的炎症（Veríssimo等2015）。

尽管学者们在研究胶原膜的降解特性方面花费了大量的精力，但仍有尚不明确的问题。某些类型的胶原和胶原交联程度与炎症反应增加和异物反应相关。这种组织反应影响成骨的程度还不清楚。

不同类型胶原膜的屏障功能持续时间差异较大；膜应保持屏障功能以达到最大愈合效果的理想时间也尚不明确。

一些研究比较了天然和交联膜在GBR中的性能。一项评价天然Ⅰ～Ⅲ型猪胶原膜与戊二醛交联Ⅰ型牛胶原膜治疗裂开型骨缺损疗效的动物研究（Oh 2003）结果显示，两者骨再生无明显差异，但在16周时使用交联膜的骨-种植体接触较好。两种类型的膜发生膜暴露的频率和模式相似。

在水平向骨增量的模型中，一项随机临床试验结果表明，核糖交联胶原膜和天然胶原膜骨增量效果相当（Friedmann等2011）。

在治疗种植体周围裂开型缺损的随机临床试验中（Annen等2011），实验性交联膜的软组织开裂和感染情况明显多于天然膜。线性缺损填充率分别为44%和78%。另一个更大样本量的随机临床试验处理了同样的缺损（Becker等2009；Schwarz等2014），并使用同样的实验膜与天然膜进行比较，结果表明交联膜组的缺损填充率（60%）比天然胶原膜组（46%）更好，无统计学差异。笔者的结论是，两种类型的膜对临床重要缺损的填充效果相当，软组织开裂的频率也相似。然而，当出现膜过早暴露时，在交联膜周围能观察到更多的软组织炎症。最近的一项对种植体周围裂开型缺损治疗的系统评价和Meta分析结果显示，使用交联膜时裂开并发症更常见，优势不明显（Merli等2016）。

尽管已经有几项研究对不同类型的胶原膜进行了临床疗效的研究，但差异不是很明确。由于其缺乏机械稳定性及降解特性，胶原膜通常用于裂开型缺损（图6.2和图6.3）和水平向牙槽嵴增量（图6.7）。最好用于小型垂直向骨缺损（图6.5）和小型三维骨缺损（图6.6，表6.4）。未来需要低偏倚风险的临床试验，进一步测试膜特性的差异是否具有临床相关性。

6.4.1.2.2　合成膜

几种合成聚合物被用于制作可吸收膜。组织对合成聚合物的反应，通常表现为膜内和膜周围炎症浸润，并伴有异物反应（Piattelli等1998；von Arx等2005）。最近的系统综述和Meta分析（Merli等2016）比较乳酸羟基乙酸共聚物膜与e-PTFE膜，发现完全覆盖裂开型缺损时，e-PTFE膜的优势具有统计学意义。

6.4.1.2.3 其他类型的可吸收膜/屏障

其他类型的膜如下所述。

脱细胞真皮基质（Acellular dermal matrix，ADM）是一种可生物吸收的人皮肤自体移植物。ADM有几个特点：它具有生物相容性；一期缝合不需要非常严密（Fowler、Breault和Rebitski 2000）；暴露后不会发生感染（Novaes和Souza 2001；Novaes等2002）；通过与宿主组织结合增加牙龈厚度（Batista等2001；Harris 2002；Henderson等2001）；可以提供两个月以上的充分屏障功能（Owens和Yukna 2001）。在治疗种植体周围裂开型缺损的随机临床试验中，ADM作为一种化学交联胶原膜，可以有效地修复水平和垂直向缺损（Park等2008）。

学者们还提出了异种皮质骨屏障（Wachtel等2013；Rossi等2016）。活检标本显示该屏障广泛血管化，并与周围软组织和自体骨结合。破骨细胞腔隙的存在提示活跃的颗粒状移植物重塑和新生骨的逐渐替代。

6.4.2 骨移植物

最初GBR时只使用膜，后来添加骨填料成为GBR的标准操作流程，其目的有：使膜得到支撑，避免膜的塌陷；作为骨传导的支架；作为骨形成的感应器；保护增加的骨量不被吸收。自体移植物和骨替代材料颗粒状或块状均可使用。

6.4.2.1 自体骨移植物

随着自体骨的移植，成骨细胞（与皮质骨相比，骨小梁中的数量更多）和骨诱导分子都被带到增量区（Burchardt 1983）。骨形成蛋白（Bone morphogenic proteins，BMPs）和骨基质中的其他生长因子在自体移植物吸收过程中被释放（Miron等2016）。

自体移植物可以从口内或口外获得。为了减少并发症，目前大多数自体移植物是以块状或颗粒状的形式从口内采集。

块状移植物最常来自正中联合或磨牙后区。它们可以提供机械稳定性以抵抗来自上覆软组织的压力。它们在6个月内的吸收量可达初始体积的60%（Johansson等2001；Widmark、Andersson和Ivanoff 1997）。为了减少吸收，有学者提出了外置法植骨联合GBR的操作方法（Chappuis等2017；Maiorana等2005，2011；von Arx和Buser 2006）。

颗粒状移植物可以通过骨研磨仪研磨骨块（Lundgren等1996；Peleg等1988）、刮骨器（Zaffe和D'Avenia 2007）、超声骨刀（Lambrecht 2004）或在钻孔过程中用过滤器收集骨浆（Tinti等1996）获得。最近一项关于覆盖有e-PTFE膜的小型猪下颌骨标准化缺损的研究表明，所有的采集技术都同样有效（Saulacic等2015）。然而，在一个锁骨大小的骨缺损模型中，骨浆/骨粉是无效的，其表现与空白对照组相似（Clune等2010）。

与块状移植物相比，颗粒状移植物表现出更明显的骨诱导性和骨传导性，这是因为移植物暴露的表面积更大，并且生长因子释放更快（Pallesen等2002）。已经证明，颗粒状自体骨比其他任何可用的骨替代材料的骨传导性都好（Buser等1998；Jensen等2006，2007）。尽管它们具有良好的骨诱导和骨传导特性，但由于皮质骨中几乎没有成骨细胞，因此一般认为来源于口内皮质骨的颗粒状移植物的成骨潜能可以忽略不计。

自体移植物在GBR中的应用已有一些文献报道。最初只使用膜，现在临床医生开始在膜下填充自体骨。Buser等（1996）使用皮质-松质骨块结合覆盖e-PTFE膜的骨片治疗水平向牙槽嵴缺损，获得了平均3.5~7.1mm的增量。Tinti等（1996）使用骨过滤器收集的自体骨，覆盖e-PTFE膜，在种植体周围进行垂直向骨增量。经过12个月的愈合期，平均垂直向骨增量为4.95mm（最高达7mm）。

Simion等（1998）使用自体骨片和e-PTFE膜获得了平均5.02mm的垂直向骨增量。Simion等（2001）使用自体颗粒状骨移植物和e-PTFE膜获得高达8mm的垂直向骨增量。当仅在膜下保护血凝块或使用脱钙冻干同种异体骨移植物（demineralizedfreeze-driedbone allograft，DFDBA）时，无法实现4mm以上的垂直向骨再生。Urban等（2009）使用颗粒状自体骨结合e-PTFE膜，获得平均5.5mm的垂直向骨增量。尽管在GBR中，颗粒状自体骨移植物具有良好的成骨潜能，但随着时间的推移，增量骨的稳定性仍不确定。Simion等（2001）在一项长期回顾性研究中，证实了通过骨片结合GBR进行垂直向骨增量时，其边缘骨重建的量略大于天然骨。

6.4.2.2　同种异体移植物

GBR中常用的人源性移植物是冻干异体骨（freeze-dried bone allograft，FDBA）或DFDBA。以块状或颗粒状形式从皮质或者松质骨中获得（Block和Degen 2004；Lyford等2003），同种异体移植物已被证明含有骨诱导生长因子，尤其是BMPs（Urist和Strates 1971）。

DFDBA脱矿后，暴露BMPs，使骨诱导性增加。DFDBA的骨诱导性通过其在异位的非骨性部位植入时诱导新骨形成的能力得到证明（Miron等2016；Schwartz等1996，1998）。与其他骨替代材料（牛源性异种移植物和双相磷酸钙移植物）相比，DFDBA是已观察到的唯一与自体移植物相同，具有支持细胞迁移能力的移植物（Miron等2016）。不同批次的DFDBA已被证明含有不同浓度的BMPs，其骨诱导活性具有相应的差异性（Schwartz等1996，1998；Wei等2015）。尽管同种异体骨含有骨诱导分子，但仍有人担心BMPs的浓度是否足以在临床上诱发相关的骨诱导效应，以及它们是否以活性形式存在（Schwartz等1996）。为了控制DFDBA骨诱导率的差异性，一些制造商对每批产品在灭菌前进行BMP测试、灭菌后进行异位骨诱导率测试。

在大鼠颅骨缺损模型中，通过组织形态学

分析发现，DFDBA和自体颗粒骨诱导成骨相似（Chesmel等1998；Mokbel等2008）。DFDBA的性能优于无机牛骨（Mokbel等2008）且显著优于双相磷酸钙移植物（Fleckenstein等2006）。在仅有自体颗粒骨的情况下，从缺损边缘观察到一些骨形成（Mokbel等2008）。DFDBA是第一种最常用的骨替代材料，与不可吸收膜一起使用，用于替代或增加自体颗粒状骨移植物（Mellonig和Triplett 1993；Rominger和Triplett 1994；Mellonig和Nevins 1995；Nevins等1998；Simion等1998，2001）。在裂开型骨缺损和水平向骨增量中，研究表明DFDBA与自体骨性能相似。此外，在平均高度为2.68mm的垂直向骨缺损中，DFDBA显示垂直向增量为3.14mm，平均骨增量为124%（Simion等1998）。然而，在更大的垂直向骨增量中，自体移植物比DFDBA更有效。在用钛增强的e-PTFE膜治疗垂直向骨缺损的回顾性临床研究中，用DFDBA移植的部位无法获得>4mm的垂直向骨再生，而用自体骨片移植的部位可以获得高达8mm的再生（Simion等1998）。此外，一些研究者报告，与自体骨相比，在拔牙窝缺损中使用DFDBA的组织学结果较差（Becker等1994，1995）。

当与不可吸收膜一起使用DFDBA或自体骨时，种植体周围的边缘骨重建似乎相同（Simion等2001）。然而，目前仍缺乏大规模的研究来评价增量骨的稳定性。

随着可吸收膜的使用增多，FDBA因其较强的力学性能和较好的抗吸收性能得到了越来越广泛的应用。尽管FDBA在其有机基质中的BMP含量与DFDBA相同，但BMP被包裹在矿化的颗粒中。因此，一般认为FDBA的骨诱导性不如DFDBA。当FDBA被移植时，破骨细胞分解矿物质，直到FDBA被脱钙，骨诱导蛋白才可诱导新骨形成（Reddi 1994）。

根据人类组织学研究，FDBA可能比DFDBA更具骨传导性（Piattelli等1996）。在本研究中，离宿主骨最远的FDBA颗粒排列着成骨细胞，主动分泌类骨基质并形成新骨，而在DFDBA中，只有靠近宿主骨的颗粒参与矿化过程。然而，最近一项位点保存研究表明，术后18～20周，FDBA（50.63%）组的新骨形成显著少于DFDBA（80.26%）。两种类型的移植物均来自同一供体，消除了潜在诱导率的差异。DFDBA处理部位的残余骨移植物明显较少，反映了DFDBA的高替代/生物降解率（Wood和Mealey 2012）。在一份人类组织学报告中，牙槽嵴移植和上颌窦增量术后6～36个月，FDBA和DFDBA的新骨形成量相同，分别为41.89%和41.74%（Cammack等2005）。虽然DFDBA诱导骨形成可能早于FDBA，但前期研究支持FDBA可能"赶上"并获得相近水平的新骨形成。

在一项关于牙槽嵴增量的临床研究中，FDBA单独使用或与被交联膜覆盖的自体骨片联合使用，其骨增量不因自体骨加入而受到影响。以FDBA为植骨材料，平均水平向骨增量为5mm，平均垂直向骨增量为3.47mm（Beitlitum、Artzi和Nemcovsky 2010）。在一项多中心前瞻性临床试验中，使用心包胶原膜覆盖的松质骨来源的FDBA，临床牙槽嵴宽度的平均增加量仅为2.61mm（Sterio等2013）。值得注意的是，在本研究中，大约50%的水平向增加的移植物在愈合过程中发生移位或再吸收，这引起了学者们对移植物再吸收的关注。组织形态学分析显示，二次手术时，活性骨的百分比高达58%。最近的一项随机临床试验中，皮质-松质骨来源的FDBA，单独使用或与自体颗粒骨联合使用，被放置在侧向帐篷螺丝周围，并用骨钉稳定的脱细胞真皮基质膜覆盖（Caldwell等2015）。结果发现自体骨的加入不影响骨的增加量。水平向骨增量平均为3.22mm。在基线和二次手术之间的平均移植骨吸收率为13.89%，远低于先前的研究。与前一项研究相比，以下因素可能解释了本研究中移植物吸收/移位减少的原因：使用可能有助于维持移植物体积的帐篷螺丝；与以往研究中偶尔使用褥式缝合相比，膜用骨钉固定可能有助于稳定移植物/膜复合体；与之前研究单纯使用松质骨来源的FDBA不同，本研究使用的是皮质松质骨来源的FDBA。皮质FDBA与松质FDBA的表现差异未在人GBR模型中进行组

织学检验。然而，在一项人牙槽窝移植模型中，两种FDBA的新骨形成表现相似。皮质FDBA组的残余移植物百分比明显高于松质FDBA组，由此可以证明，皮质FDBA比松质FDBA更能抵抗吸收。在皮质FDBA组（Eskow和Mealey 2014）中，牙槽嵴轮廓的保持也更好。

有学者研究了钛增强膜和FDBA在牙槽嵴水平向增量术中的应用。骨增量与前面提到的使用可吸收膜的研究接近，达到3.2mm。组织形态学分析显示新骨形成的百分比很高（47.6%）（Feuille等2003）。

此外，还有学者测试了一种复合的DFDBA/FDBA/热塑性载体移植物。在一项系统回顾性病例研究中，使用由核糖交联膜覆盖的复合移植物治疗牙槽嵴水平向缺损，结果平均水平向骨增量为3.5mm（Toscano等2010）。在使用e-PTFE膜治疗下颌骨后部垂直向骨缺损的左右半口对照设计临床试验中，复合移植物的平均垂直向骨增量为4.7mm，而颗粒状自体骨的平均垂直向骨增量为4.1mm。两种移植物的组织学特征相似（Fontana等2008）。

上述所有关于FDBA在GBR中的应用研究，既没有评估种植体周围的边缘骨重建，也没有评估再生骨体积随时间的稳定性。未来的研究需要通过长期随访对再生骨体积进行三维影像学评估，尤其是使用同种异体移植骨后再生骨体积的稳定性。

6.4.2.3　异种移植物
异种移植物是由来自动物或钙化珊瑚或藻类的骨矿化物组成。有机成分已被去除，以消除免疫原性反应和疾病传播的风险。GBR中最常用和最广泛使用的异种移植物来源于牛松质骨。无机牛骨（Anorganic Bovine Bone，ABB）具有骨传导特性（Hämmele等1998；Jensen等2006），其特点是吸收率低。在小型猪下颌骨缺损模型中，12个月内没有观察到ABB体积的减少（Jensen和Terheyden 2009）。上颌窦移植术后的人体组织切片观察发现，术后4年（Piattelli等1999）、7年（Orsini等2007）、9年（Trani等2007）和10年（Sartozi等

2003），ABB颗粒都持续存在。因此，它们被认为几乎是不可吸收的。ABB可以以颗粒形式、与10%猪胶原蛋白结合的复合物形式以及块状形式存在。在牙槽嵴增量术中，ABB可单独使用或与自体骨联合使用，以增强移植物的愈合潜力。

6.4.2.3.1 无机牛骨作为单独的移植材料

（1）在裂开型骨缺损和牙槽嵴水平向增量术中的应用。ABB可以作为唯一的移植物，被e-PTFE膜或胶原膜覆盖，用于治疗裂开型骨缺损（Zitzmann，Naef和Schärer 1997）。结论是治疗是有效的。随后进行的组织学分析（Zitzmann等2001）表明，ABB适用于分阶段的局部牙槽嵴增量术。Hämmele等（2008）从一系列病例中得出结论，天然胶原膜覆盖ABB能够将牙槽嵴宽度平均增加3.7mm。学者们一直在研究ABB颗粒与新骨的整合。结果显示，仅仅在新骨表面，一些移植物只是部分与骨发生结合。然而，它们并没有被结缔组织包裹，而是锚定在新的再生骨中。

在一项临床和组织学研究中，e-PTFE膜覆盖ABB与10%猪胶原复合物，用于治疗颊侧骨板缺失的拔牙窝的水平缺损。缺损处初始宽度为3.88mm时，水平向骨增量为3.75mm，裂开处初始高度为5.88mm时，垂直向增量为6.5mm；显微CT分析和组织学检查显示，ABB颗粒嵌入骨中；临床上，沿着移植颗粒的最外层出现了一薄层新骨；组织形态学上，新骨形成量约为15.4%（Grunder、Wenz和Schupbach 2011）。用ABB和屏障膜治疗裂开型骨缺损的种植体，平均随访12.5年（Jung等2013）。胶原膜组和e-PTFE膜组的存留率分别为91.9%和92.6%，而完全被原生骨包围的种植体的存留率为94.6%。各组间差异无统计学意义。3组的平均边缘骨重建相似，为2.36～2.53mm。

（2）在垂直向牙槽嵴增量术中的应用。几乎很少单独用于垂直向骨缺损的再生。很少有关于该应用的研究。

Canullo、Trisi和Simion（2006）在一个使用e-PTFE膜的病例报告中显示了垂直向骨缺损中新骨形成（25.3%）的临床和组织学证据，但未提及缺损高度。Canullo和Malagnino（2008）对10例使用e-PTFE膜的患者进行了回顾性研究，记录了初始平均骨缺损高度为5.1mm时，垂直向骨增量为5.3mm；愈合期为6～8个月；所有植体均能成功进行骨结合；3次活检的组织学分析显示，移植物颗粒的表面大多被新骨覆盖，即使是在9mm这样最极端情况下的垂直向缺损；但未进行组织形态测量。Todisco（2010）在一项前瞻性队列研究中，使用e-PTFE膜和ABB对20名患者的26个部位进行治疗。在12个月的愈合期后，对于平均初始骨缺损高度为5.6mm时，平均垂直向骨增量为5.2mm；对5个样本进行的组织形态测量显示，有52.6%的新骨形成；12个月后边缘骨重建达0.95mm。

6.4.2.3.2 无机牛骨与自体骨结合

（1）在裂开型骨缺损和牙槽嵴水平向增量术中的应用。一项研究对GBR联合种植治疗进行了5年的随访，其中GBR治疗使用ABB（80%）和颗粒状自体骨（20%）复合物，覆盖e-PTFE膜或天然胶原膜，研究结果显示出了稳定的边缘骨和软组织水平（Dahlin、Simion和Hatano 2010）。最近的一项研究追踪了在拔牙后4～8周植入单颗种植体并通过GBR手术进行轮廓扩增，评价术后5～9年（平均7年）再生骨体积稳定性。手术的目的是建立一个有足够高度和厚度的唇侧骨板，以长时间支撑软组织轮廓。将ABB和颗粒状自体骨以三明治式（内层为颗粒自体骨，外层为ABB）放置，并覆盖天然胶原膜。三维影像学结果显示，再生骨壁在观察期内是稳定的，平均厚度为2.2mm。随着时间的推移，种植体周围没有出现黏膜退缩（Buser等2013）。笔者认为，由于生物材料的替代率低，ABB颗粒的应用对再生骨的长期稳定性很重要。可以推测，ABB颗粒在自然骨重建过程中不会被吸收，因此有助于长久维持唇侧骨板。

学者们研究了ABB与颗粒状自体骨结合钛钉稳定可吸收膜的应用（Urban等2011，2013），结果显示，平均水平向骨增量为5.56mm（Urban等

2011）和5.68mm（Urban等2013），有些区域高达10mm；组织学分析显示ABB颗粒结合良好；组织形态测量显示，自体骨量（包括残留自体移植骨和新生骨）平均为31%（Urban等2013）。获得相对较高的水平向骨增量的原因为固定移植物的膜的稳定和自体骨的使用。最近对猪下颌骨缺损模型的研究揭示了用固位钉稳定胶原膜的重要性（Mir-Mari等2016）。结果表明，创口缝合后，膜未固定组42.8%的颗粒状骨移植物移位，而膜固定组为22.9%。这些值来自冠状面的测量。

（2）在垂直向牙槽嵴增量术中。Simion等（2007）在一项前瞻性研究中，对7名患者测试了ABB和自体骨颗粒以1∶1混合并联合使用e-PTFE膜用于垂直向骨增量的效果。愈合周期为6～9.5个月（平均27周）。垂直向骨增量可达5mm（平均3.15mm）。ABB颗粒的整合程度与自体骨片相似。组织形态学上，新骨形成率为36.56%。新骨在根尖部分更成熟。自体骨和ABB颗粒在愈合过程中均发生明显的吸收。自体骨移植物的重建表现为切割锥渗透到骨颗粒中，而ABB颗粒周围的破骨细胞只是偶尔被发现，提示它们可能参与了脱矿过程。这一发现与先前的报告一致，即ABB颗粒可以被破骨细胞吸收，但似乎经历了一个非常缓慢的吸收过程。笔者认为ABB的缓慢吸收模式有利于再生骨的长期稳定性。

在评估ABB与自体骨混合并联合使用d-PTFE膜的前瞻性研究中，平均垂直向骨增量为5.45mm，有些部位骨增量可达9mm（Urban等2014）。组织形态学上，自体骨（包括自体骨移植物残留和新骨）占36.6%。在整个随访期内，没有一个病例出现骨吸收，进一步证实了ABB在维持再生骨稳定性方面可能发挥的作用。

6.4.2.4 人工合成骨

在人工骨替代材料中，研究最多的是磷酸钙，特别是羟基磷灰石（hydroxyapatite，HA）和磷酸三钙（tricalcium phosphate，β-TCP）。一般认为，HA可以骨传导但不可吸收，β-TCP比HA更具骨传导性但吸收迅速（Buser等1998；Jensen等2006，2007）。HA和β-TCP的结合称为双相磷酸钙（Biphasic Calcium Phosphate，BCP），一般认为它既具有HA稳定的空间维持性，又兼具β-TCP优秀的骨传导性（Ellinger、Nery和Lynch 1986）。BCPs可以用不同的HA-TCP比率来构建。对BCPs进行的体外和体内研究，结果令人满意（Chakar等2014；Miron等2016），但在GBR中应用的临床文献仍然很少。

6.4.2.5 不同骨替代材料的联合应用

唯一有文献记载的联合应用是ABB和同种异体骨。它应用于上颌窦移植（Landi等2000），并非GBR。联合应用可以发挥每种生物材料的优势。ABB具有可靠的骨传导性，替代率较低，最终有助于长久地稳定再生骨量。同种异体骨除了具有骨传导潜力外，还提供了有机成分，特别是胶原蛋白。使用DFDBA，有机成分很容易获得，而使用FDBA，则是在破骨细胞分解其矿物质后才获得。虽然它们的骨诱导潜力很不相同，但是如果选择一种经过骨诱导能力测试的同种异体骨，对骨形成的积极影响应该是可预期的。此外，同种异体骨更快的吸收将创造一个更多孔的结构，允许血运重建和骨形成细胞的生长。本章笔者已经在GBR应用中测试了这种组合（图6.2～图6.4、图6.6、图6.7和图6.10）。临床和组织学报告正在准备中。

6.4.2.6 生长因子的潜在作用

文献记载最多的用于口腔骨再生的重组人生长因子是血小板衍生生长因子（rh-PDGFBB）和骨形态发生蛋白2（rh-BMP2）。体内外研究证实，生长因子可以通过调节细胞的趋化、分化和增殖来增强组织的再生能力。虽然一些研究表明，它们有提高GBR预后方面的有效性和潜力，但临床文献支持不足。关于生长因子潜在用途的讨论不在本章范围内。

6.5 美学区GBR术后的软组织修整

GBR手术通常会导致膜龈联合处向冠方平移，这是为了实现一期愈合，颊侧皮瓣向冠方推进所致。这种软组织改变将产生3个主要后果：

（1）缺牙区颊侧出现角化组织宽度缩小（图6.7zb、图6-8m～n和图6.9k～l）。

（2）覆盖颊部软组织的厚度减少（图6.2m和6.4m）。

（3）前庭深度丧失（图6.7zb、图6.8m～n和图6.9k～l）。

在美学区，这些软组织变形的影响比口内任何地方都更重要。根据它们的严重程度，有时需要进行修整。

从功能角度来看，种植体周围是否需要角化组织是有争议的（Chung 2006）。然而，从美学角度来看，在种植修复体的颊侧建立角化组织带很重要。

当变形较小时，通常安装基台时会将一条角化组织带转移到种植体的颊侧，并增加颊侧软组织体积（图6.1zu～zw和图6.6u～v）（Benic等2017）。这种情况下前庭深度不需要修整。当需要更厚的颊侧软组织时，可应用上皮下结缔组织移植（图6.2r～u、图6.3l～r和图6.4o～r）。为了降低从腭侧进行结缔组织移植的并发症，学者们试验了一种利用可吸收胶原基质浸泡在重组人PDGFBB中的替代技术（Simion等2012）。结果显示软组织体积适量增加。在更严重的变形中，前庭深度和角化组织严重丧失（图6.7zb、图6.8m～n和图6.9k～l）。在这类病例中，膜龈联合通常位于埋入的种植体的腭侧。经典的做法是，在一次手术中进行宽的游离龈移植，解决前庭深度问题和角化组织的重建（Nabers 1966）。游离龈移植的缺点是颜色匹配不佳、易出现并发症。为了减少颜色匹配问题和降低从腭部取移植物的并发症，有学者提出了一种替代技术，即使用宽度减小的牙龈移植物（条形牙龈移植物）和异种胶原基质（图6.8）（Urban等2015）。12个月时角化组织宽度（平均6.33mm）显著增加（图6.9）。

6.6 并发症

6.6.1 创口开裂和材料暴露

GBR中常有创口开裂的报道。材料暴露会增加感染的风险。据报道，与胶原膜相比，使用不可吸收膜的暴露风险更高；但报道结果差异较大。

6.6.1.1 PTFE膜

使用PTFE膜进行垂直向骨增量手术，并发症发生率的报道从0到45.5%不等（Todisco 2010）。在Chiapasco和Zaniboni（2009）关于裂开型骨缺损治疗的系统综述中，报道e-PTFE膜的并发症发生率（暴露和/或感染）为20%。即使PTFE膜暴露不会导致感染，但临床也证明会阻碍再生（Simion等1994）。Machtei（2001）的meta分析显示，没有膜暴露位点的新骨形成是膜暴露位点的6倍。植入后前3个月e-PTFE膜暴露患者的新骨形成较植入后3～6个月或在二期种植手术前未暴露者少（Mattout和Mattout 2000）。

由于不可吸收膜暴露报道的差异性，且现有研究的样本量较少（通常在高偏倚风险下进行），无法得出明确结论。需要进行更大规模的研究，以提供明确的数据。但根据临床经验可以推测，如果病例选择合适，手术操作恰当，那么使用PTFE膜应该不会出现或极少出现创口开裂的情况。由于经典的e-PTFE已不在市场上销售，我们认为使用钛增强d-PTFE膜可作为治疗美学区垂直向骨缺损的"金标准"，特别是因为大多数美学区至少有小的垂直向缺损，最好用钛增强膜来处理。完美的软组织推进和缝合可提高创口愈合的预期。

d-PTFE膜的孔径小于3μm，当暴露在外时，被感染的风险可能降低。它们对细菌不敏感。当d-PTFE膜暴露时，应密切监测患者，以排除感染。必须制订针对性的口腔卫生控制方案，包括每日两次0.2%氯己定凝胶以减少菌斑的形成和每周患者的随访（Fontana等2011）。在没有感染的情况下，d-PTFE膜可以保持几周，这是固定移植骨所需的时间。之后它们可以被取出，移植物的愈合和成熟可以自行进行，这样仍然可以形成相当数量的新骨。当怀疑有感染或出现明显的化脓性渗出时，必须立即清除整个膜，并且刮除下方的感染颗粒和炎性组织（图6.10）（Verardi和Simion 2007；Fontana等2011）。已经整合的移植物保持原位。Chiapasco和Zaniboni（2009）之前的系统综述的结论是，尽管使用e-PTFE膜后顺利愈合可获得更好的结果（以骨再生的百分比计），但对于膜暴露的病例，最初暴露的种植体螺纹也达到了可接受的覆盖率（63%～100%），大多数病例报告完全或几乎完全覆盖初始缺损。没有膜暴露的病例也可能出现感染和脓肿，这与移植物和膜的细菌污染有关（Fontana等2011）。此时需要将膜取出，同时刮除移植物受感染/松动的部分。

6.6.1.2　可吸收膜

据报道，可吸收膜尤其是胶原膜，暴露的风险低于不可吸收膜；在治疗裂开型骨缺损的系统综述中，报道有5%的暴露/感染（Chiapasco和Zaniboni 2009）。与天然胶原膜相比，交联膜，尤其是那些核糖交联膜显示出较高的暴露率（Friedmann等2011）。有趣的是，暴露的核糖交联膜有时能够在不暴露骨移植材料的情况下支持二期愈合（Moses等2005）。对于天然和化学交联膜，暴露通常在二期愈合中治愈，但在交联膜周围观察到更多的软组织炎症（Becker等2009）。应密切监测胶原膜的暴露情况，直到发生二期愈合，并排除任何感染过程。当暴露时，骨的数量和质量会降低，但有时仍然可以获得相当量的骨再生（Chiapasco和Zaniboni 2009）。当发生脓性分泌物感染时，应清除膜残留物并清理感染移植物。

6.6.2　神经并发症

下颌骨前部的手术，颏神经可能受损并可导致下唇感觉障碍。上颌美学区的手术，眶下神经分支可能受损，引起上唇的感觉障碍；面神经颊支也

可能受损，导致上唇活动度降低。

颏神经及其分支可以通过手术进行定位和分离，但位于上唇的终末神经分支贯穿口轮匝肌，且难以察觉。如果盲目做肌肉切口，上唇的这种解剖特征使之容易发生神经并发症。在上颌前部进行大面积皮瓣推进时，较少对上唇神经系统并发症进行报道，需要更多的解剖学研究来确定上唇神经分支的确切路径。

6.7　结论

尽管缺乏基于循证医学的证据，但可以认为GBR是现今在美学要求高的区域进行牙槽嵴缺损增量的最佳技术之一。虽然其他几种骨增量技术同样能够增加水平向骨量，但GBR技术的优势在于可以提供可预期的垂直向骨增量。重建三维牙槽嵴轮廓的能力对于美学效果至关重要。

在技术层面上，除了需要细致的皮瓣制备和适当的创口缝合外，还需要将移植物/膜复合体进行固定，以获得最佳的效果。

在遇到具有挑战性的（尤其是垂直向）骨缺损时，应优先选择使用钛增强聚四氟乙烯膜。其他类型缺损应该优先考虑胶原膜，无论是天然的还是交联的。

移植材料的选择对移植效果影响很大。骨缺损越大，移植材料的选择就越重要。没有一种移植材料能够单独使用就达到理想的效果，在某些特定情况下，复合移植物有利于发挥不同类型移植材料的优点。当使用自体移植物时，移植物的生物学潜能大大增强。ABB除了具有骨传导性外，还因其较低的替代率，能够稳定移植物体积，防止吸收/重建的能力而受到重视。同种异体骨因其骨传导和骨诱导潜能而备受青睐。

在美学区，GBR手术通常辅以软组织手术，进行软组织增量并重建角化黏膜带。

扫一扫即可浏览

参考文献

第7章

应用精确的种植导板获得完美的种植美学效果
Perfecting Implant Related Esthetic via Using Optimum Surgical Guides

Giampiero Ciabattoni[1], Alessandro Acocella[2], and Roberto Sacco[3,4,5]

[1] Faenza, Italy
[2] Prato, Italy
[3] Barts and The London School of Medicine and
 Dentistry, London, UK
[4] Eastman Dental Institute, London, UK
[5] King's College Hospital, London, UK

7.1 引言

第一次提出用骨结合种植牙为患者修复缺失牙是在1969年（Brånemark等1969）。"骨结合"一词被定义为种植体表面和骨组织之间的直接接触（Brånemark等1977）。同样的状态，Schroeder等使用"功能性的连接（functionalankylosis）"一词来形容（Schroeder等1981）。后来，骨结合被定义为："在功能性负重期间，在骨组织中实现并维持异体材料刚性固定的临床过程"（Albrektsson和Zarb 1993）。

种植牙被广泛认为是修复缺失牙的一种可预期的治疗选择。

一篇系统综述表明，在10年的随访中，单颗种植牙的存留率与三单位固定桥相当（Pjetursson等2007）。

因此，近年来，种植牙在前牙缺失修复中的应用越来越广泛。

影响种植修复的功能、生物学和美学效果的一个主要因素是剩余硬组织和软组织的量。已经证实，牙齿缺失会导致缺牙区骨组织持续、进行性吸收和重建（Devlin和Ferguson 1991；Sobolik 1960）。

在美学区，临床成功与否很大程度上取决于能否获得长期的软硬组织的稳定（Belser等2004；Kan等2003）。

临床医生必须仔细考量组织结构，掌握手术植入的定位和后续的骨重建过程（Cardaropoli、Lekholm和Wennstrom 2006）。

只有对软组织性质和生物学宽度的了解和认识日益增长，医生才能更好地掌握美学区种植修复效果的预后（Martegani等2007；Tarnow等1992；Zetu和Wang 2005）。

Grunder（2000）认为，完整的颊侧骨板是美学成功的重要因素（Grunder 2000）。研究者还强调了近远中向上，种植体与邻近天然牙的距离与种植体之间的距离不一样。有学者建议种植体与邻牙至少距离1.5mm，2颗种植体之间的距离不应<3mm，以减少牙槽嵴顶处的骨吸收（Buser、Martin和Belser 2004）。单颗种植体与邻牙软硬组织密切相关。研究已证实，支持冠修复的种植体的邻面骨水平取决于邻牙的骨水平（Avivi-Arber和Zarb 1996；Grunder 2000）。因此，普遍认为，牙龈乳头的保存主要受邻牙邻面骨水平的影响（Cardaropoli等2006；Kan等2003）。

种植计划的正确性、种植体定位的精确性以及石膏模型的准确复制与转移是种植修复长期成功的最重要因素（Mischkowski 2006；Wismeijer、Casentini和Chiapasco 2010）。种植体定位不当会损害美观和功能，并增加因生物力学过载而导致种植失败的风险，因此计算机导航手术系统是最新的工具，能够达到理想的效果，从而获得长期的成功率

（Ruppin等2008）。基于传统石膏模型或数字成像系统设计的种植导板，可以在诊断、修复计划制订和手术之间建立连续性，指导牙科医生在种植体植入过程中提高精确度和安全性（Brief等2005）。

这一章，我们将分析引导种植手术的实用性及其在美学种植中的价值。

7.2　传统引导种植手术：临床和手术计划

上颌美学区的种植修复，对任何临床医生来说都是一个挑战。可能导致并发症的潜在因素是骨吸收、软组织处理不当和解剖变异。

为了给患者带来长期的效果和益处，治疗计划制订时应考虑到所有的困难和变量。

随着三维（three-dimensional，3D）诊断影像和治疗计划技术在种植修复的应用，术前准备和虚拟定位已经成为高质量诊疗的常规流程（Casselman等1991；Rothman等1988）。

在任何种植外科手术中，尤其是在即刻负重时，种植体植入-修复计划对是否获得成功至关重要。

引导性种植手术有助于促进、简化和克服种植牙治疗中最常见的问题。

20世纪90年代初，出现了一组软件，可以在横截面图像（ImageMaster-101）上添加种植体图形。第一代Sim/Plant是CSI在1993年推出的，可以在CT图像上虚拟定位种植体。20世纪90年代末，推出了Simplant 6.0。这个新的软件增加了三维图像重建的功能。Materialie（Leuven，比利时）创建了手术导板功能，用于特定深度和方向的截骨术。此后，Nobel-Biocare（Zurich，瑞士）创建了NobelProcera/NobelGuide技术。NobelGuide技术是一种用于柱形和锥形Nobel Biocare种植体的设计和植入系统。2011年，NobelClinician完善了之前的软件，它是NobelGuide软件全新设计后的升级版。

目前，还有许多其他制造商的软件产品也在临床使用（Jung等2009），如Easy-Guide（Keystone Dental，Burlington，MA，美国）、Straumann coDiagnostiX（Straumann，Basel，瑞士）、VIP Software（BioHorizons，Birmingham，AL，美国）、Implant Master（IDent，Foster City，CA，美国）。

现代种植软件可以对解剖区域进行三维重建，临床医生可以在CT或CBCT扫描结果上虚拟种植体植入。

这种方法使任何临床医生都能以微创的方法应对困难病例并进行手术，保证义齿修复的成功率（表7.1）（Balshi、Wolfinger和Balshi 2006；Moraschini等2015；Parel和Triplett 2004）。

7.2.1　术前方案制订和虚拟设计

手术前的临床检查非常重要。引导手术前的临床检查包括患者完整的病史、初步的数字化影像学（口内和/或全景片）资料、牙科模型和开口度。在初步检查后，每位患者都应拍摄高分辨率螺旋CT（图7.1～图7.4a）。

研究模型的范围应包括边缘伸展良好的牙槽嵴形态；此外，复制所有解剖标志的石膏模型应安装在𬌗架上。

患者必须有足够的开口度，以容纳与种植导板一起使用的至少10mm长的备孔钻，在植入位点进行制备。

然后，技师在理想的正中𬌗及适当的位置上制作义齿/蜡型，以获得发音、美学和正确的垂直距离。牙齿的位置也要复制到最终的固定修复体上。

制作的导板应与软组织适应良好，与下方黏膜完全贴合。边缘的厚度至少应为3mm，并过度延伸至唇颊部的前庭沟。因此，了解上颌和下颌牙槽嵴不同黏膜的厚度和弹性非常重要，否则会增加种植导板垂直向错位的机会，从而导致种植体植入位置的偏差。

Vasak等（2011）观察到上颌种植体位置的偏差与黏膜厚度成正比。因此，为了尽量减少这种错误的风险，任何手术前都必须确保种植导板与上颌骨完美匹配。此外，为了减少种植导板断裂的可能，随着上颌黏膜厚度的增加，建议使用厚度（均匀）3～4mm的种植导板（Schneider等2009；Yong

表7.1 部分种植体和修复体的累计存留率（Moraschini等2015）

研究	种植体植入数量			种植体失败数量				失败类型			种植体存留率（%）	修复体存留率（%）
	上颌	下颌	总计	上颌	下颌	总计	早期	延迟	晚期			
van Steenberghe等（2005）	184	0	184	0	0	0	0	0	0	100	100
Malo等（2007）	72	20	92	2	0	2	0	2	0	97.8	100
Komiyama等（2012）	124	52	176	10	9	19	8	11	0	89.2	83.9
Johansson等（2009）	312	0	312	2	0	2	0	2	0	99.4	96.2
Puig（2010）	128	67	195	2	2	4	4	0	0	97.9	100
Gillot等（2010）	211	0	211	4	0	4	1	2	1	98.1	100
Meloni等（2010）	90	0	90	2	0	2	0	2	0	97.8	未报道
D'haese等（2012a）	78	0	78	1	0	1	1	0	0	98.7	未报道
Di Giacomo等（2012）	22	38	60	1	0	1	1	0	0	98.3	91.6
Komiyama等（2008）	未报道	未报道	165	3	0	3	1	2	0	98.2	100
Landazuri-Del Barrio等（2013）	0	64	64	0	6	6	0	6	0	90.6	未报道
Marra等（2013）	177	135	312	6	1	7	3	3	1	97.8	100
Browaeys等（2014）	36	44	80	0	0	0	0	0	0	100	100

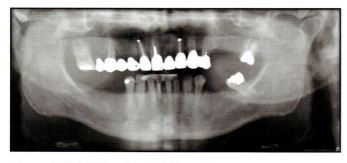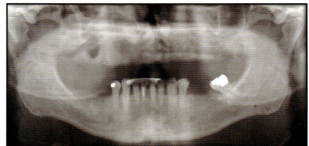

图7.1 初始全景片：拔牙前和拔牙6个月之后。

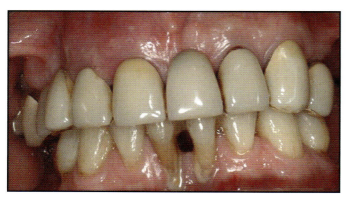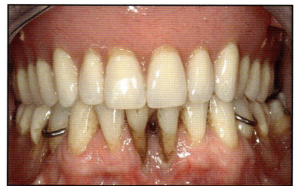

图7.2 口内临床图片：拔牙前和拔牙6个月之后。

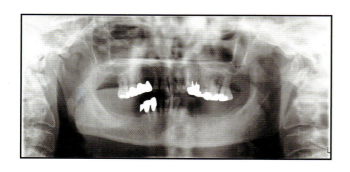

图7.3 修复前X线片显示治疗失败的牙列情况。

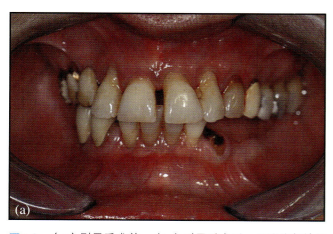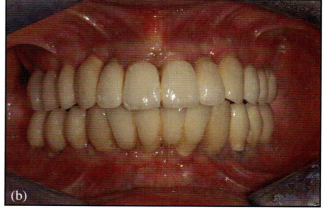

图7.4 （a）引导手术前。（b）引导手术后，最终修复效果。

和Moy 2008）。

在部分缺牙的情况下，一旦达到理想的咬合状态，需增加3mm厚的丙烯酸树脂覆盖余留牙的咬合面，并设置观察窗。腭侧也覆盖丙烯酸树脂，这有助于在手术期间稳定种植导板。在下颌中，义齿需延伸覆盖磨牙后垫区。所有这些特征都需要体现在种植导板上。

也可以用义齿或一个精确的复制义齿作为放射导板。在与颊侧边缘、腭侧和舌侧咬合面不同水平的位置以交替的模式放置10～12个参考标记（刻痕）。每个位点用一个宽2mm的球钻预备，并用牙胶充填。

在CT扫描过程中，用正中咬合时取得的硬的加成型咬合记录（硅橡胶或种植咬合记录材料）稳定放射导板。

在CT扫描和外科手术前，检查咬合记录与上下颌牙列之间的关系是否正确，最大限度减少植入时可能出现的误差。数项研究表明，定位错误或缺少咬合记录是导致植入不准确的因素之一（Block和Chandler 2009；D'haese等2012）。

随后，用0.4mm的层厚进行两次CBCT扫描：第一次，患者佩戴放射导板的同时咬住咬合记录；第二次，仅扫描放射导板，与第一次大致相同的位置扫描。两次扫描的医学数字成像和通信的标准（Digital Imaging and Communication in Medicine，DICOM）格式文件传输到种植设计软件中，患者的牙槽骨和放射导板的数据被转换成三维图像（图7.5a和图7.6）。临床医生可以确定所有的解剖边界，从而制订种植计划。根据现有文献记录，建议当剩余牙槽嵴宽度不小于4mm、高度不小于12mm时，可以进行不翻瓣种植和/或计算机导航种植（Becker等2009；de Almeida等2010）。

大多数引导种植软件可以通过二维操作面板实现三维显示。影像学标记点（牙胶参考标记）使这两个扫描文件可以融合/匹配，从而显示义齿与颌骨的关系。

然后可以根据确认的解剖边界来确定种植体的虚拟位置。

根据牙槽骨的三维和横截面视图以及虚拟的修复体与下方颌骨的精确关系，种植体可以虚拟地根据最终修复体的位置进行定位（图7.5b和图7.7）。

三维图像可以在所有空间平面上旋转，来进行骨解剖的评估。种植基台和种植导板上引导环可以根据每颗种植体进行定位。

在某些病例中，虽然牙槽嵴薄或骨量不够，仍然可以使用引导手术。文献描述了使用骨凿代替扩孔钻用引导手术进行牙槽骨扩张或经牙槽骨微小窦提升术（Pozzi和Moy 2014）。小的骨缺损可以在引导手术中得以纠正。

相反，在需要进行再生手术（大的骨缺损）的情况下，最好进行分阶段治疗（Komiyama等2008）。

现在许多软件程序能够分析骨的质量，这对计划即刻负重是必不可少的。通过计算机导航手术，临床医生可以识别出骨质量更好的区域。

一旦虚拟种植体设计完成，就可以设计锚钉（种植导板固位钉）的位置。正常情况下，在部分缺牙病例中至少有1枚水平向固位钉，在无牙颌病例中最多有4枚（主要位于颊侧）（图7.5和图7.6）。然而，在最近的一项研究中，笔者建议在颊侧和腭侧或后牙区至少放置2枚固位钉，以避免种植导板的移动（D'haese等2012b）。

此外，在设计固位钉时，应将长轴倾斜以避

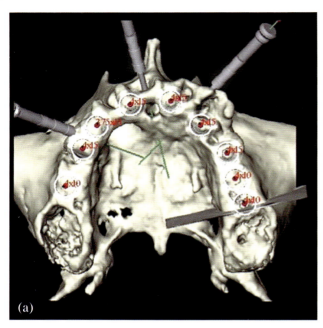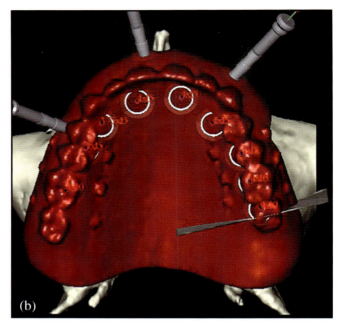

图7.5 （a）上颌虚拟设计。（b）与将来修复相关的虚拟种植设计。

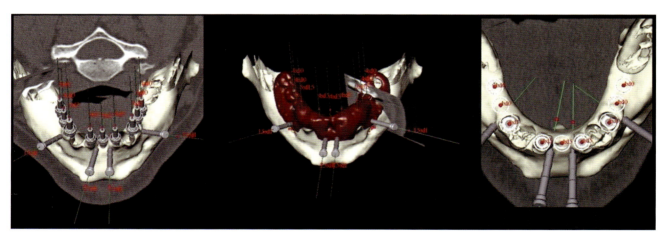

图7.6 下颌虚拟设计。

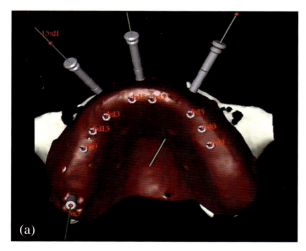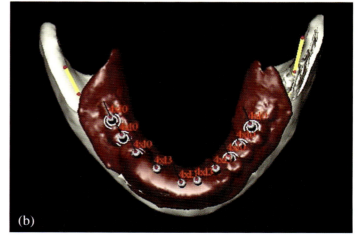

图7.7 虚拟设计：（a）上颌；（b）下颌。

免干扰软组织（口周软组织）。

临床医生同意虚拟治疗计划后，将数字化的设计文件通过电子邮件发送至加工厂，用立方体光固化成型法制作种植导板/支架。种植导板交付给牙科医生，并安排试戴，确认是否准确匹配。

对于那些在手术时或术后不久需要立即佩戴临时修复体的病例，种植导板还将被送到义齿加工所用于制作临时修复体。此时，技师可以利用术前用于制作种植导板/支架的工作模型的精度。根据我们的临床经验，为了获得更好的准确度，建议使用个别托盘制取精确的印模，灌制工作模型。根据种植导板/支架上复制的种植位置，对工作模型进行调整/钻孔/切割。这样可以减少技术误差，并能更好地解读软组织细节。

此时，可以根据临床医生提供的信息进行临时修复体的制作。

7.2.2　种植程序

一旦患者准备好，就可以进行局部麻醉，放置种植导板。局部麻醉时，建议缓慢注射麻药，以尽量减少软组织肿胀。作为一种替代方法，可以让患者在咬合记录上咬10分钟，以消除局部麻醉的影响。在开始任何手术前，重要的是要确保种植导板准确地就位于黏膜上。一旦患者咬住咬合记录，且没有发现偏差，就可以使用1.5mm麻花钻制备固位钉的位置。固位钉放置后去除咬合记录。

一些计算机导航种植系统使用骨合成螺丝来固定种植导板；然而，这可能会造成种植导板较大的移位。通常还是建议在较远处植入固位钉开始。一旦种植导板被固定，最好再检查一下种植导板，确认它未受压。

用组织环切刀从每个引导套筒中切开牙槽骨表面的牙龈。种植窝最初的准备一般从先锋钻扩孔开始。

先锋钻的使用对于从牙槽嵴上去除最外层的皮质骨很重要；特别是在上颌骨前部；但是，当皮质骨非常薄时，应不需要使用先锋钻了。此外，为了保证种植支架的稳定性，建议最好从远中的种植位点开始预备。

使用带有止动器的逐级的麻花钻和相应的麻花钻套筒，在每个植入位点按照虚拟设计中的准确位置和深度进行预备。在松软的骨质中用直径较小的扩孔钻预备；在致密的骨质中，种植位点的最终宽度预备完毕后，应使用攻丝钻。所有的钻都要用大量的低温盐水进行冲洗，并以"提拉"的方式进行扩孔，使冲洗液流到预备区的根端，以防止骨过热。种植体与导引装置相连，用扭矩扳手或种植手机植入预备好的种植窝内。种植体植入深度以导引装置接触种植导板上的钻孔引导套筒为止。过度拧紧种植体会使种植导板移位，有时甚至折断。在骨质较疏松的部位，过度拧紧会导致种植体螺纹与窝洞分离，导致种植体"旋转"，失去在骨中的初期稳定性。

最佳植入扭矩应为30～35Ncm（图7.8）。

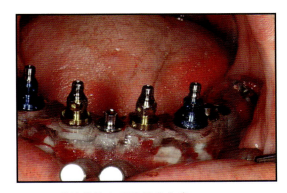

图7.8　种植体植入后的最终高度。

种植体就位后，去除种植导板的同时，去除种植引导装置、导板基台和固位钉。检查植入部位，去除覆盖在软组织上的任何残留物。将临时修复体与种植体连接。术后诊断图像显示基台在种植体上的位置精确。通常只需要进行极少的咬合调整。无牙颌病例通常进行即刻负重。部分缺牙病例要么没有咬合接触，要么在延期负重时设计咬合轻接触（图7.9和图7.10）。在种植牙形成骨结合后，患者可以进行最终永久性的修复（图7.4b和图7.11～图7.14）。

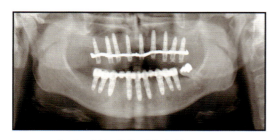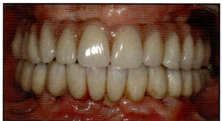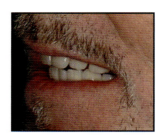

图7.9　术后即刻佩戴临时修复体。

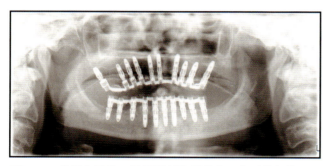

图7.10　术后全景片，显示即刻负重的全口临时修复体。

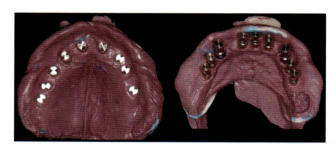

图7.11　6个月后进行最终修复的精细印模制取。

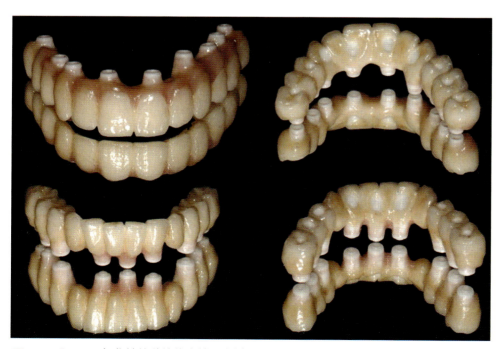

图7.12　Procera氧化锆的种植体支持固定桥。

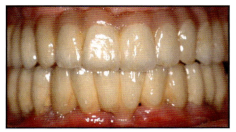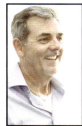

图7.13 Procera种植体支持固定桥的临床效果。

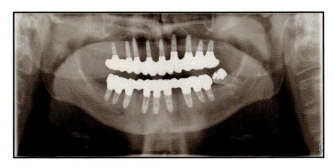

图7.14 5年后随访的X线片。

7.3 拔牙后引导种植体植入：临床和种植程序

大约40年前，出现了在新鲜拔牙位点进行即刻种植的技术（Schulte和Heimke 1976）。研究表明，这种方法获得了成功的临床效果，其累计生存率高，牙槽嵴顶骨水平稳定，接近延迟种植的效果（Becker等1998；Chen、Darby和Reynolds 2007；Sanz等2013）。

最初的研究显示，即刻种植可以保持牙槽骨的尺寸（Paolantonio 2001；Watzek等1995）。然而，近期的临床试验并不支持这一理论，认为即刻种植体后，牙槽嵴尺寸发生了显著变化（Botticelli等2004，2006）。

通常由于美学需求，才进行即刻种植。

这种种植手术对临床医生来说是一个挑战，根据国际口腔种植学会（ITI）建立的手术分类标准，即简单、高级、复杂（SAC）（Dawson和Chen 2009），即刻种植的难度为高级或复杂程度。

根据2003年和2008年的ITI会议共识，临床医生可以选择不同的种植时机（Chen等2009；Hammerle、Chen和Wilson 2004）：

（1）拔牙当天进行即刻种植（1型）。

（2）软组织愈合4~8周进行早期种植（2型）。

（3）部分骨愈合12~16周后进行早期种植（3型）。

（4）完全骨愈合至少6个月后进行延期种植（4型）。

根据临床的实际情况和临床医生的经验，每种治疗方法都有其适应证（Buser和Chen 2009）。

2009年发表的一篇综述得出以下结论，上颌骨前部即刻种植与美学并发症的风险显著相关，主要是唇侧黏膜退缩（Chen和Buser 2009）。一些研究已经证明，20%~30%的即刻种植导致的黏膜退缩≥1mm（Cordaro、Torsello和Roccuzzo 2009；Kan等2007）。这种软组织退缩要么是由于唇侧黏膜缺少唇侧骨板支撑，要么是由于种植体唇向定位错误，或者是两者联合导致的结果（Chen和Buser 2010）。其他研究观察到边缘黏膜退缩范围为0.06~1mm，大部分退缩发生在种植修复后的前3个月内（Bengazi、Wennstrom和Lekholm 1996；Oates等2002；Priest 2003）。

此外，有人认为牙龈生物型可能影响种植体软组织的美学效果（Kois 2001）。

根据Kois（2001）的研究，厚龈生物型并不能抵抗龈缘退缩。然而，薄龈生物型位点发生牙龈退缩的频率高于厚龈型1mm或更多（分别为45.8%比33.3%），平均退缩量分别为（1.8±0.82）mm（1~3mm）和（1.3±0.52）mm（1~2mm）。因此，与厚龈型位点相比，薄龈型位点具有更高的组织萎缩的风险，特别是当种植体位于颊侧时（薄龈型为85.7%，厚龈型为66.7%）（Kois 2001）。

无论使用何种种植系统，种植体三维方向的理想定位在文献中都有详细的描述。一些指导原则有助于获得最佳的种植体定位和美学效果。首先，种植体的位置取决于所设计的种植体支持修复体的位置。其次，种植平台应位于所设计的种植修复体唇侧龈缘顶点向根方3mm处。第三，种植体的中心应位于距预期的唇侧边缘向腭侧至少3mm处。其目的是为了避免唇侧骨板厚度不足和牙龈退缩（Hänggi等2005；Kois 2001）。

使用CBCT、虚拟治疗设计软件和立体光固化成型种植导板指导种植手术无疑是一项重大成就，无论是从解剖还是修复角度来说，都提供了最佳的种植体的三维定位（Jung等2009）。黏膜支持式导板提供了更高的可预期性和更微创的不翻瓣植入手术的可能，同时减少了术中的不适感和术后的并发症（Nkenke等2007），也减少了手术时间和手术失误（Scotti等2010）。在美学区进行不翻瓣种植的潜在优势可能包括减少黏膜退缩，避免黏骨膜瓣翻瓣而最大限度保存了种植体周围的牙龈乳头（Koutrach和Nimmo 2010）。

然而，迄今为止，旨在提高种植体美学的引导手术尚未在科学文献中探讨。

在下一节中，我们将讨论美学区引导手术中最困难的挑战，以及如何使用一种新技术来克服它们，那就是：双导板技术（Double-Template Technique，DTT）。

7.3.1 术前准备和虚拟设计

引导手术可用于拔牙后位点的种植。在此类治疗中，种植体的正确定位至关重要。

从临床角度来看，必要的检查包括完整的病史、初步的数字化X线片、安装在𬌗架上的牙科模型和开口度（图7.15）。此外，还应该给每位患者拍摄高分辨率的螺旋CT。研究模型包括边缘伸展

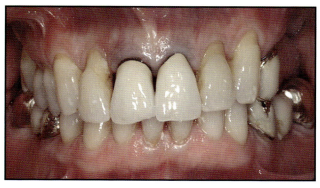

图7.15 治疗失败的口内照。

良好的牙槽嵴部位，石膏模型应根据解剖标志上好𬌗架。

然后，技师在理想的正中𬌗制作一副丙烯酸的复制义齿，具有合适的垂直距离，并符合发音、美观的要求。

应用两次扫描技术，将6~8个小（1.5mm）牙胶标记点随机放入丙烯酸复制义齿中，作为阻射标记。准备一个硅橡胶放射导板，并执行两次CT扫描程序：一次扫描中患者佩戴义齿和放射导板，另一次扫描中仅佩戴义齿。复制工作模型，在模型上平牙龈水平去除要拔除的牙齿。必须要特别注意保持牙龈边缘的完整。对无法保留的牙齿，在邻面、颊侧和腭侧的牙槽嵴顶进行诊断性探诊，并在模型上准确标记。

然后在修正过的最终位置进行蜡型制作。这为临床医生在设计种植体肩台深度时提供了有价值的信息。根据Cantoni和Polizzi（2009）的报道，如果需要拔除的牙齿排列不齐，则根据理想的最终修复位置制作蜡型，在CT扫描前进行修正并用作两次法扫描的放射导板。

在虚拟设计过程中，软件中可显示理想的修复体轮廓，以提示正确的植入角度。

种植导板的颊侧边缘必须延伸到前庭沟底处，越过牙齿的倒凹。这些过度伸展的边缘能支持足够数量的固位钉和足够数量的树脂，以支撑与拔牙后位点相当的金属圆柱体。

根据标准方案，患者在拔除无法保留的牙齿之前，先进行CT扫描，并佩戴放射导板。

从CT扫描中获得的DICOM文件包括患者颌骨解剖结构的数据，以及与正确的修复计划相关的牙齿理想位置和颊侧穿龈轮廓。

利用软件设计程序对两组轴向CT层面进行处理，并基于阻射标记进行融合。通过这种方式，外科医生能够对理想的种植位置进行虚拟设计，并且能够清楚地看到将达到的修复效果。

在愈合部位，种植体以标准模式植入，而在计划拔牙的部位，由于到预计颊侧骨板的吸收，种植体常常设计在偏腭侧的位置植入，以获得良好的

初期稳定性。此外，种植固位体实际上通常位于颊侧骨板冠状面下方2.5～3mm处（Chen等2007；Kan等2003）。有时，在上颌，特别是复杂的修复（All-on-four和/或全牙弓）中，实际上种植体设计时与上颌窦或鼻的皮质骨板接近，以获得最佳的初期稳定性。在拔牙位点使用软件引导种植的另一个优点是可以选择最佳的种植体直径，从而减少种植体表面和颊侧骨板之间的潜在间隙。当间隙<2mm时，临床医生无须使用移植材料，同时能获得良好的美学效果。

临床上，如果种植体与颊侧皮质骨板之间的间隙>2mm，则应考虑使用移植材料。

所有的种植体设计通常都是沿着正确的方向穿过牙弓，并且有足够的数量允许即刻负重。此外，种植体在冠状面和矢状面上彼此平行，以便于治疗结束时进行修复。

至少应有3～4枚固位钉和1～2枚腭/舌侧固位钉，使种植导板获得足够的稳定，并防止任何移动，导板移动可能导致种植体植入不准确。

本章的笔者通常两个软件中种植虚拟设计的数据在拔牙术后进行引导性手术。即为每位患者制作两个种植引导支架，一个仅用于在愈合位点植入种植体，另一个用在愈合位点和拔牙位点进行种植体植入。

将这两个设计的数据发送到加工厂，用立体光固化成型法制作种植导板/支架。加工厂制作两个种植导板，它们的形状、数量、固位钉位置以及在愈合位点植入种植体的套筒都相同（图7.16）。

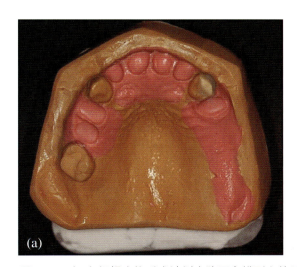
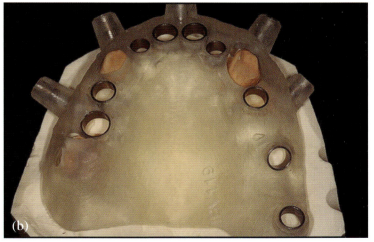

图7.16 （a）根据虚拟手术计划去除石膏模型上的牙齿。（b）包括拔牙位点的种植导板，在术前进行定位和检查。

首先制将仅在愈合位点制作套筒的导板用作拔牙前导板。这种导板非常稳定，因为是由余留牙、固位钉和在愈合位点的种植体共同支撑。在手术过程中，非拔牙位点植入的种植体可作为拔牙后第二副导板就位的参照。

随后，制作第二副具有相同的固位钉位置的拔牙后种植导板，它可以参考之前种植体的位置精确再定位并获得稳定。

两副种植导板交付后，检查第一副拔牙前导板，去除所有干扰，然后在患者口内试戴。在技师模拟拔牙的石膏模型上检查第二副种植导板（拔牙后导板）。在此阶段，需检查导板和石膏模型之间的所有干扰。种植套筒和周围的树脂常常会干扰软硬组织。在可能的情况下，可以去除部分树脂来消除模板上的干扰，注意不要接触金属圆柱体，避免损坏金属套筒。对软硬组织的干扰必须从石膏模型上去除，并与临床医生准确沟通。如果石膏模型的某些部分需要去除，则在去除之前将模型复制，以避免丢失有关软组织形状的重要信息。一旦从导板和/或模型上去除了所有干扰，并且第二副导板与模型完全吻合，种植体替代体就可以被固定至种植导板上，模型将根据与种植导板/支架连接的种植体替代体的位置进行调整/钻孔/切割。

在拔牙后种植导板和工作模型上制作全口钛-丙烯酸树脂临时修复体。

7.3.2 手术操作

患者铺巾，准备好之后，进行局部麻醉，佩戴第一副种植导板（拔牙前种植导板）并根据手术参数定位。

在种植开始之前，最重要的是要确保种植导板准确地位于黏膜上。一旦检查无异，让患者咬住种植导板，使用固位钉将种植导板固定在颌骨上。

使用组织环切刀从每个引导套筒（拔牙前种植导板）将黏膜从牙槽骨上去除，最初的种植窝预备从先锋钻扩孔开始。随后，使用较大直径的扩孔钻常规逐级备洞。

一旦所有的固位体在未拔牙位点就位，就可以去除第一副种植导板（拔牙前导板），然后以无创的方式拔除所有计划拔除的牙齿，以保存牙槽骨壁的完整性。精确的牙槽骨刮除术可以去除所有的

肉芽组织和软组织残留物。此外，建议使用牙周探针评估拔牙后牙槽窝颊侧骨板的完整性。

然后将第二副种植导板（拔牙后导板）戴入并用固位钉固定在与第一个导板相同的位置，并将膨胀的导板基台安装到已植入的固位体上。

这项技术可以让外科医生完全根据虚拟设计，固定第二个钻孔导板，并与前一个导板固定在相同的位置。

根据虚拟种植计划，使用套筒和不同直径的扩孔钻，在新鲜拔牙窝中进行种植窝洞的制备。为了确保初期稳定性，备洞方案应根据不同部位的骨密度制订。

攻丝钻可用于非常致密的骨，有时用成型钻以去除可能影响预成修复体良好就位的牙槽嵴顶的骨干扰。

所有种植体都应使用扭矩控制扳手植入，扭矩为35Ncm（图7.17a、b）。过大的植入扭矩可能会产生不必要的植入偏差，导致精度降低，并可能影响手术结果。去除种植导板（拔牙后导板）后，检查植入部位并去除覆盖在软组织上的所有残余物（图7.17c）。将临时修复体与种植体相连。术后诊断图像证实基台在种植体上精确就位。通常情况下，仅需要进行极少的咬合调整。在牙种植体形成骨结合后，患者可以进行最终和永久性修复（图7.18和图7.19）。

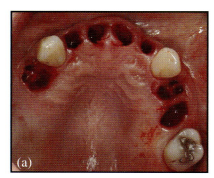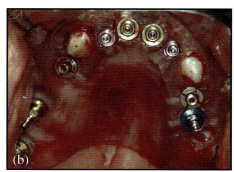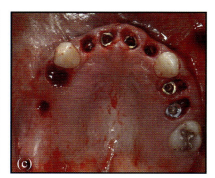

图7.17　（a）拔牙时的口内照。（b）使用虚拟设计的种植导板植入种植体。（c）使用种植导板将种植体放入空虚牙槽窝的口内照。

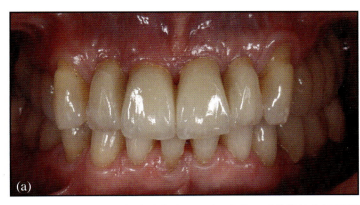
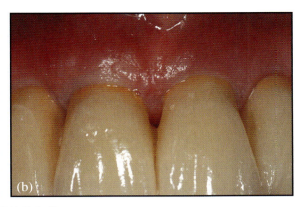

图7.18 （a）最终修复体的临床照。（b）拔牙后种植体之间牙龈乳头放大观。

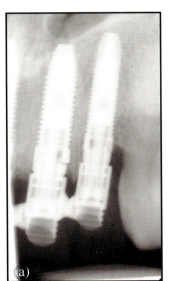
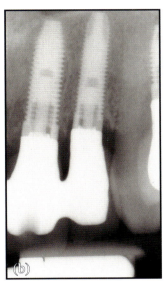

图7.19 （a）种植体植入后即刻临时修复体的根尖X线片。（b）随访5年后的根尖X线片。

扫一扫即可浏览
参考文献

第8章

修复空间和种植体位置的优化
Restorative Space & Implant Position Optimization

8.1　修复空间的管理

　　为了获得良好的修复效果，术前应对修复空间进行评估，这是美学种植修复的重要步骤。种植体植入前如果忽视对修复空间的评估，会让临床医生面临许多导致修复失败的难题。修复医生有时会面临修复空间不足的问题，甚至没有办法进行改正。拔牙后可利用的空间称为修复空间，包括近远中向、颊舌向和垂直向。修复空间的大小通常由许多因素决定，如牙齿移位、牙齿过度萌出、牙槽骨吸收和错𬌗。对种植体及其相关修复部件所需的修复空间应仔细评估，这对于美学和功能的最终效果至关重要。修复空间不足通常会发生许多令人不满的临床情况，包括咀嚼功能不良和𬌗曲线不佳。幸运的是，现代牙科学提供了一系列技术，可以将不足的修复空间校正到可接受的水平。

　　后牙区种植位点受多种因素控制，例如咬合关系、咬合负载（English 1993）、对颌牙列、副功能运动、可用骨的质和量以及解剖标志的位置，美学区还受其他因素的影响，例如笑线、唇部支撑、面部对称性、软组织的质和量、牙周生物型、穿龈轮廓、所用修复体的类型以及对最终修复体外形的期望值。充分考虑这些因素不仅可以确保治疗成功，而且可以确保美学和功能的长期维持。除了使用相对无创的外科操作技术、准确的截骨尺寸、在牙槽骨上不施加任何压力、最大限度减少产热对骨的损伤并实现种植体初期稳定性外（Burger和Klein-Nulend 1999；Buser等1999；Herrmann 2000），需要特别强调的是，种植体三维定位对修复效果具有重要影响，建议对于没有设计即刻负重方案的病例，在其愈合期间内，不要对骨-种植体界面直接施加咬合压力（Block、Kent和Guerra 1997；Brunski、Puleo和Nanci 2000；Szmukler-Moncler等1998）。

　　临床医生应格外小心，避免为了达到最佳植入位点而损害龈沟深度或牙龈生物学健康，（Misch 1995），从而降低并发症的发病率和种植失败的风险（Elaskary等1999a，b）。种植失败不仅限于种植体和颌骨之间骨结合的破坏，还包括未能达到美学和发音的目标以及无法获得患者的满意效果（Meffert 1992）。

　　更多预后良好的治疗方式、修复材料、外科手术和修复技术的引入，显著扩大了治疗方案的选择范围，并提供了更好的治疗效果。掌握这些治疗方法可以为患者带来最大的收益。换句话说，当有许多治疗方案可供选择时，医生的能力在于如何选择最佳方案，这包括仔细对患者进行评估和制订全面的治疗计划（Karthik、Sivakumar和Thangaswamy 2013）。

8.2　修复空间的丧失

牙弓的咬合面到对颌牙弓牙槽嵴顶的距离称为可用修复空间。可用修复空间将决定修复方案的选择。种植体的位置应满足所有生物学参数，从而减少不良的咬合形式（Boyd 2009；Evans和Chen 2008；Spalding和Cohen 1992）。随着时间的流逝，没有及时修复的缺牙区可能会因邻近和/或对颌牙的移动、倾斜、旋转和过度萌出（Geckili等2011）导致空间不足。正畸医生可以通过压低、牵引、扶正以减少拥挤或缩小过大的间距（Goodacre等1997）。通过现代牙科跨学科合作的手段，可以重获失去的咬合空间（图8.1）。

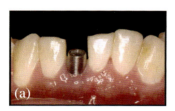
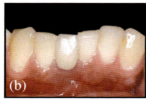

图8.1　（a和b）水平向空间不足导致种植体支持式的修复失败。

种植体植入前必须恢复丧失的颌间距离，并通过牙周、正畸、保守的修复方法和外科手术（单独或联合使用）来恢复生理性的殆曲线（Geckili等2011）。治疗方案的制订取决于临床医生的选择以及对知识的掌握，例如压低伸长的天然牙、上颌后牙牙槽嵴成形术、天然牙小范围的釉质成形术、牙髓治疗和牙周手术治疗等（Chen等2004）。种植体植入前应预先进行修复前手术，以恢复失去的颌间距离。螺丝固位是另一种解决颌间距离不足的选择方案，因为与粘接固位相比，螺丝固位基台需要的垂直向高度更低。

8.3　修复空间的大小

8.3.1　水平向空间组成

足够的近远中（水平）修复空间使修复体可

以模拟天然牙的外形，并使种植修复体排列在牙弓内适当的位置。同时，水平修复空间足够时，还可以选择最佳数量的种植体来修复缺失牙，种植体数量的选择还与可用的颊舌侧骨宽度、建议植入的位点以及相邻牙根的角度有关（Shenoy 2012）（图8.2a、b）。

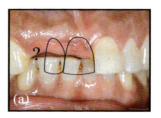
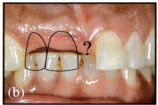

图8.2　（a和b）假设近中或者远中留有间隙的情况。

在可利用的水平空间内，种植体最佳分布（排列）应遵循以下规则：①相邻天然牙的生物空间；②相邻种植体的生物空间和③与种植体表面积相关的高咬合负载（Shenoy 2012）。反过来，这将提供：①健康的牙龈乳头；②适当的修复体外形；③健康的种植体周围软组织；④卫生的种植修复体以及⑤建立协调的咬合关系（Shenoy 2012）（图8.3）。

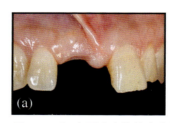
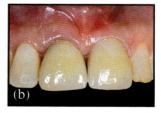

图8.3　（a）原先中线处存在的牙间隙导致近远中向空间过宽。（b）根据患者要求，最终修复关闭了中线处的牙间隙。

近远中向空间决定了将来所使用的种植修复体的尺寸（磨牙或前磨牙）以及修复缺牙的数量。天然牙中，上颌第一和第二前磨牙以及第一磨牙的平均近远中宽度分别为7.1mm、6.6mm和10.4mm；在釉牙骨质界（Cementoenamel Junction，CEJ）处的宽度分别为4.8mm、4.7mm和7.9mm；距CEJ 2mm处的宽度分别为4.2mm、4.1mm和7.0mm。种植体大小的选择需谨慎决定。选择种植体的大小和评估植入位点近远中向空间时，应考虑以下原则：①种植体与邻牙的间距至少为1.5mm；②相邻种植体之间的间距至少为3mm；③磨牙区应选择直径较大的种植体（Danza等2011）。

8.3.2　垂直向空间组成

对颌牙长期缺失后，天然牙过度萌出可能导致垂直向空间不足；抑或由于牙齿长期缺失导致牙槽骨吸收，从而造成垂直向空间过大。下颌后牙区种植体的位置应使螺丝孔位于咬合面的中央（图8.4）。上颌后牙区种植体的位置应使螺丝孔位于颊尖的内斜面。种植体植入位置倾斜会使后期修复变复杂。口内检查时，应评估剩余牙槽嵴和对颌牙咬合平面之间的空间。前磨牙和磨牙行种植修复时，剩余牙槽嵴和对颌牙咬合平面之间应有足够的空间，最少为7mm（Jivraj和Chee 2006）（图8.5）。

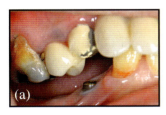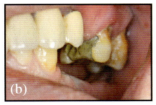

图8.4　（a和b）过度萌出导致垂直向空间不足。

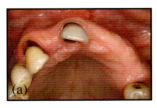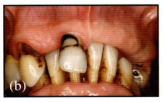

图8.5　（a）上颌牙列缺损。（b）咬合时可见下颌牙过度萌出阻碍了种植体植入（垂直向空间不足）。

8.4　优化水平向空间不足的方法

水平向空间不足的程度决定了空间优化的相应举措。当空间少许不足时，临床干预措施应相对减少；然而，当空间明显不足时，可以进一步采取积极的外科手术来纠正。

8.4.1　釉质成形术/牙冠成形术

釉质成形术，也称牙齿外形重塑或修整，是通过去除少量牙釉质来改变牙齿的长度、形状或表面的过程。当近远中向空间存在少量不足时，可采用这种有效且微创的治疗方法。牙釉质表面仅去除约0.5mm，尽量减少破坏程度，防止出现牙本质过敏（Stewart和Prescott 1976）。术前已经非常敏感的患者，可能需要进行根管治疗（Ingle和Bakland 2002）。

牙冠成形术可选择性地减少咬合接触面积，主要目的是改变机械接触以建立理想的咬合，去除早接触并消除咬合不协调。人们认为理想的咬合调整不仅可以消除咬合创伤，而且可以提供维持牙周健康所需的功能性刺激（Malathi等2014）。

对于咬合接触过大的纠正可通过以下方法来进行：①加深排溢沟（调整发育沟和点隙）；②球化（将咬合面颊舌向宽度恢复至正常大小）；③修整牙尖外形（恢复牙尖的形态）（Carranza和Jolkovsky 1991）。在牙冠成形术中，对磨牙牙尖选择性地调磨可以消除锐尖，使咬合力分布更加合理。釉质去除、螺旋弹簧和状链橡皮圈的应用，对于优化种植位点水平向空间不足也很有帮助。釉质去除术是一种常用技术，可获得更多的修复空间，可以使用金刚砂条带、车针或是轮状砂石等进行。（Livas、Jongsma和Ren 2013）（图8.6）。

降低咬合可以为垂直向空间少量不足的病例提供更多的修复空间（Rosenstiel 1998）。牙冠成形术的步骤可能包括：

（1）去除各牙尖多余的釉质。

（2）打开或调整任何引起干扰的邻面接触。

（3）消除明显的咬合不协调。

（4）抛光粗糙的表面（Carranza和Jolkovsky 1991）。

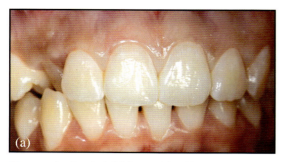 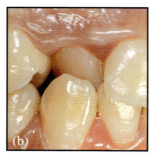 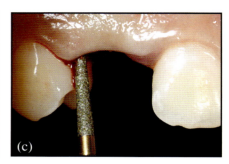

图8.6 （a和b）右侧尖牙腭侧倾斜。（c）对邻牙行釉质成形术以补偿近远中向空间。

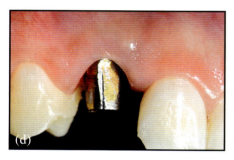 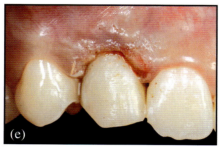 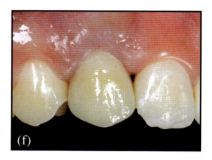

图8.6 （d）安装基台。（e）软组织成形。（f）最终修复。

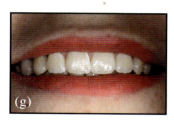 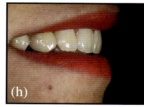

图8.6 （g和h）颊面观和侧面观。

8.4.2 窄直径种植体的使用

窄直径种植体（Narrow diameter implants，NDIs）的设计一般应用于水平向空间减小或缺失牙直径较狭窄，缺牙区无法放置常规直径种植体的情况。修复空间受限的区域，如缺牙区相邻牙齿之间间隙减少、牙根聚合或牙槽嵴狭窄等，也可以应用窄直径种植体。此外，直径狭窄的牙齿如上颌侧切牙和下颌切牙也可以使用窄直径种植体。窄直径种植体在前牙区应用时，必须考虑修复体制作的美学效果。许多研究评估了窄直径种植体的疗效。例如，一项研究对316例窄直径种植体进行了长达10

年的追踪调查，结果显示其累计存留率为92.3%，未发现种植体折断（Buser等1997）。同样，另一项研究检测了510颗来自多个种植系统的、直径为3.0～3.5mm的种植体（Lee等2005），结果显示仅有3颗种植体脱落，存留率为99.4%。总的来说，这些长期研究表明，窄直径种植体的存留率可与常规种植体相媲美，这表明在无法植入较大直径种植体的情况下，窄直径种植体可以作为备选的治疗方案，具有良好的疗效。但后牙区负载较大，不考虑使用窄直径种植体（图8.7）。

8.4.3 正畸移动

大多数的水平向间隙不足都可以通过正畸移动牙齿的方法解决，但修复医生偶尔会面临复杂治疗计划的决策，原因如下（Miller 1995）：①过度拥挤或过多间隙导致前牙的位置不美观；②错𬌗导致后牙区基台位置不佳；③过度萌出和咬合平面不协调；④牙齿向缺牙区移动；⑤后牙缺失导致咬合垂直高度降低。正畸医生和修复医生之间的

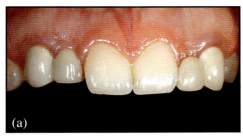 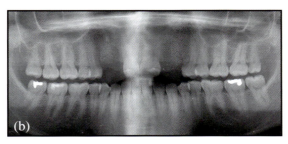 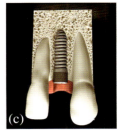

图8.7 （a）近远中向空间不足导致修复效果不理想。（b）全景片示可用修复空间。（c）在近远中向空间狭窄时使用窄直径种植体的示意图。

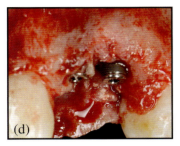 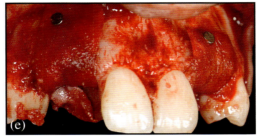 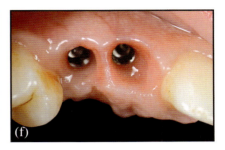

图8.7 （d）两颗窄直径种植体（直径3mm）植入，且骨缺损区植骨。（e）胶原膜用膜钉固定。（f）软组织轮廓最终成形。

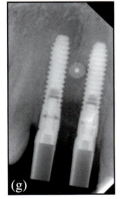 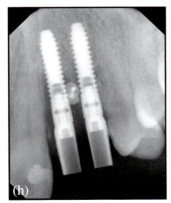 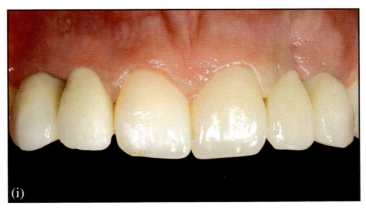

图8.7 （g和h）根尖片显示种植体定位适当。（i）最终修复。

紧密协作可以有效地解决这些问题（图8.8）。对天然牙的压低、伸长、扶正以及减少拥挤或过大的间隙是正畸医生常规使用的治疗方法。种植体也可以用作正畸支抗，以改善治疗效果（Goodacre等1997）。

随着正畸矫治技术在交互式医疗方面的发展，正畸专业正处于快速而巨大的发展阶段。更加积极的专家认为，如果想要治疗的远期预后最佳，

多学科协作方式在未来可以提供更好的疗效。正畸医生在很多方面都与修复医生密切合作，例如在修复缺牙之前，为美观和改善牙周状况关闭/维持缺牙间隙、对某些牙齿的压低或伸长、矫正牙齿的轴倾度、间隙的维持及阻生牙的处理。

临床医生会根据修复体的最佳解剖外形，来评估所需的近远中向空间。对侧牙齿可作为所需修复空间的参考（图8.9）。如果即将被修复的牙尚

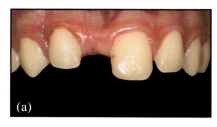
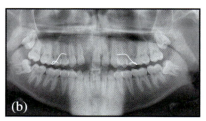
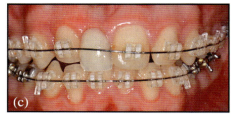

图8.8 （a）水平近远中向空间不足阻碍了种植修复的合理空间。（b）全景片示修复空间不足。（c）正畸治疗使天然牙向远中移动。

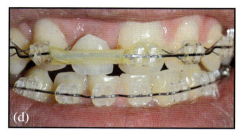
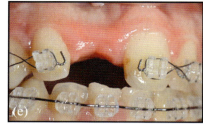
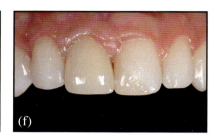

图8.8 （d和e）正畸治疗后修复空间优化。（f）最终修复完成。

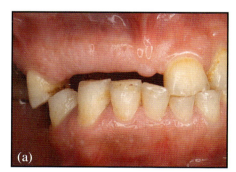
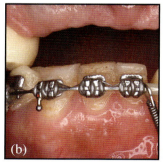
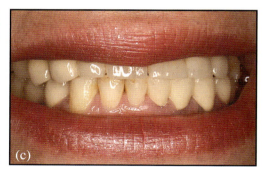

图8.9 （a）垂直向空间不足。（b）正畸压低牙齿。（c）最终修复。

未拔除，则应在拔除之前制订完善的治疗计划。如果存在骨量不足，拔牙前行正畸牵引会有助于在未来的种植位点增加软硬组织量。

如图8.10所示，诊断蜡型可作为正畸医生的视觉辅助工具，以便后期创建适当的空间。当侧切牙先天性缺失时，经常发现邻牙的牙根移动进入了缺牙区，导致种植体植入困难。我们经常需要通过正畸治疗来为种植体的植入创造空间，或通过正畸治疗竖直天然牙的牙根以获得修复空间。理想情况下，上颌侧切牙的宽度应为中切牙宽度的2/3。大多数中切牙的宽度为8～10mm。如果中切

牙宽度为8mm，侧切牙宽度应为5.5mm；如果中切牙宽度为9mm，则侧切牙应为6mm；如果中切牙为10mm，则侧切牙应为6.7mm。大多数侧切牙的宽度为5.5～6.7mm。在某些情况下，正畸医生为侧切牙扩展的宽度可能小于理想值。如果不能获得足够的修复间隙，正畸医生应考虑对中切牙和尖牙进行邻面的釉质片切，为侧切牙的修复提供额外的空间（牙齿片切或釉质成形术）。

正畸技术的使用有助于避免进行侵入性手术，例如膜龈手术（Seibert和Salama 1996）、牵张成骨术（Chin和Toth 1996）、组织引导修

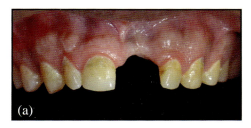
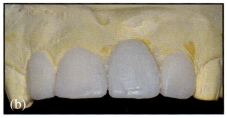
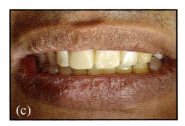

图8.10 （a）水平向修复空间过大。（b）制作诊断蜡型。（c）Mockup试戴。

复术（Hämmerle和Jung 2003）或骨移植术（van Steenberghe等1997）。从美观和口腔卫生的角度来看，正畸治疗的缺点在于正畸装置如弓丝、带环或

其他矫治器引起的不适感。另外，相对保守的牙周手术，例如牙龈成形术，可以纠正相邻牙齿之间牙颈部牙龈高度不一致的情况（图8.11）。

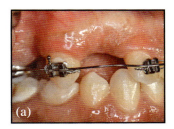
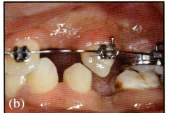
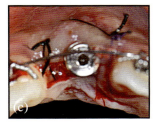
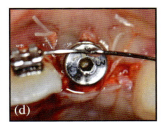

图8.11 （a和b）上颌左右两侧水平向空间均过大。（c和d）正畸移动过程中植入最靠近近中的种植体。

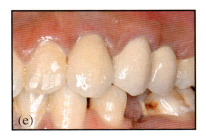
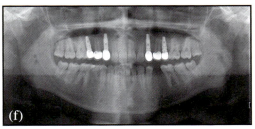
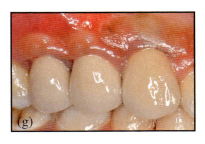

图8.11 （e）关闭间隙（左侧）。（f）全景片。（g）关闭间隙（右侧）。

8.5 优化垂直向空间不足的方法

8.5.1 正畸治疗

8.5.1.1 间隙过大

正畸助萌可能是增加和改善软硬组织轮廓的一种手术替代方法。该方法最初由Hathersay和Hirsch（1993）以及Ingber（1974）提出，该技术已被用于治疗单独的骨缺损、牙龈边缘的重新定

位以及天然牙牙冠的延长（Ingber 1974；Johnson和Sivers 1986；Potashnick和Rosenberg 1982）。正畸助萌，也称为正畸牵引改建、助萌或正畸拔牙（Korayem等2008；Salama和Salama 1993）。是一种基于骨生理学和正畸学的技术。1993年，Salama和Salama（1993）应用该技术增加了牙槽嵴顶高度、重新定位了牙龈组织，改善了种植位点的软硬组织。他们对牙周病无法保留的牙齿进行了正畸

助萌。

一些研究者（Mantzikos和Shamus 1997，1999；O'Neal和Butler 2002；Salama和Salama 1993）曾报道，在种植体植入之前，可以将牙周受累且无根尖周病变的牙齿向冠方伸长来增加骨量和牙龈组织。颊侧骨板垂直高度和牙槽嵴顶的增高能提供良好的种植位点，实现修复体相对于邻牙更自然的穿龈轮廓，并提高牙颈部牙龈的高度。角化龈和骨组织量的增加可以使最终修复体更加美观（Mantzikos和Shamus 1999；O'Neal和Butler 2002）。

牙齿的伸长移动会对牙周膜的所有区域施加张力以刺激骨沉积。与牙周膜根部相连的整个牙槽骨都会表现出这种移动，牙龈组织也不例外（Bach、Baylard和Voyer 2004；Cuoghi等2010）。通常，这种移动产生的力可能会引起快速的牵引和支持组织小范围地冠向移动，推测可能的原因是这种快速运动超出了组织的生理适应能力（Cuoghi等2010；Sabri 1989）。快速的牵引移动伴有根骨粘连（Oesterle和Wood 1991）和牙齿根部吸收（Minsk 2000）的风险，通过控制施加的牵引力可以降低这些风险（Malmgren、Malmgren和Frykholm 1991）。

Korayem等（2008）发表了一篇关于正畸牵引牙齿过程中牙槽骨改建情况的系统评价。有19例病例报告显示，正畸牵引牙齿后，骨组织和牙龈组织都获得了显著的增加，改善了植入位点的质量和数量。所有引用的临床病例，牙齿的牵引移动均在前牙区。牙齿的牵引和拔除最常见的适应证是牙周病（伴邻间或环状的严重的水平性骨吸收）导致的预后不良（Korayem等2008）。牵引牙齿的时间为4~28周不等。为了获得组织适应，佩戴保持器的时间从即刻拔牙到主动牵引治疗后6个月不等。

Korayem等（2008）同时也指出，有关正畸牵引的标准临床方案还未达成共识，但他们根据文献报道推荐该治疗方案。他们指出对前牙和后牙施加的力分别为15N和50N，牵引速度应缓慢而稳定地保持在每个月≤2.0mm。他们建议在每月的主动加力牵引阶段后都应有≥1个月的保持稳定期，然后

再将牙齿拔除。他们还建议使用辅弓来增强支抗，避免邻牙向被伸长的牙齿方向倾斜。他们指出，同时施加一个根颊向的转矩可以增加牙槽骨的颊舌向骨量。然而，尽管文献提供了许多正畸牵引牙齿的方法，但应该由正畸医生实施并且监控施力过程中产生的各种效应（Bach等2004；Cuoghi等2010）。正畸医生必须设法避免产生有害的影响，例如根骨粘连（Oesterle和Wood 1991）、牙根吸收（Minsk 2000）以及施力过大导致垂直向骨增量无法实现等（Erkut等2007；Holst等2007；Malmgren等1991）（图8.12）。

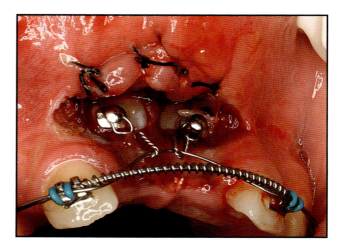

图8.12　正畸牵引两颗埋伏的中切牙，以恢复自然的轮廓。

正畸托槽可用于控制力的施加方向。当需要形成新骨的方向处于非轴向时，这种控制非常重要（Tondelli、Kay和Kuabara 2014）。通过将托槽粘接在牙齿唇面（在要牵引的牙齿上托槽更贴近牙颈部位置），牙齿牵引可在受力较小的情况下进行，从而形成新的组织（Salama和Salama 1993）。伸长力的作用线通过牙齿阻抗中心的颊侧，从而对牙齿产生一个力矩（牙齿出现倾斜的趋势），该力矩使根尖移动并引导颊侧新骨的形成（Korayem等2008）。倾斜和转矩控制必须在牵引的后期通过方丝来完成。正畸医生必须避免力的失控，否则会导致根尖过度倾斜。

正畸牵引可以通过改变冠根比例来修复牙槽骨吸收的牙齿。该技术避免了种植体的植入以及为了固定义齿修复而损害邻牙。对于没有保留希望的牙齿，该技术可使种植体固定在一个更好的角度和位置上，从而获得更好的功能和美观（Salama和Salama 1993）。正畸牵引有助于修复医生创造出与对侧同名牙更加和谐的牙龈高度和更加美观的修复体。牵引牙齿的速度为每周1mm，每牵引1mm需

要1个月的稳定期。正畸牵引是垂直向骨增量可预期性最好的方法（Rose、Jivraj和Chee 2006）。多颗牙缺失的患者在种植前，除正畸牵引术外，还可能需要进行水平向的骨增量（Chen等2004）。正畸牵引牙齿有助于临床医生在种植位点周围实现垂直向骨增量，从而使修复体的比例更加美观（图8.13）。

正畸牙齿牵引术促进了中度或重度牙周受累

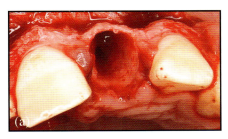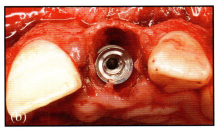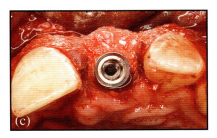

图8.13　（a）拔牙创情况。（b）种植体顶部位于颊舌向最佳的位置，注意种植体和牙槽嵴顶之间应为自然的穿龈轮廓留出空间。（c）骨移植材料填满间隙。

部位的牙槽骨的改善，使其变得更适合种植。它通过增加骨组织的数量和质量，直接影响种植体的稳定性（Buskin、Castellon和Hochstedler 2000）。其他治疗方式，如同种异体或自体骨移植、引导组织再生术以及牵张成骨术，也能获得同样的治疗效果（Chen等2004；Hämmerle和Jung 2003；van Steenberghe等1997）。正畸牵引牙齿的矫治器仅用于轻度骨量不足，按照惯例应行植骨术的病例。

8.5.1.2　垂直向修复空间不足的处理

对过度萌出的牙齿行正畸压低来辅助种植修复，是一种可预期的治疗方案和常规的正畸手段。但是，这通常只限于一颗牙齿，因此使用常规的正畸力学很难完成这项工作，因为控制支抗很困难。最近，微螺丝种植体被引入正畸矫治器范畴，扩大了正畸的治疗适应证（Kanomi 1997；Kravitz等2007a；Park等2001）。借助微螺丝种植体，在修复前对过度萌出的牙齿进行压低变得简单且侵入性较小（Kravitz等2007a；Sohn、Lee和An 2008）。

近年来，研究人员和临床医生对使用微螺丝种植体进行修复前的治疗表现出极大的兴趣。这是一种可预期的治疗方式，且副作用较少（Kravitz等2007a；Sohn等2008）。最近的研究表明，上颌磨牙的平均压低量为3~4mm，联合使用单枚微螺丝种植体和固定矫治器（部分）是实现上颌磨牙压低的有效方法（Kravitz等2007b；Yao等2005）。但是，对于使用单枚微螺丝种植体压低上颌第一磨牙时，种植体应放置在哪个确切的位置尚无明确的共识。种植体在4类骨中的植入显示出相关的失败率（35%~50%）（Jaffin和Berman 1991）。1枚微螺丝种植体可以在第二前磨牙和第一磨牙之间颊侧牙槽骨的膜龈交界处植入，而向上凸起的腭杆能有效地对抗磨牙的颊倾并协助压低（Kravitz等2007b）。在腭中缝区域的微螺丝种植体也可以提供有效的压低力量，但应将其与坚硬的腭杆联合使用，以防止水平分力使牙齿倾斜。当牙齿发生倾斜，牙根始终会向颊侧移动（Park等2005）；使用2枚微螺丝种植体，一个在颊侧另一个在腭侧，将

产生真正有效的压低，可以使力的传导方向通过磨牙的阻抗中心，这种方法需要同时在颊侧和腭侧施力（Sivakumar和Sivakumar 2014）。磨牙压低的最关键因素仍然是压低力的作用点（Chun等2000；Park等2005）。然而，解剖学的限制常常阻碍微螺丝种植体的最佳定位（图8.14）。

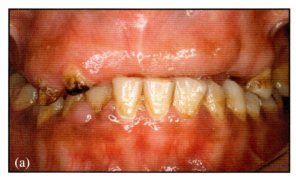
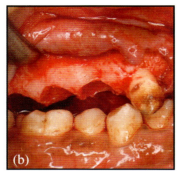
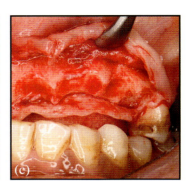

图8.14　（a）垂直向空间不足（完全缺失）。（b和c）骨轮廓重建(切除)，注意只有当骨高度足够时才允许这样的操作。

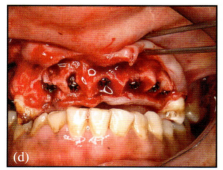
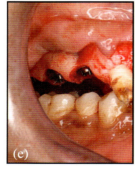
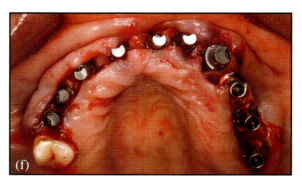

图8.14　（d和e）种植体植入后显示垂直向修复空间充足。（f）安装最终基台进行即刻负重。

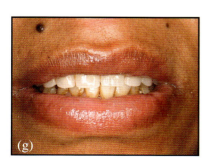
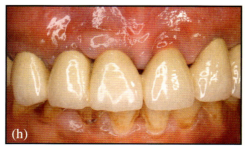
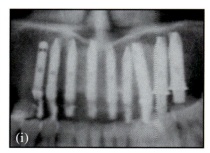

图8.14　（g和h）最终修复完成。（i）全景片示，种植体植入高度充足。

8.5.1.3　螺丝固位基台

预先设计好的修复体，其大小和外形需要最佳的修复空间（图8.15）。单个螺丝固位修复体的优势在于减少使用修复部件并能直接与种植体连接。与粘接固位基台相比，前者固位效果更好，而后者需要足够的高度才能为上部修复体提供固位（Berglundh和Lindhe 1996；Misch等2005）。螺丝固位基台可以在很大程度上解决颌间距不足的问题。它也为临时修复提供了一种更好的选择，在后续复诊时可以轻松地取下和替换修复体，为种植修复提供可预期的解决方案。

螺丝固位修复体直接拧在种植体上，与粘接

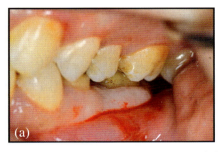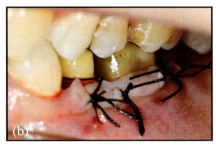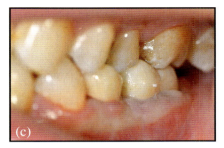

图8.15　（a）垂直向空间不足。（b）行冠延长术。（c）最终修复。

固位修复体相比，前者所需的牙冠高度更小。但是，它在螺孔界面处的瓷层强度较弱（Kendrick和Wong 2009），并且发生螺丝松动的可能性更大（Jemt 1991；Kline等2002）。如果计划至少保留2mm的咬合间隙，那么就像天然牙一样，必须有足够的空间恢复咬合面的瓷层厚度（Blair等2002）。

螺丝固位基台具有出色的美学效果，甚至可以解决种植体角度错误造成的问题。现代化的切削技术，为制作螺丝固位的切削基台及其上部连接的修复体提供了多种选择，大大提高了精度和密合度。定制的基台还能获得与牙龈弧度和谐匹配的扇形轮廓。

8.5.2　牙冠延长术

当牙弓内的对颌牙过度萌出需要向根尖方向重新定位时，可使用牙冠延长术，而无须进行正畸牙齿压低。此类手术可以为后期进行冠修复的基牙提供足够的高度。与其他手术一样，术前需要告知患者所有潜在的并发症，例如牙根敏感、牙根吸收和牙齿短暂松动。一般情况下，牙冠延长术的同时需要进行根管治疗术，以恢复和谐的𬌗曲线（Narayan、Narayan和Jacob 2011）。术前修复评估包括牙弓内牙齿的位置、牙周状况、牙齿的冠根比以及可能获得的修复空间（图8.16）。

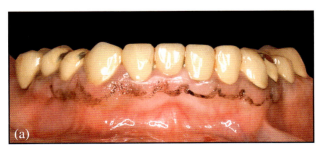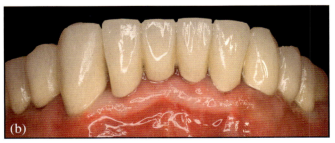

图8.16　（a和b）根尖向复位瓣。

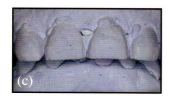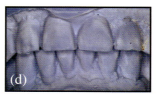

图8.16 （c和d）的研究模型显示上下颌牙齿间的关系变化。

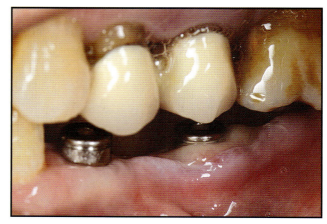

图8.17 上颌牙齿过度萌出导致垂直向空间不足。

Lee（2004）提出了一种美学冠延长术的分类系统。Ⅰ型：包含足够的软组织，允许牙槽嵴顶牙龈暴露或破坏生物学宽度（Narayan等2011）；Ⅱ型：有足够的软组织可在不暴露牙槽嵴顶的情况下进行牙龈切除；Ⅲ型：牙龈切除至所需的临床冠高度会暴露牙槽嵴顶；Ⅳ型：牙龈切除会导致附着龈不足。Maynard和Wilson（1979）建议当修复体位于龈下时，应至少保留3mm的附着龈。只有当附着龈宽度不足和多颗牙齿的生物学宽度超过3mm时，可行根尖向复位瓣而无须行骨切除术（Nugala等2012）（图8.17）。

通过牙槽骨切除术和牙槽骨成形术暴露牙齿所需要的高度，并形成扇形外观，满足其表面覆盖的牙龈轮廓的需要（图8.18）。通常来说，至少要暴露4mm健康的牙齿结构，这样软组织才能冠向增生覆盖牙根2~3mm，从而仅留下龈上1~2mm健康的牙齿结构（Nugala等2012）（图8.19）。

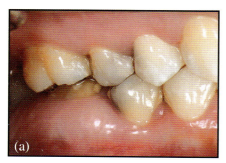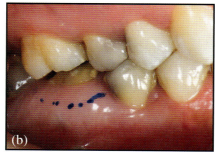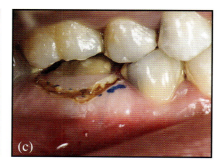

图8.18 （a）垂直向空间不足。（b）蓝色记号笔标记术后龈缘的位置。（c）按标记线激光行牙龈切除术和骨成形术。

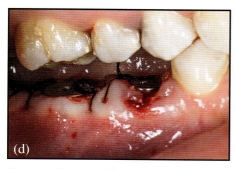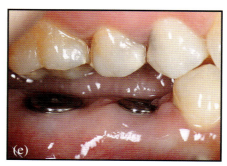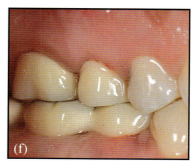

图8.18 （d）2颗种植体植入后垂直向修复空间更大。（e）愈合后2个月。（f）最终安装螺丝固位修复体。

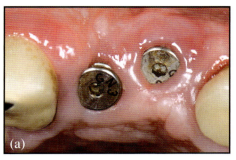
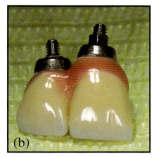
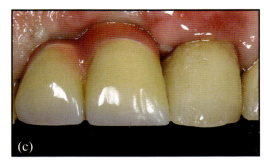

图8.19　（a）偏向唇侧的不良种植体。（b和c）用螺丝固位种植修复体纠正。

在修复阶段，愈合完成后，修复体龈下延伸虽然具有更好的固位效果，但可能会对牙周产生不良反应。浅凹形肩台可为修复陶瓷材料提供空间，但过度向龈下延伸或没有延伸都是不合适的（Sharma等2012）。

8.5.3　牙槽嵴顶的处理

修复前的手术是指能促进修复体制作或改善修复治疗预后的手术方案（Chari和Shaik 2016）。这些方案包括牙槽骨修整术、上颌结节切除术、外生骨疣和骨隆突切除术以及颏结节切除术。

牙槽骨切除术是当拔牙后出现过多的邻间骨、牙槽间隔或颊侧骨板时，用外科手术的方法切除或修整牙槽骨，去除多余的骨组织以促进修复重建。术中可使用骨钳或圆头车针进行修整，然后用骨锉进行平整。另一个治疗方案是牙槽骨修整术，有时是指对牙槽骨进行外科整形手术。该手术包括简单的牙槽骨修整术、牙槽间隔修整术、Dean牙槽骨修整术、Obwegeser改良术和拔牙后牙槽骨修复术（Obwegeser 1966）。Schluger（1949）和Friedman（1955）的骨切除术原则一直沿用至今。其目的是消除骨缺陷，在种植体顶部重建牙龈组织和骨组织的一致性。当需要获得最佳修复重建效果时通常要采用该治疗方案（Hempton和Dominici 2010）。骨截断术结合了骨修复术和骨切除术，目的是重建牙齿周围和谐的边缘骨形态。

当进行骨截断术以消除骨畸形或重塑健康的骨形态以暴露牙齿结构时，骨结构的最终轮廓会影响覆盖的牙龈组织（Hempton和Dominici 2010）。创口愈合后应形成扇形牙龈结构且龈沟深度最小。

预成的外科手术支架决定了骨结构的去除量并确保去骨量的准确性（图8.20）。

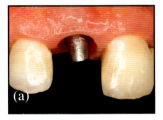
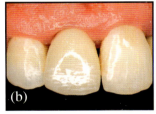

图8.20　（a和b）最佳的种植位点能获得最佳的穿龈轮廓和修复体边缘的软组织形态。

8.5.4　牵张成骨（为了优化过大的垂直向空间）

牙槽骨高度不足往往会导致牙冠与种植体的高度比例不当（Garcia等2002）。当修复空间过大时，临床医生通常会面临两个主要问题：①修复体不美观；②种植体植入位点骨高度不足。由于长期缺牙、植骨手术失败、口颌面部病理变化或损伤，寻求修复重建的患者往往存在垂直向骨高度不足的现象。

有关牵张成骨的介绍可追溯到1905年，当时Ilizarov和Deviatov（1969）将其应用于动物的面部，并在20年后应用于人类。牵张成骨的原理即对拟进行手术的区域针对性截骨，然后对愈合组织施加牵引力。该术式既可以用于上颌骨，也可以用于下颌骨。目前应用的微型牵引器可获得更好的牵张成骨的治疗效果。牙槽骨牵引可分为两类，垂直牵引和水平牵引。牵引治疗避免了骨移植术中需使用身体其他部位的组织及其伴随的并发症。这些并发症包括截断骨的错位愈合、骨缺损的形成、神经交通支的断裂以及导致整个手术失败的感染（Jonsson和Siemssen 1998）。

一般认为，无牙颌牙槽嵴的牵张成骨可以替代许多其他外科手术，例如同种异体移植骨增量术、自体骨移植术和引导骨组织再生术（Urbani 2001）。牙槽骨牵引术现已广泛用于治疗严重的牙槽嵴骨量不足的情况（Gaggl、Schultes和Kärcher 2000；Keller、Tolman和Eckert 1998）。

牵张成骨能实现牙槽骨增量且不含异物。无需供体便可获得临床可控的骨增量（Urbani 2001）。当骨段移动时，软组织也得到了延展（Uckan等2002）。

组织学研究表明，两个月后即可获得满意的骨愈合。Urbani（2001）和Consolo等（2000）指出3个月后可以植入种植体。一般认为牵张器去除的时间为30～60天，提前去除可能会导致严重的后果。Urbani（2001）的报告指出种植体植入前佩戴牵张器的平均时间为87天。为了避免牵张骨段的唇侧骨缺损，根据正确的牵张向量放置牵张器也很重要。牵引棒的方向应朝向邻牙颊舌轴的中央。

牙槽骨牵引的主要问题之一是如何精确地控制方向。当需要牵引的骨段相对较长（>2cm）时，仅使用一个牵引器可能难以实现成精准控制。在牵引器的轴向有倾斜的可能性。在这种情况下，对每个需要牵引的骨段使用两个牵引器不失为一种解决方案。

8.6 影响种植定位的因素

很多因素会影响种植体的精确定位。这些因素与其说是技术上的，不如说是与治疗相关的，它们有助于确保可预期的美学效果（图8.21）。这些因素将在以下各章节中阐述（Elaskary 2008）。

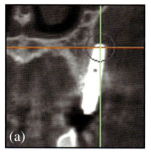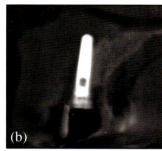

图8.21 （a和b）未使用精确定位装置导致种植体定位不当（角度不当）。

8.6.1 握持的方法

在钻孔过程中，手机的握持方法在很大程度上影响种植体植入的位置。临床医生在钻孔时对手的控制，如使用手掌握持法或执笔式握持法，有助于种植体的定位。手掌握持法有时比其他握持方式更好控制，尤其是对上颌前磨牙进行定位时。笔者个人认为，在上颌后牙区钻孔时，手掌握持法更容易控制。这是由钻孔过程的特点所决定的，它不同于髓腔制备时常规涡轮机的握持法。种植过程中，较低的转速和较高的扭矩以及牙槽骨阻力的特点，手掌握持法有助于实现更好的定位控制（Elaskary 2008）。

8.6.2 手术引导的准确性

种植导板越精确，种植体的定位就越准确。使用计算机辅助设计/计算机辅助制造（CAD/

（CAM）技术制作的新型导板，可以精确地对种植体上部的轴向位置进行定位。这些精确的种植导板与基于CBCT的方案策划系统一起使用（Tardieu、Vrielinck和Escolano 2003），使外科医生可以根据患者的解剖特征，在骨密度最好的区域选择最佳的种植位点。沿牙弓长轴（正交冠状斜切面）的垂直重建图像的精度高达95%。因此，重建图像的精度完全可以满足临床种植治疗的需要（图8.22）。

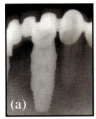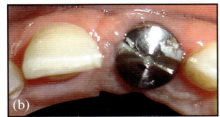

图8.22　（a）种植体大小选择错误。（b）种植体大小选择失败。

这项技术的目的是让临床医生使用与患者牙槽嵴顶相匹配的个性化钻孔导板。CAD/CAM程序可提取扫描模板的形状和治疗方案的三维信息。光固化成形的钻孔模板，可以将种植治疗计划通过物理手段转移到患者口内。扫描模板是为了将模板转换为即刻负重的临时或最终修复体（Elaskary 2008）。

NobelGuide®（Nobel Biocare AB，Göteborg，瑞典）是一款可以进行种植体三维位置设计的软件系统，其突出的优势在于它可以测量软组织的高度。另外，它也可以用于种植体的轴向定位。该系统还将大部分外科手术以及修复方案在患者口外进行制作，在种植体植入之前完成治疗计划。这种革命性的治疗计划和手术实施系统，可将口外的治疗计划准确而轻松地转移到口内。这样，通过使用传统模式或计算机辅助三维设计，可以同时放置植体、基台和修复体。该系统可在手术前明确种植体的确

切位置和深度。然后，技工室可以制作种植导板，指导从开始直到种植体完全成功就位的整个外科程序。病例设计是在基于CT扫描数据的计算机中进行的，与在模型上设计治疗方案相比，它可以提供更精确的解剖结构图。个性化的种植导板和所需的种植相关部件，可以根据预先的治疗计划进行订购。

8.6.3　钻头切削刃的锋利度

使用一段时间后钻头会变钝，因此种植体制造商都会说明钻头使用次数的上限，一旦达到上限必须将其丢弃。锋利的钻头可以防止其在手术部位晃动，从而避免偏离预期的角度或位置。实际上，用于引导截骨术的麻花钻或导向钻的锋利度是最重要的，因为它制备的通道可以引导其他扩孔钻的方向（Elaskary 2008）。

8.6.4　定位装置的应用

市场上有许多种植定位装置，一些装置对保持种植体和天然牙之间的最佳距离非常有帮助。一种新型的种植定位系统，称为IPS装置（Storz am Markt GMBH，Emmingen-Liptingen，德国），可以在准备手术部位时，就确定好适当的植入位置和角度。它是由一系列套管和支撑杆组成，可以维持与邻牙的适当的关系，并有助于手术期间确定合适的种植体顶部垂直向位置（Elaskary 2008）。该系统有助于选择种植体的直径和轴向，保持邻牙与种植体之间或相邻种植体之间的精确间距，并且与所有种植体系统兼容。对于因先天性疾病造成牙齿缺失的病例，该系统有助于正畸医生确定预期的种植体位置，还能用作导板的定位点（Iglhaut 2003）。

8.6.5　计算机导航手术的应用

计算机导航手术是一种用于术中跟踪和引导手术器械以实现微创手术的新兴技术。它开创了种植体在牙槽骨内定位的新时代，并促进微创技术的发展（Casap等2005）。这种手术，也称为图像引导种植术，可以用于不翻瓣或翻瓣种植体植入方

案。不翻瓣种植通常被视为盲操作，有导致皮质骨穿孔的风险。计算机导航系统可提供钻头的实时成像，使不翻瓣种植手术成为完全受监控的过程。外科医生可以依靠计算机导航，在与术前数字化种植方案绝对协调的情况下，调整钻头的位置和角度。高精度的术中导航功能可以将详细的术前种植方案准确地转移到患者口内（Elaskary 2008）。种植手术中，计算机导航要求在整个手术过程中将配准装置牢固地固定在颌骨上。对于牙列缺损患者，该配准装置可以是安装在现有天然牙上的丙烯酸树脂夹板；在牙列缺失的颌骨中，则需要使用螺丝固定在骨上进行稳定（Casap等2005）。

8.6.6 种植体的形态与设计

现代种植学具有广泛的研究范围，例如种植体设计。现代种植体的设计还具有一些与原始标准的经典设计不同的形态学修改，而大多数设计的初衷是为了模拟天然牙的形态。不幸的是，由于人类牙根的独特性和多功能性，同一牙弓中所有缺失的牙齿无法使用相同的种植体来修复。一些牙根具有抗旋转特性，一些牙根具有更强的支抗特性，而另一些牙根则具有更强的承重能力。因此，将天然牙与种植牙比较是不公平的，而且更不应将种植牙称为第三副牙列（Elaskary 2008）。

传统修复体恢复天然牙列时，现有天然牙和牙周的解剖结构可作为恢复缺失牙自然形状和轮廓的参照。不幸的是，当修复天然牙列时，尤其在多颗牙齿缺失的情况下，种植牙无法提供相同的参考价值。因此，在种植体植入前，临床医生应制作一张假想的图片，作为治疗计划的指导或参考。该步骤可以通过正确评估牙槽骨的原始形状和缺失牙列的生物学尺寸来实现，并将它们与将要使用的修复部件相关联。了解与种植体设计相关的缺失牙基本形态及其相关部件，对获得成功的美学效果非常重要（图8.23）。

许多学者开展了种植体设计方面的研究，认为新的设计源于对骨行为和细胞活性的深入理解。这些改变包括种植体表面处理、可预期的连接界

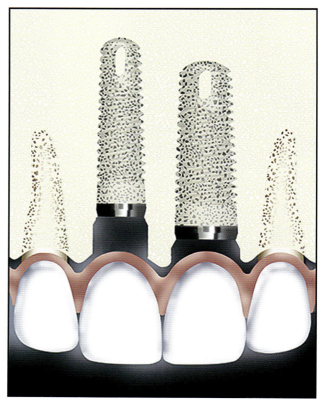

图8.23　图示不同种植体直径对根向下沉（apical sinking）的影响。

面、独特的种植体尺寸以及与种植体相关的新型修复部件。最新引入的种植体设计，使许多临床医生从美观和功能的角度极大地改善了种植牙的临床效果，并将种植修复的效果提升到了新的水平。因此，选择种植体最佳的设计和尺寸已成为每个寻求卓越美学效果的治疗计划的组成部分（Elaskary 2008）。

种植体设计的要素包括：

（1）种植体表面形态（微观特征）。

（2）整体物理几何形状（宏观特征），例如长度、直径、宏观螺纹、孔和沟槽。

（3）种植体材料组成。

这些因素能够促进种植体的整体设计。但有些问题不可避免，例如哪一种设计对种植体在植入部位的稳定性及在骨中的机械稳固性的辅助作用最好，能最佳分散咬合载荷并提供最佳的美学效果（Elaskary 2000）。

作为一种新的现代加载方式，根形种植体的设计应着重于几个方面。例如，当种植体轻敲通过摩擦就位时，圆柱形种植体和鳍状种植体会在植入位点对骨壁产生压力。这两种特殊设计由于初始的骨-种植体接触减少的不可预期性，而不适用于现代的加载概念。此外，它们不能提供最基本的皮质骨结合，因为它们不是被简单地旋拧就位，而是通过轻轻敲击就位。因此，最初与螺纹型种植体直接接触的骨量对于种植体的长期存留率很重要（Johansson和Albrektsson 1987）。

但是，Sennerby等（1992）观察到，取出螺纹型种植体的扭矩取决于可用的致密骨的数量，而不是周围骨的总量。因此，理想的种植体设计应着重于获得最大数量的螺纹，且这些螺纹应与致密的皮质骨结合，以实现最大的稳定性。同样，螺纹数增多也增加了可承受负载区的面积。因此，螺纹数量越多，功能表面积越大。一些螺纹型种植体的螺距为1.5mm，而其他种植体的螺距为0.4mm。螺距越小，螺纹数量和相应的表面积就越大（Misch等2004）。

螺纹深度也会影响种植体的设计。螺纹深度越深，功能性表面积和机械固位力就越大。螺纹深度范围为0.2～0.42mm（Misch等2004）。螺纹的几何形状可能会影响早期骨结合以及骨-种植体界面的强度。骨结合种植体具有"V"形、反偏梯形或方形螺纹的设计。"V"形螺纹对骨施加的剪切力比其他形状的螺纹大10倍。就种植体周围的骨维持来说，"V"形螺纹和反偏梯形螺纹的几何形状相似，而方形螺纹在统计学上显示出更高的骨支持（Misch等2004）。根形种植体的锥形设计具有独特的物理特性：

（1）当选择即刻种植时，与柱形植体相比，它减少了根尖穿孔的可能性。

（2）可以避免损坏邻牙牙根。

（3）提供更好的初期稳定性。

（4）形成骨挤压。

除螺纹外，许多根形种植体还包含获得骨支抗的多孔结构，以增强愈合后的机械固位。大多数螺纹型种植体的根尖区都有一个或多个孔（Gores、Hayes和Unni 1989）。此外，连接螺丝是所有种植修复系统的组成部分。在口内整个加载周期中，螺丝会产生疲劳、松动和断裂（Elaskary 2008）。

Yousef等（2005）设计了一项研究，旨在使用体外模型来了解螺丝松动的参数，其中包括扭矩、螺丝顶部旋转、螺丝尺寸的变化以及种植体-基台连接的变形。将种植体（4mm×10mm）装在自聚合块中。用35Ncm的扭矩将螺丝拧紧以固定基台，并制作标准牙冠。实验中使用3个种植系统：Nobel Biocare USA，Inc.（Yorba Linda，CA，美国）、3i Implant Innovations，Inc.（Palm Beach Gardens，FL，美国）和Bio-Lok International，Inc.（Deerfield Beach，FL，美国），每个系统测试7个样本。样本以1Hz的频率加载300N并循环50000次。在10000次、25000次和50000次时进行扭力转距监测。加载结束时，测量了基台螺丝的反向扭距。取下螺丝后与对照组进行比较。最后，将每组中的1个样本包埋在树脂中，沿长轴切片，用平均值的标准误差进行检验（Elaskary 2008）。

Nobel Biocare系统的测试结果显示，螺丝会因加载方案损失9.4Ncm的扭矩。该结果还伴有螺丝逆时针旋转7°和螺丝伸长200μm。从平均值的标准误差可看出，纵断面连接结构的压缩和变形。在3i和BioLok International系统中未观察到扭矩损失、逆时针旋转或螺丝伸长。在纵向截面中可以看到连接紧密贴合且没有变形。螺丝松动似乎遵循特定的参数，包括逆时针旋转、螺丝伸长和螺丝连接变形。该过程可能与螺丝的物理特性及其配置有关。该观察结果表明，每颗种植体的螺丝连接都根据其设计和材料特性"适应"其环境。

种植体的表面形态包括相对光滑、机械加工、粗糙、等离子喷涂、喷砂和酸蚀形成多孔状的羟基磷灰石（hydroxyapatite，HA）。种植体主要的机械固位力与种植体表面粗糙度呈正相关（Carlsson等1988）。该研究得到Carlsson等的支持，他们在种植体植入兔子体内6周后观察到，表面粗糙的钛合金螺纹种植体比表面光滑的钛合金螺纹种植体的旋出扭矩更高（Carlsson等1988）。

种植体-基台连接是种植体设计中的重要部分。它影响修复部件的稳定性和固定性，并最大限度减少因负重而造成的边缘骨吸收。它还可以抗旋转，并防止将来连接螺丝出现松动。大多数种植体连接由内部螺纹组成，不仅可以提供固定作用，也便于基台的拆除。常规互锁结构的主要几何形状为六边形或八边形，与相应的基台匹配以防止旋转。理想的基台连接是具有互锁几何形状的内连接，以防止旋转并更好地承受载荷（Elaskary 2008）。

根形种植体设计用于修复缺失的牙齿。标准根形螺纹种植体直径为3.75mm，其平台直径可能会扩大到4.1mm。骨内种植体的圆柱形直径通常为4mm，其平台尺寸与螺纹型相同（Jansen和Weisgold 1995）。作为种植平台，圆柱形和螺纹型种植体基台起始直径相同，然后向外扩展至4.5mm或5mm。以中切牙即刻修复为例，尽管上述尺寸在不同的种植体制造商之间可能有所不同，或者是基台在加工所被修整而不同，但大多数标准种植体直径都要求牙冠的最小直径在CEJ水平为5.5mm，在咬合接触水平为7mm。

临床医生应弥补种植体直径和缺失牙牙颈部尺寸的差异，以获得种植修复体自然的生物学轮廓。这可以通过临时修复体的软组织扩张，来实现种植体顶部直径到缺失牙天然直径的平滑过渡。如果种植体尺寸比缺失牙宽或相似，会导致牙冠尺寸错误，无法与周围组织形成生物学适应（Elaskary 2008）。

Nebot等（2006）认为改良的种植体平台，即将种植体-基台界面向内移动，能最大限度减少对生物学宽度的侵犯。他研究比较了30个对照组和30个实验组的骨吸收情况，实验组使用种植平台改良技术。在第1个月、第4个月、第6个月用数字影像评估每颗种植体近中和远中的骨吸收。结果显示，对照组近中骨吸收的平均值为2.53mm，实验组为0.76mm。对照组远中骨吸收的平均值为2.56mm，实验组为0.77mm。与对照组相比，实验组的骨吸收显著减少（$P<0.0005$），这表明平台转移技术具有临床实用性。

在牙槽嵴顶处，种植体直径与牙根直径直接相关。例如，上颌中切牙缺失行种植修复，缺失牙直径在CEJ水平为7~8.5mm，在骨水平为5~6mm，则种植体直径为4~6mm，依此类推（Wheeler 1950）。因此，种植体直径应与穿龈处骨水平牙根直径相关，而不能参考CEJ处牙根直径，因为如果种植体直径超过骨水平处牙根直径，将最终引起牙槽嵴顶处的骨吸收。缺失牙直径可以通过测量对侧同名牙大小或在研究模型上进行验证。种植体宽度取决于其在牙槽骨内的位置；较宽的种植体不必过多的向根方植入，而较窄的种植体可多向根尖方向植入，以能够为修复体部件提供更多的"过渡带"（Elaskary 2008）。

用固定公式选择具体缺失牙的种植体直径可能并不理想，因为在种植体直径选择过程中还必须考虑许多其他变量，包括组织表型的变化、不同个体之间相同牙位牙齿直径大小的差异、拔牙后剩余牙槽骨的变化、软组织轮廓的变化以及种植体直径的变化。因此，临床医生的亲自评估是选择合适的种植体尺寸的最佳方法，并且在不同临床情况下的个性化治疗方案优于通用的准则（Elaskary 2008）。

8.6.7　种植体定位原理

美学区种植需要准确把握所有治疗细节，不仅要获得临床认可的结果，而且要保留现有的自然细节。在所有三维精确定位过程中，最佳的骨性参数和修复参数都是关键。这两个参数间的自然平衡应在种植治疗中得以保留，因为这有助于种植体在植入位点达到完全的生物结合（Jansen和Weisgold 1995）。某些指南有助于确定三维方向上种植体的位置，包括近远中向，即种植体和相邻天然牙在近远中向上的前后关系；唇腭向，即与牙长轴的关系；矢状面，即冠根向的关系（Elaskary 2008）。

8.6.7.1 近远中向定位

对于与邻牙或相邻种植体的位置关系，种植体近远中向位置，直接影响未来修复体外形的美学效果和邻面边缘的完整性，也直接影响种植修复体和邻牙的卫生维护。在理想的软硬组织条件下，种植体植入的位点应在近远中间隙的中间，使修复体居中。近远中向植入位置不当的潜在风险是靠牙龈乳头太近，甚至侵犯它。这样可能导致牙龈乳头变钝，邻牙到种植位点的牙周组织也可能因血供破坏而受损害，甚至可能造成牙根外吸收。牙根外吸收表明，应避免使用柱状种植体。锥形种植体的使用可以避免邻牙牙根近缺隙侧靠种植体太近，尤其是种植位点处于近远中向空间受限或牙根弯曲的区域时。

Grunder等（2005）指出，种植体和天然牙之间最佳距离应不小于1.5mm。如果不能保持该最小间距，将对牙齿附着组织造成威胁，进而导致邻近牙龈乳头减少或丧失。如果两颗种植体之间距离<3mm，则邻面骨水平预计会更靠近种植体肩部的根方，造成牙龈乳头减少或缺失。在薄龈型的病例中，这种情况甚至更为严重，因为在这些病例中，种植体顶部位置通常比邻牙骨附着更靠近根尖。只有当相邻种植体距离>3mm时，才能使邻面骨的顶端保持在种植体顶部上方。当相邻种植体间距无法优化时，后续修复将面临许多困难和问题（图8.24）。

牙间隙的存在要求更加谨慎地确定种植体近

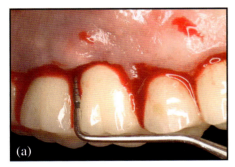
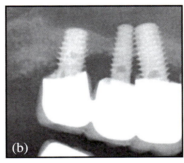
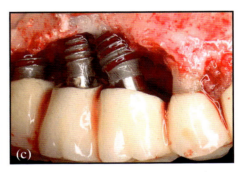

图8.24 （a）与种植体支持的固定桥相关的软组织炎症伴深牙周袋。（b）X线片显示两颗近远中向相距很近的种植体以及受侵犯的修复体边缘。（c）注意2颗靠得太近的种植体妨碍了所有卫生措施的执行。

远中向位置。由于存在牙间隙，缺牙后可用的修复空间比缺失牙大。在这种情况下，精确的种植导板可确保最佳的种植位置（Kennedy、Collins和Kline 1998），以确定缺失牙的确切位置，同时还能恢复缺牙前牙间隙的原始大小（图8.25）。

对于修复空间较大伴有多颗牙缺失的病例，临床医生可以根据一些指导性因素来自由设计牙间隙的形状，这些因素包括预先设计牙齿大小、患者需求和中线位置。通过制作蜡型和制订详细的术前计划，往往可以获得最佳的临床效果。对于单颗种植牙，计算种植体最佳的近远中向定位所需的最小空间，应包括牙周韧带的宽度（平均

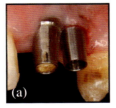
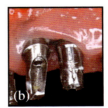
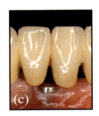

图8.25 （a~c）3例近远中向定位失败的种植体。

0.25mm）以及种植体与相邻天然牙牙周韧带之间应保持至少1mm完整的骨组织（Ohenell等1992）。当种植体的近中和远中都涉及时，牙周膜和完整骨组织的测量值应加倍。简而言之，在两颗牙齿之间

植入直径为4mm的种植体时，所需的间距将通过增加1mm+0.25mm+4mm+0.25mm+1mm来计算，所得的6.5mm是种植体定位所需的最小空间的总和。当涉及多颗种植体时，可以通过在每颗种植体之间增加2~3mm的距离来套用先前的公式（Elaskary等1999a）。

这些测量只是一个参考，每个病例都应该进行个性化的处理。种植体近远中向定位取决于缺失牙近远中向可用的空间、是否存在牙间隙、缺失牙的大小（如果有记录）、所用基台的类型以及相邻牙根的间距（Elaskary 2008）。

8.6.7.2 种植角度的原理

种植体在牙槽嵴内的唇腭向定位，会影响种植修复体的穿龈位置及其穿龈轮廓和最终修复体的外形（图8.26～图8.28）。通常出于美观和卫生方面的考虑，恰当的穿龈轮廓是必要的。因此，种植体唇侧轮廓必须与相邻天然牙的形态一致（图8.29）。

种植体在牙槽骨内唇腭向位置，很大程度上

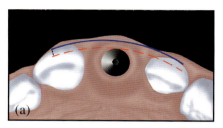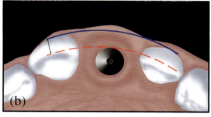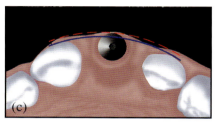

图8.26 （a～c）种植体在颊舌向不同种植位点的图示。红色线代表种植体顶部，蓝色线代表天然牙的颊侧轮廓。（a）种植体与天然牙颊侧轮廓之间最佳的距离。（b）与天然牙颊侧轮廓距离过大。（c）种植体顶部位置与天然牙颊侧轮廓距离过近，导致修复困难。

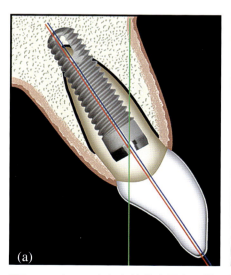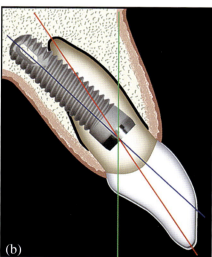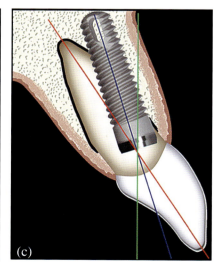

图8.27 （a～c）红色线代表原来天然牙的长轴，蓝色线代表种植体长轴，绿色线代表患者矢状轴。（a）种植体与天然牙长轴方向一致。（b）种植体相对于矢状轴略向腭倾。（c）种植体位置偏颊侧并与矢状轴成45°。

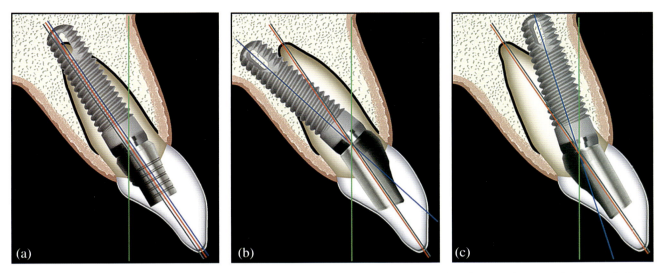

图8.28 （a）种植体与原来天然牙位置一致，基台与种植体平面一致。（b和c）种植体的方向相对于牙长轴唇倾或舌倾，需要使用角度基台。

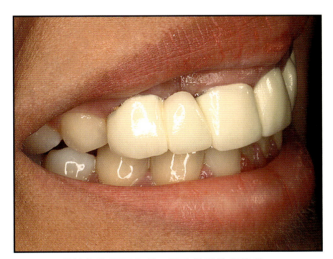

图8.29 种植体位置不合理，导致美学效果较差。

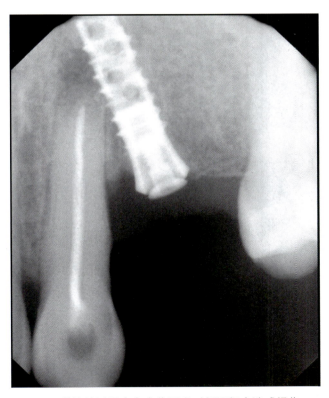

图8.30 种植体近远中向定位不当对邻牙根尖造成损伤。

取决于种植导板的准确性以及临床医生握持手机的稳定性。保留唇侧1mm完整骨板覆盖在种植体表面，可以实现种植体准确的唇腭向就位（Grunder等2005）。种植体顶部的骨应与相邻天然牙大致相等（对于单颗牙缺失的病例）（图8.30）。

在骨条件理想的情况下，如果骨量允许，种植体植入的位点应尽量靠近颊侧轮廓，并与颊侧骨边缘相距1.5mm（Potashnick 1998）。例如，当牙槽骨宽度为6mm时，1颗直径为3.75mm的种植体

植入时应在唇侧预留足够的骨量，以保持最佳的骨结合。如果牙槽骨的唇腭向宽度<6mm，则使用直径较小的种植体。改善骨宽度不足的方法有牵张成骨和骨劈开，两者均能增加或扩大可用的骨量

（Jansen和Weisgold 1995）。

　　种植体在唇腭向的植入位置很关键。种植体植入位置的错误可能会破坏唇侧骨板的完整性，并伴有骨开窗或骨开裂的风险，从而导致最终种植修复体边缘体积过大、轮廓过大。即使使用角度基台，在临床上这种情况也无法纠正。实际上，角度基台可能会使情况进一步复杂化，因为它们的金属牙龈肩领可能会使软组织唇向移位，导致软组织退缩或发灰，在穿龈水平上出现牙龈变色。

　　种植体表面的唇侧边缘与未来牙冠外形高点直接相关。当种植体表面唇侧边缘和未来牙冠外形高点之间的距离在穿龈水平处增加时，种植修复体会出现更多的修复并发症。在最坏的情况下，如果距离太大，在矢状面观察时，最终修复体会出现严重的"陷进去"现象。因此，唯一可行的解决方案是在修复体的唇缘采用盖嵴式设计使其与相邻的天然牙平齐。盖嵴式设计不利于修复体唇侧周围的卫生维护，会促进牙菌斑积聚，并可能导致炎症和牙龈根向萎缩。甚至可能会对种植体存留率构成潜在威胁，因为牙周袋的形成会导致种植失败。有人采用改良盖嵴式设计，但它也会因为非轴向负载导致种植体表面应力增加（Parel和Sullivan 1989）。

　　无论是即刻种植还是延期种植，决定种植体角度的因素有许多：可用牙槽突角度、现有咬合关系、种植导板精度以及种植体植入方式。一些笔者根据种植体角度与咬合面的关系对进行分类

（Daftary 1995）。种植体可以垂直于咬合面植入，使最终修复体更偏向腭侧就位，从而形成修复体盖嵴式设计。而与咬合面角度大约为65°或45°时，可以使大多数种植体的唇侧获得最佳的美学效果。这种植入方法通常需要使用角度基台（图8.31）。

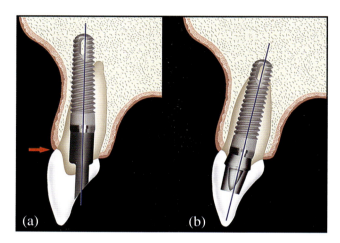

图8.31　（a）图示螺丝固位时种植体长轴的方向。（b）图示粘接固位时种植体长轴的方向。

　　一般来说，即刻种植后，在上述两种情况下使用角度基台都不会影响种植体存留率。牙槽嵴内种植体的角度不仅限于唇腭向宽度，还与近远中方向有关（图8.32）。

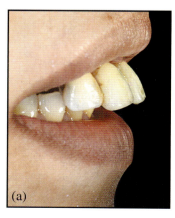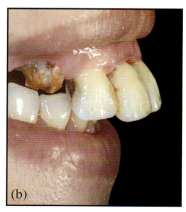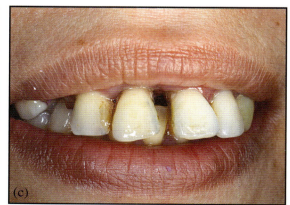

图8.32　（a～c）临床图片显示牙龈过度暴露，无保留价值的患牙伴唇倾及牙间隙。

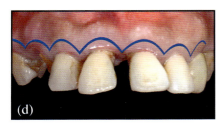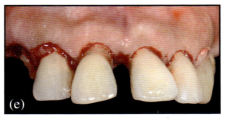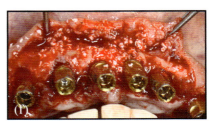

图8.32　（d）切口设计和牙龈重塑。（e）激光重塑牙龈。（f）龈瓣推进、拔除无法保留的牙齿、种植体植入、同期永久基台（One-time abutments）连接、同种异体移植物颗粒间隙充填。

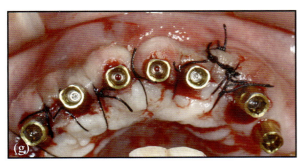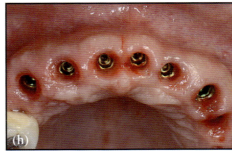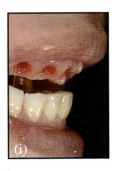

图8.32　（g）龈瓣缝合。（h）种植体植入后2个月软组织恢复良好。（i）侧面观及唇面观显示牙龈过度暴露。

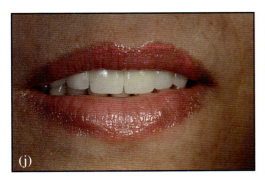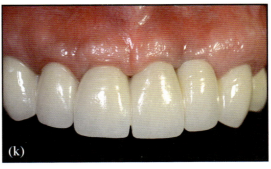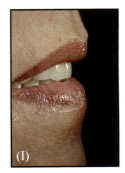

图8.32　（j~l）最终修复显示牙龈外观、软组织外形和唇部支持得以改善。

最近开发了一项优化牙槽骨内种植体角度的技术（Koyanagi 2002），该技术用种植导板引导反角手机头部，而不是通过放置在种植导板中的导向孔或导环来引导钻头本身。该技术旨在防止钻头接触模板、导管或其他材料。种植导板应使从术前检查中已获得所有信息的操作者，不受临床医生视觉或触觉的影响，按预定的方向准备手术部位。这样，既方便对种植床的准备，也优化了种植体的角度。上述技术可以客观地评估和确定种植体的位置、倾斜角度和深度，以适应不同的治疗情况。

最终的基台可能会影响种植体唇腭向位置和角度。在开始植入种植体之前，应确定最终基台和最终修复体。最终基台主要有两种类型：螺丝固位基台和粘接固位基台。种植固位体的选择取决于与基台相接所需的空间。例如，使用粘接固位基台时，种植体正好位于未来种植修复体的长轴中心。而使用螺丝固位基台时，应将种植体放置在牙冠长轴偏腭侧的位置，以便从腭侧安装连接螺丝。

8.6.7.3 轴向定位原理

种植体的轴向定位影响最终修复体的暴露量，进而显著影响修复体的美学效果（Jansen和Weisgold 1995）。根尖定位的重要性不亚于种植体近远中向和唇腭向定位。不幸的是，为功能性或美观性种植体植入提供根尖定位引导的种植导板很少。它们通常很难制造，而且没有经济效益。最近

大多数计算机制造的模板都有一个金属止点来控制钻头进入根尖的深度。种植体顶部的最佳轴向定位应使最终修复体具有自然的穿龈轮廓，而不侵犯龈沟（Wheeler 1974），使修复体轮廓在种植体周围软组织内渐进式伸展。因此，最终修复结果像是自然生长出来的一样（图8.33）。

控制种植体顶部轴向位置的因素包括：①可

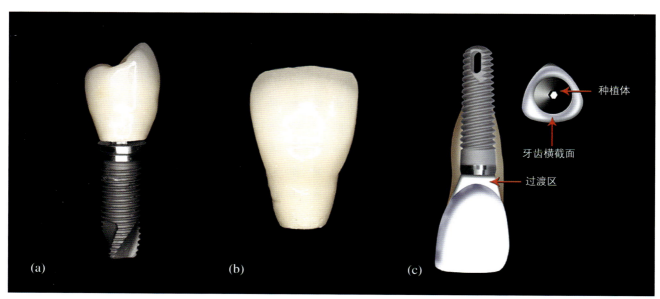

图8.33　（a）种植体及其修复部件。注意最终冠修复体和种植体颈部尺寸上的差异。（b）种植修复体从种植体颈部到原始天然牙冠的直径有一个过渡。（c）图示在横截面上种植体与天然牙的差异以及过渡区。

利用的修复空间；②剩余牙槽嵴的外形；③相邻天然牙龈缘的位置；④所选种植体的直径。由于种植体与天然牙的形态在牙颈部的解剖结构存在差异，有必要确定种植体顶部最佳的轴向位置。必须从种植体顶部窄而圆的外形过渡到天然牙的形态（Elaskary 2008）。

所有种植体轴向位置的参考是连接相邻天然牙龈缘高点的一条假想线。当天然牙的参考作用丧失，需植入多个相邻种植体时，恢复新修复体周围天然牙龈的轮廓就变得更加迫切。这些种植体应该位于需修复缺失牙的牙槽嵴顶周围。这样，临床医

生能够在修复体两侧形成适当的楔状隙，并复制自然的牙龈轮廓（Potashnick 1998）。理想的种植体冠根向的位置应为，种植体位于连接相邻天然牙龈缘高点根方2~3mm。随后，当种植体准确定位在冠根向时，种植体在生物学宽度内允许存在"过渡区"（Parel和Sullivan 1989）（图8.34）。

"过渡区"是一个围绕种植体顶部周围2~3mm深的空间。这个空间可以对修复体进行堆塑或成形，以创造最终修复体天然的穿龈效果。当在这个特殊空间里对牙龈组织塑形以匹配原始牙冠的大小时，应使用临时修复体逐步形成缺失牙原始横截面

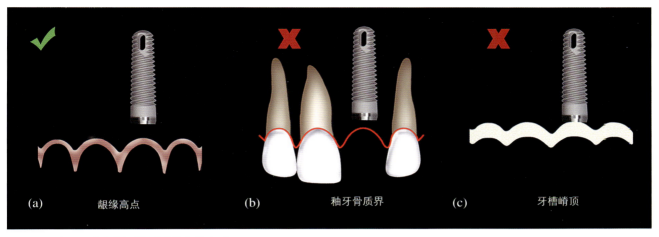

图8.34　（a~c）图示3种不同的定位方式。

的形状。没有证据表明使用解剖式基台比逐步使用临时修复体修形更有效。由于牙龈组织在没有支撑的情况下无法凭记忆来保持其原始尺寸，种植体周围的软组织往往会塌陷并恢复成圆形（由于生物封闭区周围环形胶原纤维的压力）。临床上，无需解剖式基台就可以复制天然的轮廓。临时修复体已被证明能产生最佳的牙龈效果，具有很好的临床可预期性（图8.35）。

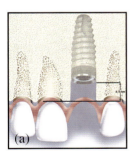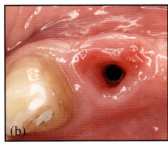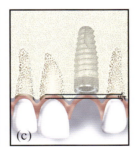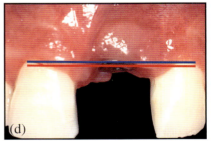

图8.35　（a）图示种植体根尖向植入过深。（b）种植体根尖向植入过深时，在穿龈区域形成较长的袋口，引起组织增生和激惹。（c）图示种植体植入过于偏向切端。（d）临床图片显示，种植体过于偏向切端，阻碍美学修复效果（牙冠过大）。

种植体直径与牙龈退缩量成反比。它会影响种植体顶部轴向退缩量，因为与窄直径种植体相比，大直径种植体最终需要过渡到天然牙形态的空间更小。请记住，并不是所有生物概念都被违背。螺纹型种植体排第一位，能实现比圆柱形更精确的轴向就位。它的机械特性使种植体植入骨的深度更好控制。相反，圆柱形种植体需要使用种植取出工

具来调整种植体植入的最佳垂直向位置，这使得治疗过程难以控制（Elaskary 2008）。

相邻天然牙的龈缘高点被认为是种植体根尖向定位的标志或参考。因此，基于一些因素的考虑，建议种植体顶部位置参考相邻天然牙龈缘高点的连线，而不是参考CEJ或牙槽嵴顶的连线。例如，龈缘高点不是一个静态的标志，它有时会向根

尖移动。例如牙龈退缩，因为它代表植体植入时软组织的实际临床水平。相比之下，CEJ是一个持续静止的标志。它沿着牙根表面均匀固定的扇形路径走行。它还在颊舌面和邻面边缘形成上升和下降的波浪形路线。当牙龈退缩发生时，这种扇形线不会移动。因此，在牙龈退缩和软组织边缘不平衡的情况下植入种植体，它无法实现根尖向的最佳定位。此外，CEJ的波状轮廓并不能提供一个稳定的基准来测量。利用龈缘高点的最深部分，最终种植修复体可以达到与周围天然牙相同的边缘水平。

由于骨吸收的性质有时会使骨水平发生变化，因此牙槽嵴顶也不是测量种植体顶部位置的理想参考标志。换言之，在许多情况下，骨水平不是最佳的标志。上面覆盖的软组织厚度也是可变的，这可能导致测量具有不可预期性。例如，当牙槽嵴经历垂直向骨吸收后，种植体顶部最终将位于骨水平之上。因此，不应将牙槽嵴顶作为参考的测量点（Elaskary 2008）。

8.7 错位种植体的治疗

种植体骨结合并不是影响种植修复成功的唯一因素。种植体的位置和角度显著影响治疗的美观和功能效果。需要对手术部位进行精确的术前评估，以提供最佳的植入位置和以修复为导向的治疗计划（Park等2001）（图8.36）。

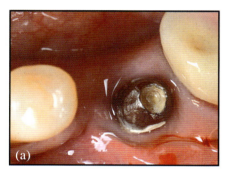
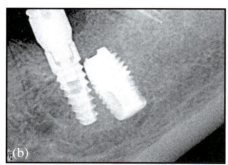
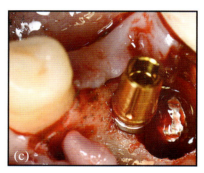

图8.36 （a）术前观察种植体近远中向定位不当。（b）X线片显示种植体定位不当。（c）取出定位不当的种植体并植入1颗新种植体。

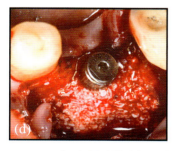
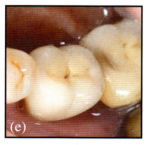

图8.36 （d）骨移植修复骨缺损。（e）最终修复。

大多数不良治疗效果都是由于种植体没有按照上述指导方针在一个或多个方向（例如，近远中向、颊舌向和冠根向）的最佳位置植入。在修复计划未拟定前就进行种植治疗，通常会导致不可逆转的错误。如果根据诊断模型或虚拟设计软件中正确的人工牙位置来制作导板，可以为种植体植入在理想位置提供准确引导。错位的种植体不易修改或纠正。在美学区，错位的种植体可能存在问题，并且必须先取出，然后重新植入新的种植体（Froum等2011）。事实上，根据临床经验，美学区大多数位置不佳的种植体都需要取出（图8.37）。

种植体位置应与邻牙的一些标志一致，并位于对侧咬合的中心，以免发生咬合错乱或修复体过载（Misch和Resnik 2012）。使用种植导板有助于

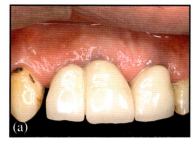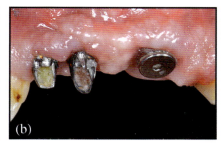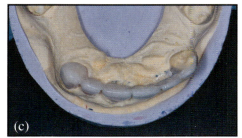

图8.37　（a）种植体靠得太近（近远中向定位不当）。（b）导致牙龈乳头钝化。（c）蜡型制作。

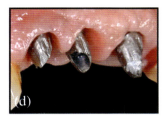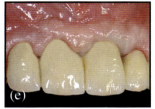

图8.37　（d）角度基台解决修复空间问题，恢复牙龈乳头的高度。（e）最终修复。

为种植体植入理想的位置提供引导（图8.38）。

理想的种植体三维位置将改善修复体与种植体之间的关系以及最终软硬组织的反应（Buser等2004）。换言之，如果将种植体植入在离切端太远的位置，会影响牙龈袖口的形状和颜色（Al-Sabbagh 2006；Buser等2004）（图8.39）。

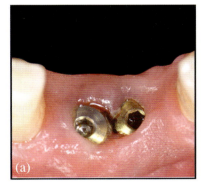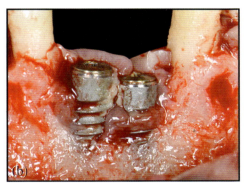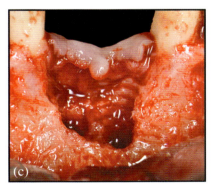

图8.38　（a）种植体近远中向定位错误。（b）黏骨膜瓣反应是骨吸收的临床信号，也是种植体定位错误的结果。（c）种植体取出后导致的骨缺损。

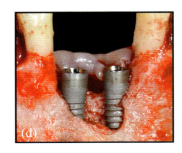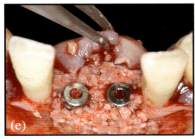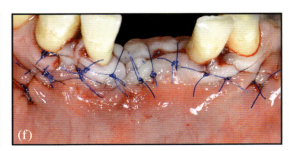

图8.38　（d）2颗新的窄直径种植体植入。（e）颗粒状骨移植物充填缺损区。（f）皮瓣缝合。

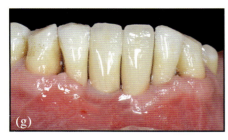
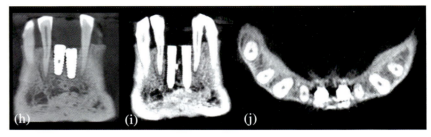

图8.38 （g）最终修复。（h）术前CBCT扫描影像。（i和j）术后CBCT扫描影像。

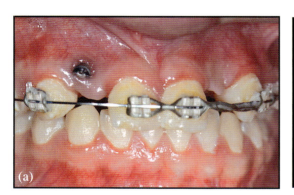
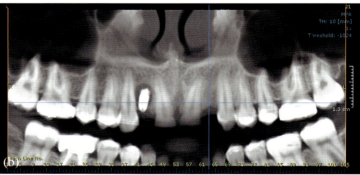

图8.39 （a）临床图片显示修复缺失侧切牙的种植体角度不良。（b）CBCT扫描影像显示种植体定位不当。

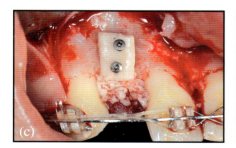
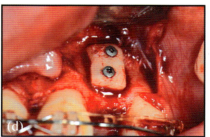
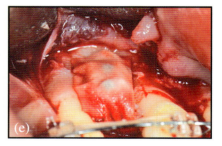

图8.39 （c～e）通过两块外置皮质松质骨移植和一层胶原膜来改善牙槽嵴条件。

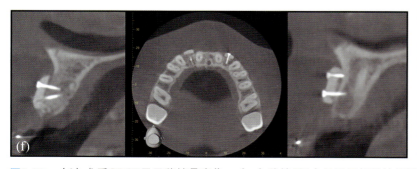
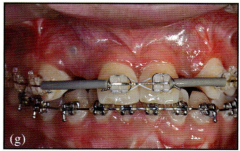

图8.39 （f）术后CBCT显示移植骨在位。（g）移植后2个月显示相关软组织变薄。

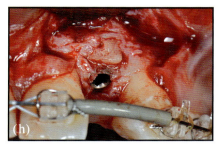
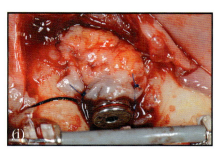
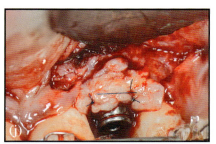

图8.39　（h）临床观察显示两块结合的移植骨与2颗种植体。（i和j）结缔组织移植稳定，改善组织角化程度。

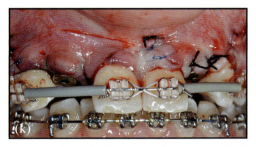
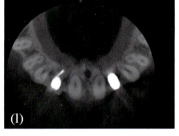
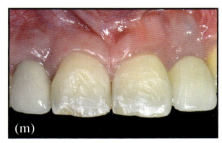

图8.39　（k）皮瓣缝合。（l）CBCT扫描显示种植体在位。（m）最终修复。

种植体角度由钻头进入牙槽骨的路径决定（Greenstein、Cavellaro和Tarnow 2008）。将种植体角度误差控制在15°以内是比较容易的（大多数预成角度基台都有0°～15°的配置）。为了纠正更严重的种植体角度问题，可以定制切削基台（例如25°、35°）。然而，非轴向负载将是非常值得关注的。当使用角度基台时，必须有足够的穿龈空间，允许角度基台肩领向口腔环境过渡，以连接种植体支撑的牙冠。当种植体–基台界面上施加较高的应力和咬合载荷时，可能导致种植体冠状面断裂、螺丝断裂或基台螺丝松动（Buser等2004；Froum等2011）。由于咀嚼力较大，这些并发症在后牙区更易发生。从功能角度来看，如果不能避免严重的种植体角度偏差而可用修复空间足够时，可以增加种植体数量以提供辅助支持表面积，以避免上述并发症的产生（Lundgren和Laurell 1984；Greenstein等2008；Pjetursson等2004）（图8.40）。

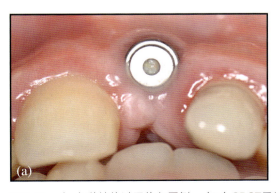
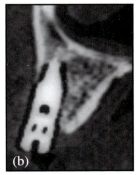
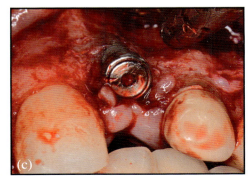

图8.40　（a）种植体过于偏向唇侧。（b）CBCT显示完全侵犯唇侧骨板。（c）切端观察显示种植体位置不当破坏唇侧骨板。

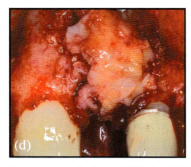
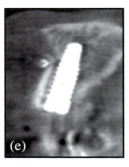

图8.40 （d）稳定移植的皮质骨块以修复唇侧骨板缺损，同时行结缔组织移植。（e）CBCT扫描显示种植体和移植骨块在位良好。

有人曾尝试在种植体周围实施节段性截骨术，将节段骨移动到所需的理想位置，并用微型钢板和螺丝固定，以纠正种植体定位错误（Guerrero 等1999；Warden和Scuba 2000）。利用上颌骨或下颌骨节段性截骨术重新定位牙槽骨段及其内部的种植体，可能是治疗种植体定位错误的有效方法（Jensen 2006）。手术需要精细的操作，进行最少的骨膜剥离，以确保节段骨的血供，从而促进更快的愈合，避免节段骨坏死。用于刚性固定的微型钛板尺寸微小，并且最好放置在手术后不需要取出的位置。若固定时间较长，应检查咬合以消除所有可能的早接触。在进行截骨术前做种植导板，以确定截断骨的理想位置。然而，有时候截骨术因现有天然牙根与种植体之间的空间有限，而使其无法在临床上应用。其他局限性还包括没有足够的角化组织覆盖手术部位、解剖结构的存活和植入部位并发症的风险（Hur等2010）（图8.41）。应该把握该技术和取出种植体之间利弊关系的平衡。

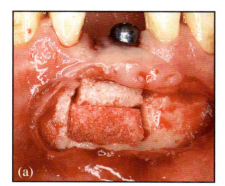
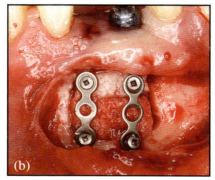
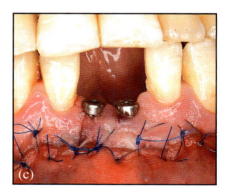

图8.41 （a～c）三明治截骨术治疗定位过深的种植体。

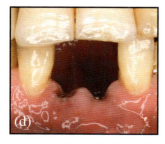
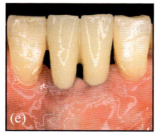

图8.41 （d和e）术后观察显示种植体位置正确。

对于口腔卫生不好或种植体位置不佳的患者，修复部分牙缺失的另一个临床建议是，使用种植体支撑的研磨金属杆和丙烯酸树脂的部分覆盖义齿（Asvanund和Morgano 2004）。当种植牙就位不佳时，可联合使用ZAAG（Zest Anchors, Inc., Escondido, CA, 美国）附着体和研磨杆，用平行研磨杆恢复部分缺牙区，以防止修复体唇舌向旋转。这种方法可以改善患者的语言、功能和美学。

另一个种植体定位错误的并发症是，种植体太靠近牙根，这是由于没有使用种植导板、随意植入种植体以及缺乏术前计划所造成。当牙根与种植体根尖之间的距离较短且牙髓治疗与种植治疗间隔的时间也较短时，逆行性种植体周围炎的风险增加（Tozum等2006；Zhou等2009）。

逆行性种植体周围炎是罕见的，我也认为它是稀少的。然而，许多研究者认为种植体植入时可能会触发邻牙潜在的根尖周疾病（Quirynen等2005）。种植体植入过程中，可能由于产热过大或污染或两者的结合而激发这种潜在反应。最近证据表明，根尖周区存在一种自身免疫反应，可能与原位微生物抗原有关（Wahlgren等2002）。这种激活可能在短时间内导致快速骨吸收。种植体植入在经牙髓治疗的牙齿附近时，必须定期对种植体进行临床和放射学检查，并且应考虑缩短复诊周期来识别和管理早期的逆行性种植体周围骨吸收（Mohamed等2010）。

Levitt（2003）描述了治疗逆行性种植体周围炎的相关风险，记录了种植体根尖切除术期间产生的感觉障碍、疼痛和肿胀。

种植体错位会导致严重后果，例如将种植体植入在靠近颏孔附近时（Kim 2011），临床医生必须考虑到下牙槽神经的前环和颏孔上方的可用骨量，因为下牙槽神经在到达颏孔时经常会向上走行（Kraut和Chahal 2002）。如果持续出现完全麻木或16周后仍有感觉障碍，则应建议患者进行显微外科手术（Misch和Wang 2008；Nazarian、Eliav和Nahlieli 2003）。

许多研究报道患者对下牙槽神经修复反应良好。所有这些都强调了，神经修复需在下牙槽神经远端Wallerian变性发生之前进行。由于这种变性是一个缓慢的过程，因此在损伤发生后的4～6个月是可能被修复的（Kraut和Chahal 2002）（图8.42）。

此外，上颌窦膜穿孔的风险是由截骨术周边的Schneiderian膜撕裂造成（Zijderveld等2008）。

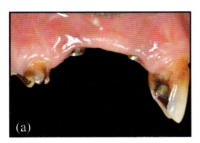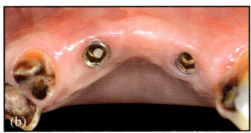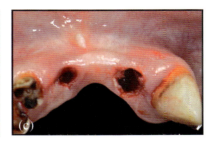

图8.42　（a和b）上颌前牙区两颗种植体近远中向定位不当，完全无法修复。（c）取出种植体。

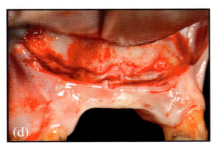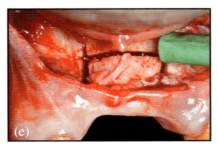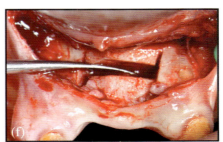

图8.42　（d）2个月后，实施三明治截骨术进行垂直向骨增量。（e）用皮氏截骨刀的尖端标记三明治截骨术范围。（f）骨块松动。

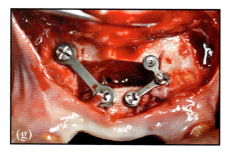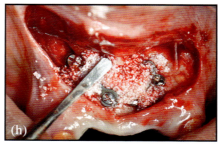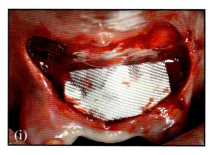

图8.42 （g）用微型钛板将骨块固定在基骨上。（h）骨腔隙用颗粒状骨移植物充填。（i）上面覆盖胶原膜。

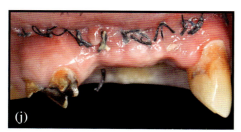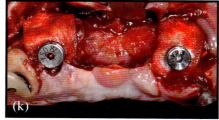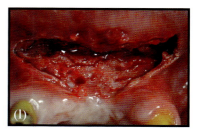

图8.42 （j）皮瓣关闭1周后。（k）4个月后两颗种植体植入。（l）前庭加深，去上皮。

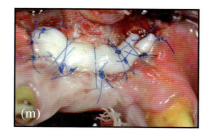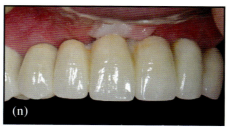

图8.42 （m）角化龈移植。（n）新的种植体植入，最终修复完成。

一般来说，小的撕裂（<5~8mm）可通过上颌窦提升时窦膜折叠来解决（Chanavaz 1990）。较大的撕裂可以用胶原蛋白或纤维蛋白粘接剂修复（Karabuda、Arisan和Ozyuvaci 2006）。种植体错位植入上颌窦可引起异物反应，并可能导致上颌窦炎的发生（Galindo等2005）。上颌窦内的纤毛运动会将异物输送到瘘口（Hunter等2009）。种植体在上颌骨后牙区不受明显外力的情况下很容易进入鼻窦（Peleg、Garg和Mazor 2006）。种植体必须立即用鼻内窥镜取出，以避免产生炎性并

发症（Ueda和Kaneda 1992）。吸烟是一个额外的危险因素，会对结果造成严重危害（Abt 2009；Cochran等2009；Garg 2010；Lindfors等2010）（图8.43）。

治疗种植体错位的可行性治疗方案通常取决于错位的程度：

（1）在轻度错位的情况下，可以使用角度基台或螺丝固位基台，这可能有助于解决轻微错位的问题。

（2）在中度错位的情况下，定制切削基台可

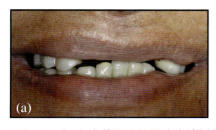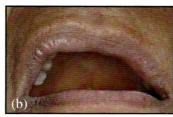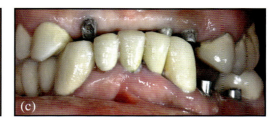

图8.43 （a）术前图片显示治疗计划欠缺和种植体定位不当导致口腔美学效果不佳。（b）前牙缺失导致唇部支持丧失。（c）正面照显示下颌前牙过度萌出。

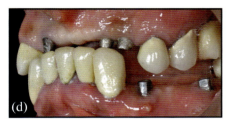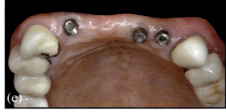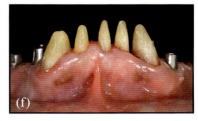

图8.43 （d）侧面观显示上颌后牙过度萌出伴整体咬合障碍。（e）长期牙齿缺失导致上颌前牙区轮廓丧失。（f）术中可以观察到下颌前牙区需要进行骨修整。

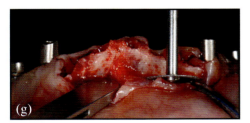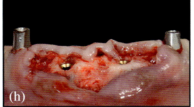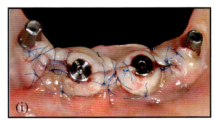

图8.43 （g）下颌前牙区牙槽嵴行截骨术。（h）对骨外形进行修理和平整后，种植体植入。（i）皮瓣闭合显示了骨膜紧密缝合的重要性，可以将多余的软组织连接在一起从而保存角化组织。

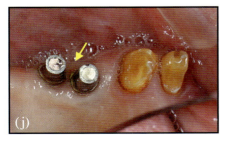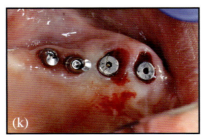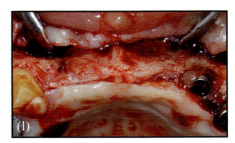

图8.43 （j和k）上颌后牙区的处理，角度基台可以获得更好的修复空间，两侧天然牙的拔除是为了获得更好的支持。（l）取出原有种植体后，上颌前牙区的术中照。

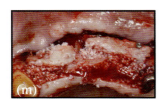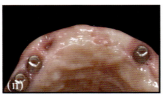

图8.43　（m）两个复合自体移植骨固定在上颌前牙区，恢复牙槽嵴的轮廓。（n）上颌前牙区最终愈合显示上颌轮廓改善。

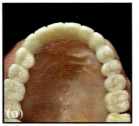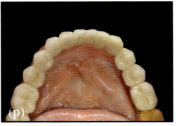

图8.43　（o和p）上下颌牙列最终修复完成。

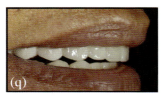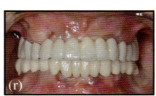

图8.43　（q）丧失的唇部支持得以恢复。（r）上下颌牙列的咬合情况。

以在一定程度上解决其他空间问题或错位问题。这些基台后期应对接螺丝固位修复体。手术方法矫正，通常在现有文献中描述为节段性截骨术，从医学角度来看似乎是可能的，建议在极少数个别病例中实施。要记住，对这些手术可能产生额外并发症需要进行细致的评估。必须收集完整、全面的患者信息。

（3）如果种植体严重错位，除了即刻或延期取出并重新植入新的种植体外，别无选择，这是治疗错位种植体最简单的方法。

扫一扫即可浏览
参考文献

第9章

种植并发症和失败
Treatment Complications and Failures with Dental Implants

9.1 引言

为牙列缺损的患者安装骨结合种植体，被认为是修复缺失天然牙的有效疗法（Gunne等1992，1994；Jemt 1986；Jemt等1989，1992；Jemt和Lekholm 1993；Nevins和Langer 1993；Zarb和Schmitt 1990）。尽管种植牙的成功率相对高于其他治疗方案，但仍有一些因素会导致早期失败和成功率降低，如骨的质量、手术创伤或种植手术期间的细菌污染（Esposito等1998）。

尽管种植牙越来越受临床医生的欢迎，但也有少量研究分析了临床医生的经验或训练对种植牙治疗结果的影响。美国牙科协会于1993年进行的一项调查报告称，在从事种植治疗的临床医生中，所接受的牙科培训种类繁多（Kohavi等2004）。该报告不仅强调在美国和全球的种植教学活动和实践课程中培训模式的广泛适用性，还强调缺乏专门针对治疗和管理种植相关并发症的课程和教学模块。该报告还建议，在各种教育项目中应充分研究与种植牙相关的外科难题。

一项研究（Lambert等1997）报告指出，由经验不足的外科医生（少于50颗种植体）植入的种植体，其失败的次数是经验丰富的外科医生（50颗或更多种植体）的2倍。经验不足的外科医生在前9个病例中的失败率（5.9%）高于经验丰富的外科医生（2.4%）。然而，临床医生植入的种植体数量并不一定反映他们实际的临床经验，笔者建议，研究生的教育模式应专注于管理和避免种植相关并发症，这是非常重要的。

种植手术并发症经常发生在临床工作中，掌握对这些病例的管理知识非常必要。本章节的目的是强调与治疗相关的挑战，如治疗计划、解剖相关的和手术过程相关的外科并发症，并且讨论病因、管理和治疗方案的选择以实现满意的治疗结果，以及概述相关的危险因素。

Brånemark进行了一项为期10年的研究（Brånemark等1977），指出与种植失败最相关的因素是骨密度降低，上颌Ⅳ类骨的种植失败率为44%。牙周病与种植体周围炎之间的关系基于以下发现，即革兰阴性厌氧菌群增多、螺旋体数量增多与植入失败或失败的种植体有关（Esposito等1998）。English（1993）指出，种植体支持的局部义齿的失败可能与多种原因相关。他将杠杆作用、扭转、咬合负载过大和口腔卫生不良列为主要的致病因素，从而扩大了导致种植失败的因素。Elaskary等（1999a，b）强调患者选择不当、口腔卫生习惯不良导致菌斑积聚、咬合创伤、修复体结构不良和骨准备不足是其他导致种植体失败的因素。Att和Stappert（2003）、Chee和Jivraj（2007）以及Montes等（2007）认为，整体的治疗计划和患者的选择是种植成功的影响因素之一，不明确的宿主条件可能增加失败的风险。Moy等（2005）曾报

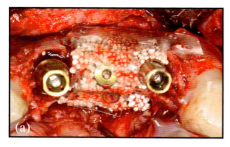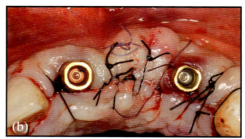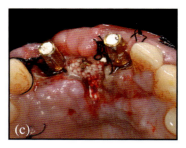

图9.1 （a）种植体植入的同时进行植骨。（b）最佳的软组织关闭。（c）因吸烟导致伤口裂开、移植骨暴露。

道年龄对种植牙成功率有影响，他们认为，老年患者（60岁以上）更容易发生种植并发症和失败，且风险更高（图9.1）。

Goodacre等（2003）在一项报告中详细说明了种植相关并发症和最常见的失败原因。以下6种临床并发症与种植修复相关：外科手术、种植体脱落、骨吸收、种植体周围软组织、美学/语音和机械力学。他们还列出了与种植覆盖义齿相关并发症的发生率。Sanz等（2010）研究了唇侧骨板的生理反应模式对即刻种植修复整体成功率的影响。Ashley等（2003）描述了不同情况的种植体恶化的临床图片，包括出现不适、病情恶化还有最终失败。Abt（2009）研究了吸烟对种植修复成功率的影响。Keller等（2004）报告了骨质疏松等全身性疾病的影响及其对整个种植牙治疗的影响。

Berglundh等（2002）在对各种研究的Meta分析中指出，当使用常规种植程序时，功能性负重之前，因生物学和技术原因可能导致2.5%的种植体脱落（包括1颗以上的种植体）。在功能状态下，有2%~3%的种植固定修复体发生脱落，而在覆盖义齿治疗中，超过5%的种植体可能在5年内脱落。采用种植体支持式覆盖义齿治疗的患者软组织并发症的发生率较高。关于种植体周围炎和种植体周围骨吸收≥2.5mm的报道不多见。种植体折断是一种罕见的并发症，5年内的发生率<1%。覆盖义齿中与种植体组件和上部结构相关并发症的发生率高于固定义齿。结果显示，种植体脱落是最常报

道的并发症（几乎100%的研究中都有报道），而生物性并发症仅为40%~60%，技术性并发症仅为60%~80%。这一观察结果表明，有关生物性和技术性并发症的发生率可能被低估，应引起重视。

一些临床图像可以提示或预测种植体相关发症以及种植失败，在大多数情况下，连接螺丝松动是早期失败的主要警告标志，而负载过大是造成失败的主要因素，提示种植件部的负重增加或单颗牙种植时的扭矩增加。螺丝松动后可在基台和种植体界面（细菌滋生的有利场所）之间产生微间隙，随后刺激牙龈，导致出血和水肿；负重超过正常值时会出现连接螺丝折断、牙龈出血、深牙周袋形成、修复部件折断，形成角形骨吸收，但疼痛并不常见（Dewan等2015）。

9.1.1 种植失败的条件

Elaskary等（1999a，b）将种植失败定义为由于机械或生物原因导致种植目的（功能、美学或语音）完全无法满足。可能导致种植牙失败的原因很多，可以分为失败和并发症。Esposito等（1998）指出，该定义包括生物性失败（与生物学过程有关）和种植部件的机械性失败（包括种植体折断、涂层、连接螺丝和修复体），还包括修复连接螺丝和修复体的折断。

Meffert（1992）提出种植失败的分类标准，包括欠佳的、恶化的和失败的种植体。他将欠佳的种植体描述为影像学上有骨吸收但没有炎症或松动。

这种种植体不会显示任何失败的迹象，但随着骨吸收的进展，它们可能面临更高的失败风险。恶化的种植体的特点是进行性骨吸收，有炎症的迹象，但不松动。这些种植体通常处于可逆状态（这种情况可以治疗）。因此，有必要确定并消除引起这种情况的病因。而失败的种植体随着进行性骨吸收，临床出现明显的松动、不能行使功能，种植体通常被纤维包裹（Dewan等2015）。残存的种植体是指仍具备一定的功能，但没有通过成功标准测试的种植体。因为这种种植体被认为处于成功和失败之间的中间状态，直到Roos等（1997）对其进行了适当的评估。

Tonetti和Schmid（1994）按时间顺序将种植失败分为早期失败和晚期失败。①早期失败：未建立骨结合。早期失败的原因包括感染、手术技术差、全身疾病、供区相容性差、吸烟或压迫造成的手术部位移植骨吸收。②晚期失败：已建立的骨结合被破坏。晚期失败的原因包括种植体负载过大、悬臂、不良修复体和副功能习惯（Parithimarkalaignan和Padmanabhan 2013）。

种植体周围疾病（由于细菌入侵）分为两类：种植体周围黏膜炎和种植体周围炎。种植体周围黏膜炎（图9.2）的特征是种植体周围的软组织发炎，没有任何骨吸收表现。种植体周围黏膜炎的临床症状包括出血、炎症、影像学上无骨吸收表现。黏膜炎通常是可逆的，但是一般认为它是种植体周围炎的先兆（Dewan等2015）。Mombelli等（1987）首次将种植体周围炎（图9.3）指述为一种具有牙周炎常见特征的传染性疾病。种植体周围炎的定义为影响种植体周围的炎症过程，影响组织功能并导致支持骨吸收（Derks等2016）（图9.4）。Roos-Jansaker等（2007）将种植体周围炎描述为种植体具有不同程度的骨吸收，并伴有4mm的探诊深度、探诊出血和轻微探诊后可见脓性分泌物。Berglundh、Zitzman和Donati（2011）将种植体周围炎定义为探诊深度为6mm，伴探诊出血和临床附着丧失至少为2.5mm（图9.5）。

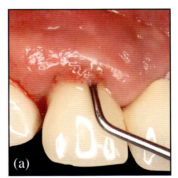
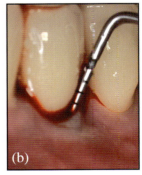

图9.3 （a）牙周袋是种植体周围炎的主要标志。（b）探诊出血是种植体周围炎的另一主要标志。

Froum和Rosen（2012）根据炎症的严重程度和种植体周围骨吸收的程度对种植体周围炎进行分类（图9.6）。该分类基于种植体周围炎3个不同的临床阶段：早期、中期和晚期。早期种植体周围炎探诊深度至少4mm，影像学上骨吸收小于种植体总长度的25%。中期种植体周围炎探诊深度6mm，影像学上骨吸收占种植体总长度的25%～50%。晚期种植体周围炎探诊深度至少为8mm，且影像学上骨吸收超过种植体长度的50%（图9.7和图9.8）。

Caton（2018）等回顾了牙周病和种植体周围

图9.2 种植体周围黏膜炎的典型临床图片。

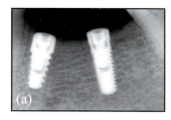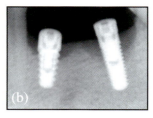

图9.4　（a）两颗种植体植入已经愈合的牙槽嵴。（b）两年后种植体周围的组织发生破坏。

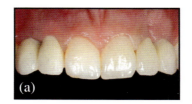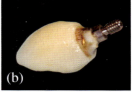

图9.7　（a）种植体支持修复体治疗两颗缺失的侧切牙。（b）注意基台下方粘接时所用的粘接剂。

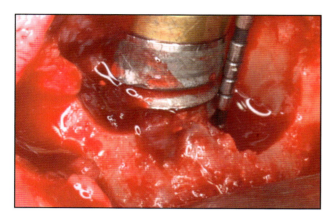

图9.5　种植体周围骨破坏导致种植体周围组织的感染。

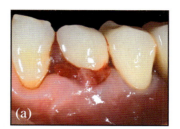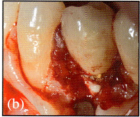

图9.8　（a和b）残余粘接剂的刺激导致种植体周围组织感染。

疾病的新分类和条件，提出了另一种新的种植体周围炎的分类法，将种植体周围疾病分为：临床和组织学上种植体周围组织的健康状态，其特点是没有

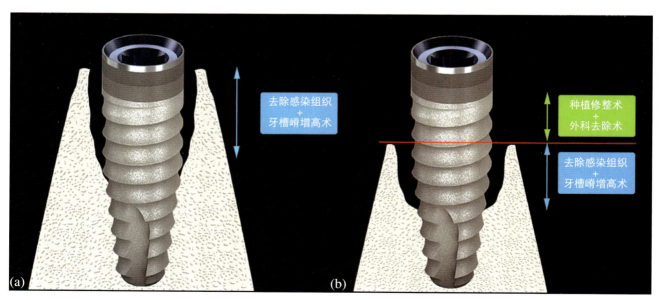

图9.6　（a和b）利用外科手术治疗种植体周围炎的方法。

肉眼可见的炎症和探诊出血。种植体周围的健康状态存在于正常的或骨支持减少时。种植体周围黏膜炎的特征是探诊出血和肉眼可见的炎症，强有力的证据表明，种植体周围黏膜炎是由牙菌斑引起的，而很少有证据表明，非牙菌斑因素可引起种植体周围黏膜炎。种植体周围黏膜炎可以通过牙菌斑的消除得以改善。种植体周围炎是一种与牙菌斑相关的病理状态，发生在种植体周围的组织中，其特征是种植体周围黏膜的炎症和继发性进行性支持骨吸收。种植体周围黏膜炎被认为先于种植体周围炎发生。种植体周围炎与牙菌斑控制不良及患者原有严重的牙周炎病史有关。影像学资料显示，种植体植入后早期可能发生种植体周围炎。在没有治疗的情况下，种植体周围炎的进展似乎呈现出非线性的加速模式。牙槽骨缺损较大的种植位点发生的软硬组织的缺损与牙周支持组织严重丧失、拔牙创伤、牙髓感染、根折、颊侧骨板菲薄、牙齿位置不佳、外伤和上颌窦气化有关。其他影响牙槽嵴的因素可能与药物、系统性疾病（原始骨数量减少、牙齿发育不全）以及修复体的压力有关。

9.2　种植相关并发症的发生率

种植体周围疾病的患病率虽然在文献中已有报道，但差异很大。Albrektsson和Isidor（1994）在一项回顾性研究中报道，6.47的种植体发生种植体周围炎。Zitzmann和Berglundh（2008）研究显示，28%～56%的种植患者及12%～43%的种植体出现种植体周围炎。Papathanasiou等（2016）开展了一项调查研究，由美国牙周病医生调查种植体周围黏膜炎和种植体周围炎的患病率、病因和管理。该调查由20个问题组成。通过电子邮件与美国牙周病执业医生联系，邮件中包含访问调查的链接。280名牙周病医生（79.3%为男性，62.9%执业时间超过10年，75.7%为私人执业）完成了调查。大多数（96.1%）的参与者都开展种植治疗（58.3%的参与者从业时间>10年，32.4%的参与者植入的种植体数>150颗/年）。大多数报告指出，种植体周

围黏膜炎和种植体周围炎的患病率高达25%，这一概率在美国的普通人群中更高；由于种植体周围炎的发生，高达10%的种植体必须被取出。有关致病因素而达成的共识如下：①牙菌斑；②吸烟；③不良负重；④口腔卫生。结论是，大多数参与者看到25%的患者出现种植体周围炎的异常状态。清创所用的器械、手术治疗方式（清创/切除/再生）方面存在显著的差异性。研究表明，缺乏标准的治疗方案会导致治疗模式趋向于经验主义。大多数参与者认为种植体周围炎的治疗是中度有效的。

种植文献中报道了许多外科并发症，包括轻度出血、神经感觉障碍、邻牙活力下降、下颌骨骨折、危及生命的出血、空气栓塞、种植体进入颌下间隙或上颌窦、螺丝刀误吸等。下颌骨骨折是一种少见的并发症，继发于种植体植入后，在过去的文献中已有广泛的报道。当种植体被植入萎缩的下颌骨时会发生这种情况，常见于老年患者为了提高咀嚼能力而要求在前牙区进行种植治疗时。Raghoebar等（2000）描述了4例在萎缩的牙槽骨中植入种植体导致下颌骨骨折的病例。1990年至2000年间，2734颗种植体植入下颌无牙颌中，正中联合的最大高度为15mm，两名患者在植入或取出种植体时发生下颌骨骨折（Pelayo等2008）。在其他情况下，下颌骨骨折与复杂的外科手术操作有关，如下牙槽神经游离术或侧向移位术。在3项研究中报告了种植手术中下颌骨骨折的发生率，1523名患者中发生4例。平均发病率为0.3%，范围为0.2%～0.8%（Goodacre等2003）。

379名患者中，92名出现淤青和血肿，平均发病率为24%，范围为12%～30%（Goodacre等2003）。从术后神经感觉障碍发生的数据来看，其平均发生率为7%，范围为0.6%～39%。4项研究提供的数据表明，12个月后感觉障碍的发生率显著降低（Goodacre等2003）。

9项研究显示，上颌种植固定式全口义齿病例中种植体脱落的发生率为10%（4559颗种植体中有443颗脱落），14项研究结果显示，下颌的脱落率为3%（9991颗种植体中有255颗脱落）。种植覆盖

义齿上颌种植体的平均脱落率为19%（1103颗种植体中有209颗脱落），下颌种植体的平均脱落率为4%（5683颗种植体中有242颗脱落）；种植固定局部义齿的上下颌种植体脱落率相同。在20项评估单冠修复的种植体脱落率的研究中，16项研究结果显示双牙弓平均脱落率为6%。种植体的长度对种植体支持的修复体的成功率有影响，≤10mm时失败率为10%；>10mm时为3%（Kotsovilis等2009）。已报道的种植体周围软组织并发症包括开窗/开裂、牙龈炎症/增生和瘘管。最常见的术后并发症是伤口开裂，有时发生在种植术后的前10天（Greenstein等2008）。Park和Wang（2005）曾报道，皮瓣张力过大、持续的机械创伤或现有修复体持续的伤口刺激、错误的切口设计和错误的皮瓣处理可能导致移植材料或屏障膜暴露。

种植体周围软组织开窗/开裂的发生率为2%~13%（Goodacre等2003）。修复体螺丝松动的平均发生率为7%。7项研究记录了美学缺陷。种植并发症的平均发生率为10%。早期采用螺丝固位设计的种植单冠，基台螺丝松动的发生率为25%，折断的发生率为2%（Goodacre等2003）。

Sussman（1998）记录了种植体植入对邻牙可能造成的损伤，这可能会导致邻牙牙髓坏死，后期可能需要进行牙髓治疗。理想情况下，种植体和邻牙之间应存在1.5~2mm的骨量（Greenstein等2008）。为了防止潜在牙髓损伤对种植体的潜在感染，必要时应进行牙髓治疗（Sussman 1998）。由于牙根近中或远中向倾斜而导致根尖和牙冠的间隙异常，可以通过正畸进行矫正（Annibali等2009a）。

9.3 解剖相关的并发症

解剖相关的并发症，如上颌后牙区种植手术过程中可能会发生Schneiderian膜破裂。Schneiderian膜为骨膜上覆盖的一层薄薄的假纤毛复层呼吸道上皮组织，它是保护、冲洗和防御上颌窦的重要屏障（Ardekian等2006）。当窦膜发生穿孔时，它可

能成为细菌进入和侵犯种植区的窗口（Zijderveld等2008）。如果不能在上颌窦提升的区域抬高Schneiderian膜并隔离移植骨，则可能导致正常的黏液纤毛流动模式改变，导致分泌物滞留以及异体骨周围的感染（Ward等2008）。然而，手术中医源性窦膜穿孔的发生似乎与健康人的鼻窦炎无关（Ardekian等2006）。

Schneiderian膜穿孔的发生率为10%~60%（Ardekian等2006；Pikos 1999；Proussaefs 2004），当存在解剖变异（如上颌窦骨间隔、棘或锐边）时，发生率相应增加（Chanavaz 1990；van den Bergh等2000）。位于上颌窦内壁附近的锐边具有较高的穿孔风险（Zijderveld等2008）。临床医生在进行上颌窦提升术和同期植骨术之前，应仔细研究患者CBCT扫描的结果，评估上颌窦解剖和骨间隔的位置，Graziani等（2005）建议一旦发生严重穿孔就中止上颌窦移植手术。

文献中描述的另一个并发症是种植体移位到上颌窦内。虽然在某些情况下，种植体移位会导致鼻窦炎，但多数患者并没有症状（Graziani等2005）。

出血可能发生在下颌前牙区，其动脉供应主要由3条动脉组成：舌动脉、面动脉和下牙槽动脉（Flanagan 2003）。下颌舌侧皮质骨意外穿孔可能会因切断舌下动脉、颏下动脉和下颌舌骨肌的终末支而导致舌侧皮质骨区动脉出血。颏下动脉、舌下动脉和下颌舌骨肌动脉可能吻合。这些血管多数穿透了前牙区的牙槽黏膜，许多血管的远中分支也会最终穿透下颌骨。这似乎解释了为什么在种植手术中下颌前牙舌侧区周围会遇到许多血管损伤（Fujita等2012）。由于血管邻近并穿通舌侧皮质骨和舌下窝，损伤口底动脉的风险较高（在下颌舌骨肌下方）。当动脉受到损伤时，真正潜在的威胁是口底大量内出血、膨胀性肿胀和舌体移位导致气道狭窄。下颌舌骨肌能防止出血进入口腔。出血和肿胀有时会在种植体植入损伤1小时后出现，因此在下颌前牙区术后，需要将疑似出血的患者留在候诊室观察一段时间。短的种植体肯定会降低该并发

症的发生，也不会对整体功能造成任何损害。出血可以通过压迫或结扎来控制。尝试从口底一端开始到另一端，双手从下颌骨下方挤压以控制出血。如果这些措施无效，需要将患者送往急诊，通过插管使气道通畅。术前拍摄CBCT是预防此类并发症的最佳措施，因为它能显示通过下颌管进入下颌前牙区的血管分支区域，还通常能提供骨结构的三维图像（De Vera、Calleja和García 2008）。

在上颌磨牙后三角或翼突种植时，腭后动脉穿孔可能导致出血。为了尽量减少该区域血管损伤的潜在危险，避免使用钻头，可以使用骨刀准备种植床，或者也可以考虑选择其他种植位置。Keller等（1997）描述了在受辐照的下颌骨中植入种植体的潜在危险；Tammisalo等认为在下颌骨中，下牙槽神经位于第一磨牙区的颊侧和舌侧皮质骨板的中间（Tammisalo等1992）。约1%的患者下颌管会在上下或内外侧平面上分叉。因此，一个分叉的下颌管将显示不止一个颏孔。这在全景片或根尖片上可能看不到。因此，Dario建议临床医生在下牙槽神经管上方种植之前，应进行断层扫描（现在是CBCT），以避免神经损伤（Greenstein和Tarnow 2006）。

种植手术中与解剖学相关的其他并发症为神经感觉改变，在术后即刻表现为麻木、感觉减退、感觉异常或感觉障碍。下颌植入种植体后产生的感觉障碍是下颌神经一个或多个分支（包括下牙槽神经、颏神经或舌神经）损伤的结果。其中一条神经的损伤可能会导致受影响区域的舌体、嘴唇或脸颊无意识的咬伤、流口水、疼痛和咀嚼变化。复杂的手术，如下牙槽神经的游离术和侧向移位术、钻头或种植体侵犯下颌神经管，都可能导致神经损伤，因此在进行此类手术时必须谨慎。在拔除第三磨牙时，由于意外提起舌瓣，使用下牙槽神经和舌神经阻滞麻醉，甚至软组织与舌侧皮质骨过度分离，都有可能导致舌神经损伤。

下牙槽神经可能会被多种因素影响，如钻孔过程中穿过下颌神经管或种植体植入位点邻近下颌神经管，随后形成的血肿压迫邻近神经，从而

导致神经瘤。因此，在下颌植入种植体时，有人提出采用浸润麻醉，这样当种植过程中接近下颌神经管或下牙槽神经时，患者能够感觉到（Walton 2000）。建议采用的预防措施为，术前结合放射学影像，确定正确的计划，种植体植入位点应距颏孔至少5mm、距下颌神经管至少2mm。应用CBCT扫描能确定植入区的解剖结构，并以此制订正确的手术计划。种植术后神经感觉障碍的平均发生率为6.1%（Goodacre等1999）~7%（Goodacre等2003）。神经损伤的结果从轻微的感觉异常到完全麻木，甚至是感觉丧失（Misch和Wang 2008）。神经间接损伤可由术后牙槽内的水肿引起，导致神经瘤或血肿，造成暂时或长期的压力增加，尤其是在下颌神经管内。直接创伤是神经损伤最常见的原因，可能通过5种机制发生：压迫、拉伸、切割、过热和意外穿通（Annibali等2009b）。最后，神经炎症的长期压迫，可能导致受影响神经的永久性变性（Park和Wang 2005）。颏神经特别容易受到医源性损伤（Bartling、Freeman和Kraut 1999）。长期牙列缺失的患者，颏神经可能非常接近牙槽骨表面或牙槽嵴顶处。神经损伤可引起以下情况。感觉异常：感觉的改变，包括疼痛、麻木、刺痛、热觉、冷觉和灼烧感。感觉障碍：不愉快的感觉产生。痛觉过敏：对轻微疼痛刺激的过度反应（由于痛阈降低）。痛觉异常：通常不引起疼痛的刺激导致疼痛产生。麻木：完全丧失知觉或感觉（Misch和Resnik 2010）。

在萎缩的下颌骨后牙区植入种植体时，在钻孔过程中常规使用根尖片，有助于避免损伤下牙槽神经。临床医生需要确定种植体和下颌神经管之间的安全距离，从而避免神经损伤的风险（Burstein、Mastin和Le 2008）；倾斜种植可能有助于避开这些解剖结构（Dreiseidler等2009）。

文献中关于手术经验影响种植体植入准确性的报道有限。在复杂的情况下，手术经验对结果可能会产生很大的影响，特别是在种植体位点的解剖结构与修复计划的位置相差很大的情况下。

9.4 再生材料和技术的可预期性

骨骼具有奇妙的天然设计，通过骨吸收和新骨形成的精细平衡，不断地恢复活力。要了解骨移植的价值，必须了解骨组织及其意义。人体骨骼的解剖和功能成分包括：①有机基质，占骨骼重量的40%，由Ⅰ型胶原、蛋白聚糖、细胞因子和生长因子组成；②矿化基质，占骨骼重量的60%，由羟基磷灰石晶体［$Ca_{10}(PO_4)(OH)_2$］组成；③细胞：骨祖细胞（来自间充质细胞）、成骨细胞、破骨细胞和骨细胞（以前作为成骨细胞分泌的骨基质中的成熟骨细胞）；④血管和营养分布：骨接收5%~10%的心输出量、动脉供应、淋巴管、静脉回流；⑤神经系统：自主神经功能；⑥骨髓，同时具有造血和成骨功能；⑦骨膜，即"外层纤维包膜"，是骨祖细胞、神经血管分布和血液供应的来源；⑧内膜，即"内部成骨层"，一层薄薄的结缔组织，排列在形成长骨骨髓腔的骨组织表面和⑨交换系统是一个包括Haversian和Volksmann's管、小管、腔隙和细胞外液的网络（Amini，Laurencin和Nukavarapu 2012）。

根据骨的物理结构组成，骨可分为：①致密骨，存在于上颌或下颌外层皮质层或拔牙窝皮质骨板上致密的固有骨；②骨小梁位于上颌骨或下颌骨的皮质骨板之间，也可以称为海绵状骨或松质骨；③编织（胚胎）骨是一种组织较少、矿化不良的骨，是在拔牙窝愈合过程中最先形成的骨；④板层骨是骨的二级结构，以典型的层状方式排列（Amini等2012）。

在骨细胞水平上，成骨细胞和骨细胞来源于骨祖细胞，但破骨细胞来源与巨噬细胞和单核细胞相同（Bilezikian、Raitz和Marti 2008）。骨祖细胞是未分化的干细胞，在骨内膜表面分化为成骨前成骨细胞和成熟成骨细胞。它们产生大量的碱性磷酸酶（骨矿化中起作用的酶）以及许多基质蛋白（Carlsson、Bergman和Hedegård 1967b）。

成骨细胞是负责细胞外骨基质沉积和钙化的"骨成形"细胞。骨细胞是一种成熟的、完全分化的成骨细胞，由矿化骨基质包围。虽然它在形成骨基质方面不再活跃，但它在细胞与细胞之间的交流中发挥了作用。破骨细胞在骨塑形和重塑时起吸收作用。所有这些细胞都是通过胶原酶和溶酶体酶等分泌酶调节（Tevlin等2014）。

在过去的40年中，出于对最佳的种植区骨质的不断需求，许多移植材料和技术应运而生。生物材料的研究进展以及全新改良的外科技术和器械的发展，使牙槽嵴缺损的区域也能进行种植。这些植骨手术的最终目的是修复颌骨的缺损。在Petersson、Lindh和Carlsson（1992）的一项队列研究中，20%的上颌牙列缺失患者在种植之前需要进行骨移植手术，这让我们了解到使用再生材料和技术的巨大需求。

出于多种原因，牙槽骨体积通常在拔牙后减少（Esposito等2008；Khoury和Buchmann 2001；Rocchietta、Fontana和Simion 2008）。拔牙后6个月内牙槽骨平均吸收量为1.5~2mm（垂直向）和40%~50%（水平向）（Liu和Kerns 2014；Van der Weijden、Dell'Acqua和Slot 2009）。多数牙槽骨体积变化发生在前3个月（Schropp等2003）。如果牙列缺失不进行修复治疗，前3年牙槽骨体积会出现高达40%~60%的吸收（Bernstein等2006；Carlsson等1967a；Tallgren 2003）。

由于手术难度和解剖的局限性，垂直向骨高度的吸收给种植体植入带来巨大的挑战（Rocchietta等2008）。如果不能很好解决骨量缺乏的问题，种植成功率、义齿修复和长期存留率最终将受到不利影响（Rocchietta等2008；Tolman 1993）。早期，为了满足牙槽嵴缺损时较高的治疗需求，开发了一系列骨移植术式和材料，包括含或不含颗粒状骨移植材料的引导骨再生术、牙槽骨劈开术、牵张成骨术、在骨缺损区正畸移动牙齿，以及从口内、口外或尸体（异体）采集骨块进行骨移植（Chiapasco、Zaniboni和Rimondini 2007；Roccuzzo等2007；Sacco和Chepeha 2007；Von Arx和Buser 2006；Von Arx，Hardt和Wallkam 1996）。

9.4.1 骨移植物并发症的病因分析

笔者个人认为，最常见的治疗并发症往往与再生治疗有关，因为种植前的骨缺损对许多临床医生可能都会构成挑战。这些并发症考验了临床医生确定病因及适当及时地处理这些问题的能力。笔者还认为，再生并发症的发生往往是由于对上覆软组织的处理不善，或术后软组织的不良反应所造成。笔者强烈建议，在学习骨再生治疗的技术和科学之前，必须掌握并完善有关软组织操作的基础外科知识。

9.4.1.1 软组织对再生治疗效果的影响

对于再生治疗的整体成功率来说，所有移植骨都必须充分覆盖软组织，因为它能保护移植材料并将其与口腔环境隔离（Abrahamsson 2011）。牙槽嵴的体积随着骨移植物逐渐增加，相关软组织被逐渐拉长，对骨移植物形成无张力地覆盖。对于许多患者来说，这些操作都会增加移植物暴露的风险，原因包括患者的口腔卫生、习惯、全身状况以及操作者的技能。因此，必须评估软组织参数，以确定种植治疗中任何可能出现的长期并发症（图9.9）。

Cordaro等（2011）和Chiapasco等（2007）研究了几个与软组织相关的临床参数，包括：改良菌斑指数、改良出血指数和探诊深度。Hiatt和Schallhorn（1973）发现，骨再生的程度直接与软组织的充分覆盖和带血管蒂缺损骨壁的表面积相关，这意味着早期伤口覆盖是骨再生的基础。Tolman（1995）和Brener（2006）也指出伤口开裂与种植失败直接相关。

临床医生应检查计划移植位点的软组织表型，包括质量、角化黏膜量、组织厚度、肌肉高附着和存在的瘢痕。上覆软组织炎症应在手术前解决。软组织支持的修复体可能需要调整并在术前使用衬垫材料对组织面进行调整。患者和牙科卫生士都必须纠正不良的口腔卫生状况，但有缺陷的软组织究竟是在移植术前还是术后进行纠正仍有争议（Ioannou等2015）。

再生术前软组织的优化能提供更好质量和厚度的组织以维持皮瓣闭合（9.10）。在软组织矫正术中，为了增加角化组织的面积，可以使用自体游离龈移植或同种异体移植，来解决前庭深度不足或肌肉附着的问题，而当受区覆盖黏膜较薄时，可通过腭侧带蒂的结缔组织移植来解决。这样，软组织的体积可能会增加，从而确保移植物的血液供应（Froum 2013）。当计划进行阶段性的软组织矫正术时，应在植骨手术前至少8周进行，从而达到移

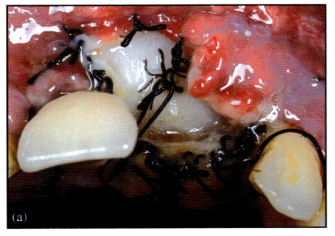 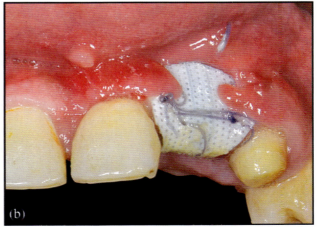

图9.9 （a）吸烟导致严重的组织腐败。（b）软组织处理的技术水平差导致严重的创面腐败。

植组织的整合和该区域血管的重建。预先存在的瘢痕组织也会阻碍伤口边缘的恢复。此外，瘢痕组织会破坏皮瓣的血供和愈合，降低皮瓣的弹性。因此，对组织增量失败的病例进行再治疗将变得更为复杂，应由经验丰富的外科医生处置（图9.11）。

然而，笔者个人认为，在同一部位反复进行矫正手术会导致软组织僵硬和瘢痕组织形成，从而限制皮瓣动度，阻碍皮瓣的血供。因此，尽可能减少手术次数以获得更好的再生手术结果。

在进行骨移植手术之前，应掌握软组织处理

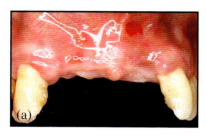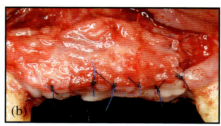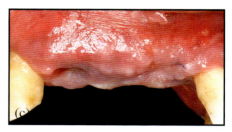

图9.10 （a）前牙区缺少相关的角化组织带，既需要骨移植，也需要软组织增量。（b）内置法结缔组织移植物就位并部分固定。（c）软组织移植4周后显示角化组织带明显改善。

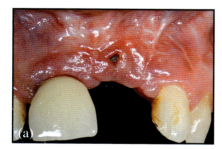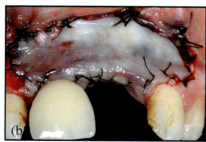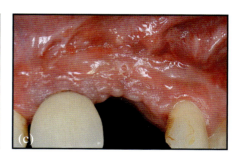

图9.11 （a）多次手术导致多处瘢痕组织形成及前庭狭窄。（b）外置法角化组织移植物稳定。（c）最终愈合显示角化组织移植成功。

方面的基本外科技能和知识；由于唇侧的血管与腭侧不吻合，因此牙槽嵴顶切口可维持皮瓣的血供（Talwar 2012）。上颌骨腭侧到牙槽嵴和下颌骨后牙区颊侧到牙槽嵴的切口，可导致术后炎性坏死并造成伤口破裂。缺损区远端的发散性松弛切口，可以形成一个基底较宽的皮瓣，有助于创口闭合并保持足够的血供。平分角化黏膜是形成初始牙槽嵴切口的有效方法。

为了给皮瓣提供更多的长度和弹性，应采取必要的步骤将软组织皮瓣推进到骨移植物上。黏骨膜瓣反应远远超出骨修复的局限范围。垂直或倾斜的松弛切口也能改善皮瓣的活动性。移植骨上覆皮

瓣推进时的最大阻力来自骨膜的硬度。可以沿着唇侧皮瓣最深处的薄骨膜层做水平切口。骨膜切口应沿皮瓣的整个基底延伸，并与垂直松弛切口的边缘相连接。骨膜切口必须保持在浅表位置。在骨膜松弛切口完成后，要对皮瓣进行测试和拉伸，以评估无张力下的闭合情况。如果伤口边缘出现适应性阻力，则可通过骨膜松解和远离前庭的钝性剥离使皮瓣得到进一步松解（Misch 1999）。在上颌腭侧的组织比较坚硬，活动性差；下颌舌侧皮瓣的推进可以在后牙区通过手指拉伸、松弛或剥离薄骨膜，将黏骨膜瓣分离至下颌舌骨肌附着处（图9.12）。

由于唇部皮瓣在移植物上的推进，再生治

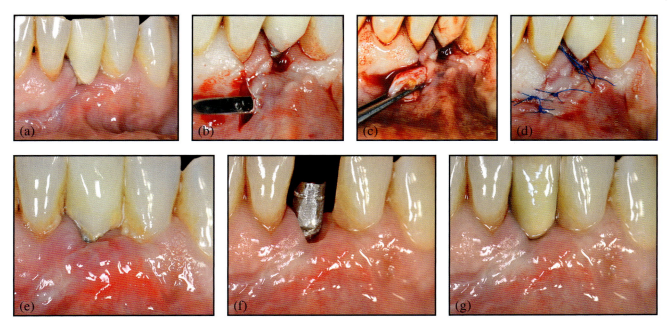

图9.12　（a）瘢痕组织形成，种植术后软组织缺损。（b）垂直沟状切口（隧道）。（c）插入结缔组织移植物。（d）皮瓣缝合。（e）术后1周。（f）术后1个月。（g）术后6个月。

疗后前庭深度降低很常见。虽然皮瓣边缘的紧密对接非常重要，但缝线不能拉得太紧，否则会发生缺血。移植骨上的皮瓣应采用缝合的方式进行关闭，以保持其拉伸强度，直到伤口完全愈合（Misch和Moore 1989）。据报道，添加补充生长因子可改善和加速软组织伤口愈合（Marx、Carlson和Eichstaedt 1998）。富含血小板的血浆已被证明能改善皮肤移植供区的愈合（Monteleone、Marx和Ghurani 2000）。许多临床医生有证据表明，自体生长因子对软组织的愈合有积极作用。血小板α颗粒中发现的各种细胞因子和介质可促进血管生成和胶原合成（Cromack、Porras-Reyes和Mustoe 1990）。这能促进软组织愈合，降低伤口开裂和移植骨暴露于口腔的风险。然而，自体生长因子只是一种愈合促进剂，而不是再生材料。

重组人血小板衍生生长因子（rhPDGF）的开发，为促进伤口愈合和预防并发症提供了另一种策略（Kaigler、Cirelli和Giannobile 2006）。这种类型

生长因子的强度被认为是自体富含血小板血浆的1000倍，并且不需要取血进行离心。薄的胶原海绵可以浸泡在液状rhPDGF中，并在创口关闭前放置在移植部位。然而，关于这些生长因子促进骨形成的能力一直受到质疑，存在争论。

骨移植术后伤口裂开的处理（图9.13）应基于生物学原理，即在血管重建之前不能认为其存活。水肿的软组织容易发炎及破碎，不应尝试恢复或干预周围的皮瓣。一旦骨移植物暴露在口腔中，就会受到口腔细菌的污染。在这个阶段，骨移植不具有任何临床价值。即使移植物没有取出，也没有引起任何组织反应，它也失去了骨形成的潜力。所有块状移植骨的细小锐边应使用粗金刚砂车针或咬剪钳进行平整和去除，如果出现软组织缺损，可尝试从邻近组织翻转部分厚的软组织带蒂皮瓣进行覆盖，如果暴露在外的移植骨超过2mm，则会导致预后不佳，应考虑取出移植物（Carlson和Monteleone 2004）。此外，移植物持续暴露于口腔环境的时间

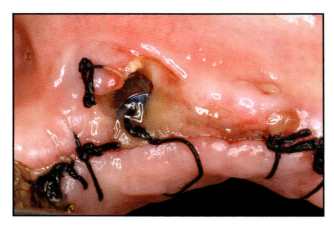

图9.13 创口开裂导致骨移植失败。

至关重要，但移植骨暴露于口腔环境多长时间后仍然能够再生，文献中并未明确说明（图9.14）。

切口裂开可能是种植手术（Cranin 1999；Dominici 1988）最常见的术后并发症（图9.15）。

伤口愈合受许多局部和全身因素的影响。缝线周围可发生浅表感染。软组织的术后感染有时是因为覆盖螺丝未充分拧紧、术前污染或缝线残留而造成（Beirne和Worthington 1991；Jovanovic、Spiekermann和Richter 1992）（图9.16～图9.20）。

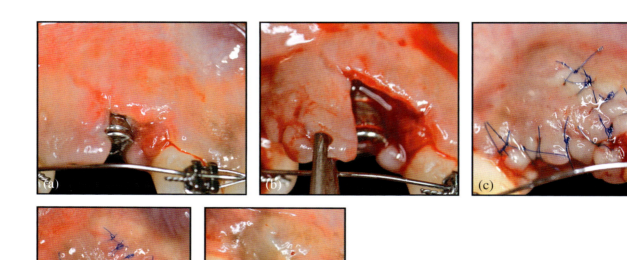

图9.14 （a）从唇侧开始、围绕种植体的开裂。（b）去上皮化的创口边缘且皮瓣移动。（c）皮瓣向内移动并缝合。（d）愈合后1周。（e）愈合后1个月角化组织质地改善，覆盖开裂的创口。

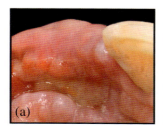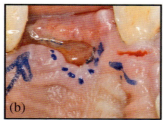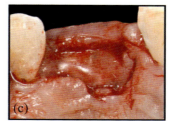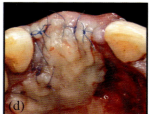

图9.15 （a）接受移植的牙槽嵴缺损区的顶部出现创面腐败。（b）皮瓣的轮廓。（c）使创口边缘呈新鲜的创面。（d）翻转腭蒂至唇侧覆盖缺损。

感染会阻碍结缔组织修复，并使炎症反应持续进行，导致中性粒细胞释放溶酶体酶，从而导致蛋白质分解（组织分解）。此外，颗粒表面的局部细菌偶尔会抑制上皮化，特别是某些链球菌和化脓球菌（Aligower 1981；Trowbridge和Emling 1997）。

影响伤口愈合的一般因素包括年龄、低血清

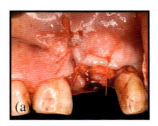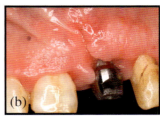

图9.18 （a）皮瓣设计不当，缝合技术不佳。（b）愈合结果不佳。

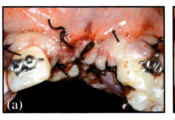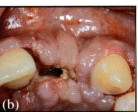

图9.19 （a）皮瓣松解不充分，缝合技术不佳。（b）切口缝线裂开。

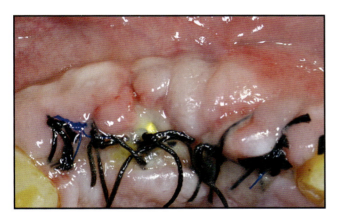

图9.16 张力下皮瓣闭合导致创面腐败的典型临床图片。

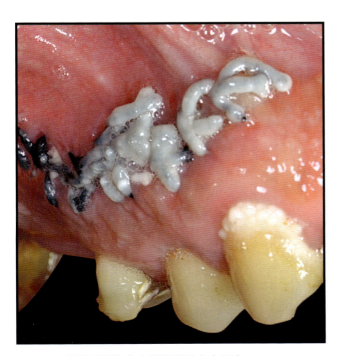

图9.17 缝线周围的菌斑堆积预示愈合不良。

蛋白，维生素C、维生素A和维生素K，红细胞数量减少，组胺释放和激素失调（Aligower 1981）。据报道，有些自身病理因素，例如未控制的糖尿病、贫血、尿毒症、胶原紊乱和黄疸，会导致血管不畅和炎症反应减少，进而影响伤口愈合（Shelton 1991）。一般来说，微循环受到干扰是造成伤口延迟愈合最重要的因素（Beirne和Worthington 1991）。这可能是由于创伤性外科手术对血管造成的局部损伤，也可能是吸烟等不良习惯造成的（Klokkevold和Han 2007）。烟草对血管收缩的影响意味着烟草会对口内伤口产生影响，是造成伤口裂开的主要因素；对吸烟患者应实施戒烟方案，以降低口内伤口并发症的发生。治疗方案制订后，吸烟患者在植入种植体前1周停止吸烟，在随后的8周内不能吸烟以确保伤口的初期愈合。术前和术后戒烟方案的效果可能对患者有利。一项前瞻性研究对78名患者超过200颗种植体初步实验的结果显示，遵循戒烟方案的患者种植体失败率为12%，而继续吸烟的患者为38%（Bain 1996）。

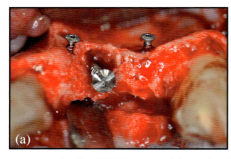 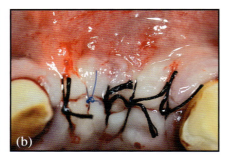 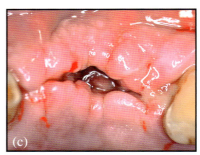

图9.20　（a）3枚螺丝用于固定复合移植物。（b）试图关闭创口（注意缝线的张力）。（c）张力导致创口开裂。

9.4.1.2　影响伤口愈合的因素

缝合的主要目的是适应和保留手术皮瓣，以促进止血和最佳愈合。缝线无法固定闭合的伤口通常会引起伤口裂开或线结撕裂（Aligower 1981）。正确选择缝合材料和针头有助于伤口的整体愈合（Aligower 1981）（图9.21）。

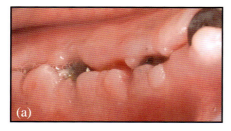 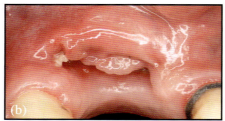 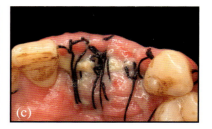

图9.21　（a~c）轻度、中度和重度的皮瓣裂开。

由于组织瓣不能充分对位，皮瓣在张力下闭合，缝合不严密可能导致牙槽骨出现暴露区，造成坏死、疼痛、严重的骨吸收和延期愈合（Giglio和Laskin 1998）。缝合太紧会减少皮瓣的血供或导致组织撕裂，造成创口边缘坏死和裂口形成（Politis等2016）。当移植手术的时间较长、范围较广时，在初期创口闭合时经常出现多处黏骨膜剥离的现象，血供受阻（Collins和Collins 1998）。如果黏骨膜瓣撕裂，就会导致创口破裂。组织表型在口腔创口的愈合中起着重要作用。

当角化组织带不足时，将对非附着组织或前庭组织进行软组织关闭，其脆弱的边缘会发炎，并在术后24~48小时丧失主要的拉伸强度（George和Krishnamurthy 2013）。

缝合是软组织处理的另一个关键步骤。最佳的缝合材料具有以下特点：

（1）在最小尺寸下将伤口边缘固定在一起以减少组织创伤和穿孔。缝线的拉伸强度不能超过组织的抗拉强度。

（2）以最小阻力轻松穿过组织。

（3）保证打结的位置精确。

（4）缝合平滑，减少组织嵌顿的趋势（Van Winkle和Hastings 1972）。

最佳缝合材料应具备：①无菌性；②无电解性；③无毛细血管性；④无过敏性；⑤无致癌性；⑥无磁性；⑦最低的组织反应性；⑧高拉伸强度以确保伤口边缘不被切割或撕裂；⑨抗收缩性；⑩易操作的柔韧性以及⑪直径的均匀一

致性。

　　缝线可以是可吸收的或不可吸收的、单股的或多股的。单股缝线比多股缝线更容易穿过组织，并且不会吸附微生物导致缝线感染（Lysimachos等2010）。单股缝线也更容易结扎。另一方面，多股缝线具有更大的拉伸强度和柔韧性，但细菌容易附着（图9.22）。

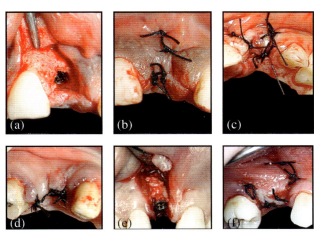

图9.22　（a~f）软组织处理及缝合失败的病例。

　　可吸收缝线水解后能通过自然或人工吸收，产生最小的组织反应。在吸收过程的第一阶段，拉伸强度以渐进地、几乎以线性的方式降低。第二阶段通常伴随着相当多的重叠，其特征是缝合物本体的丧失。这两个阶段都出现白细胞反应，这有助于清除邻近缝线处组织的细胞碎片和缝合材料。可吸收缝线的缺点在于其暴露在口腔组织液中会引起感染和过早吸收；不可吸收缝线则能提供更高的拉伸强度和更轻微的组织反应。黑丝线和尼龙线是较好的不可吸收缝线。尼龙是一种惰性缝合材料，它引起的组织反应最轻，周围的炎症反应最少。即使它在口腔创口中停留的时间很长，也不会引起周围细菌聚集。然而，当它位于运动器官（如舌体或嘴唇）的部位时，尖锐的边缘会引起口腔溃疡。针头应对组织产生最小的创伤，针头越细越能减少组织的穿刺伤，因此它应具备锋利、坚硬、耐腐蚀的特点。拆线时应注意无菌术。拆线步骤为：

　　（1）用无菌溶液或擦拭材料清洗。
　　（2）用镊子夹住缝线的一端，在缝线进针部位尽可能贴近皮肤处剪断缝线。
　　（3）用镊子轻轻地将缝线从线结的对面拉出。

　　切口设计是影响口内创口愈合的另一个因素；种植牙最常用的两种切口是牙槽嵴切口和前庭切口。尽管没有详细的文献记载，但牙槽嵴切口的缺点有：较高的伤口裂开率、处理刃状牙槽嵴的难度增加以及组织瓣穿孔的可能性增加（Moy、Weiniaender和Kennedy 1989）。前庭切口的优点是种植或植骨的位点不在切口的正下方，因开裂导致种植体暴露的可能性较小；然而，这种切口通常更容易导致水肿并造成患者更多的不适。此外，缝合和拆线更为困难，任何过渡修复体的边缘都可能会刺激切口（Hunt等1996；Moy等1989）（图9.23）。

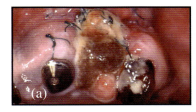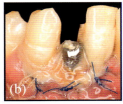

图9.23　（a和b）皮瓣设计不当导致软组织坏死。

　　切口太小会导致皮瓣过度收缩，增加黏膜撕裂的风险。撕裂的黏膜瓣可能会坏死、延迟愈合，并进而导致种植失败（Giglio和Laskin 1998）。

　　一般来说，在美学区进行延期种植的标准方案首先需要进行局部麻醉。随后，在腭侧或牙槽嵴正中轻轻切开。切口止于牙槽嵴顶的颊或腭侧、邻牙的远中。只有在必要时才做颊侧松弛切口，切口不应累及邻牙的牙龈乳头。随后，仔细剥离颊、腭侧黏骨膜瓣，以确保最小的软组织损伤。然而，保守的皮瓣设计正成为现代美学种植的常规治疗原则。它已成为所有美学治疗计划的一个组成部分，它不仅避免了不必要的组织剥离，同时也能在种植手术中为种植体提供足够的通路。种植手术的第一阶段可采用多种切口设计。这些设计在临床实践中产生了良好的效果，适合于常规开展（Becker和Becker 1996；Palacci 2004）。目前大多数可用的技术旨在保持自然美观，并满足黏骨膜瓣处理的标准操作规范（图9.24）。

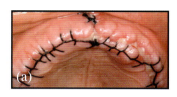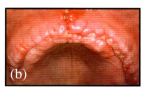

图9.24　（a）患者右侧的组织达到最佳愈合，左侧由于进食造成的机械性损伤导致组织腐败。（b）拆线后可见患者左侧创口愈合不良。

　　骨膜是影响口内创口愈合的重要因素。骨膜的完整性和血管化对术后创口愈合尤为重要，血管再生可能对皮瓣的设计和缝合方法非常重要，并确保术后的稳定效果。Nobuto等（2005）监测了骨膜在组织愈合和术后血管再生中的作用。他们研究了骨膜血管丛在愈合过程中的作用，并在黏骨膜瓣推进时用三维和超微技术监测了血管再生的过程。该研究对9只成年比格犬施行了黏骨膜瓣手术。术后3天、5天、7天分别观察骨膜血管丛，在光镜下观察墨染血管的组织标本、在透射电镜下观察超薄切片和在扫描电子显微镜下观察丙烯树脂血管铸型标本。术后第3天，新生血管生长形成桥接。此外，在修复的组织中发现成簇的未成熟内皮细胞形成骨岛。术后5～7天，对血管铸型标本进行三维观察，发现这些新血管在骨膜血管丛间质内呈窦状形态。这些新的窦状血管呈现立体结构，随着血管成熟和超微结构的血管内皮细胞变薄，其连续性得以增强（图9.25）。

　　该研究认为，黏骨膜瓣推进后，骨膜血管通过各种血管生成机制和修复活动表现出强大的血管化活性。因此，临床医生在手术过程中应尽量减少对骨膜的刺激，以保持最大的组织修复能力。种植固位体可通过多种手术入路植入骨内，每种方式都

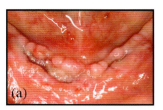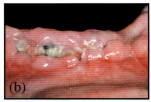

图9.25　（a和b）由于皮瓣设计不良以及创口边缘肌肉的持续牵拉，导致皮瓣裂开。

有其临床优势和适应证。不同的手术方式之间差异较大，包括种植体延期种植方案（牙槽嵴顶和前庭入路）、不翻瓣非潜入式种植方案、延期非潜入式种植方案、软组织完全封闭的即刻种植方案（目前已很少使用）和软组织非完全性封闭的即刻种植方案（Block和Kent 1991；Brånemark 1972）。

9.4.1.3　黏骨膜瓣裂开的处理

　　在组织出现继发性闭合前，每日清创和使用抗菌漱口液清洗创口可促进组织愈合（Cranin 1999）。当出现开裂时，任何试图修复裂口的方法都会适得其反。此外，建议用手术刀清理边缘后立即重新缝合伤口。这种补救措施虽然是为了防止骨坏死，但可能会造成骨量减少（Collins和Collins 1998）。

　　在考虑如何正确地处理裂开的创口之前，须充分认识以下因素（Sadig和Almas 2004）：①确定裂开的原因；②裂开的部位；③裂开的长度和皮瓣设计；④创口边缘的状况和剩余附着龈的数量；⑤牙槽嵴的解剖形状、厚的、宽的、窄的或刃状；⑥植骨和再生膜的存在与否和类型；⑦基底和邻近活体组织以及是否包含血管、肌肉或神经；⑧创口开裂持续的时间；⑨是否存在软组织感染、水肿或血肿；⑩有无骨暴露或骨坏死；⑪患者的年龄和潜在的系统性疾病；⑫术后指导的依从性和患者定期复诊的可能性。

　　在处理种植治疗中创口开裂时，Sadig和Almas（2004）根据创口的情况和患者的注意事项，提出

了治疗方案。P-1方案：术后24~48小时，口内任何部位出现1~2cm的小开裂伤，临床医生可在常规监测下立即修复创口。P-2方案：当P-1方案不成功且创口持续时间超过2~3天并出现2~3cm的大裂口，骨暴露但没有坏死，创口边缘没有损伤也不脆弱，甚至在移植骨或骨膜暴露的情况下，临床医生可以考虑切除创口边缘，再重新缝合（图9.26）。P-3方案：当前牙区创口边缘出现损伤时，骨暴露但没有坏死，同时存在撕裂的非附着龈。在这种情况下，可在等渗溶液中添加抗生素清创，同时每隔一天用氯己定或碘溶液彻底冲洗和漱口辅助治疗。临床医生需要用碘敷料覆盖骨暴露处，然后逐渐缩小敷料尺寸，并进行3~6周的伤口监测，直到二期愈合。P-4方案：如果下颌后牙区有暴露的坏死骨，剩余牙槽嵴呈刃状，且患者年老体衰，建议取出移植骨并修剪所有坏死的骨组织，直到形成新鲜骨组织并产生新鲜血液。如果种植体感染后松动或干扰组织闭合，种植体也应取出；使用颊侧和舌侧大范围移动的黏骨膜瓣覆盖暴露的骨面、缝合，并至少使用10天的抗生素。

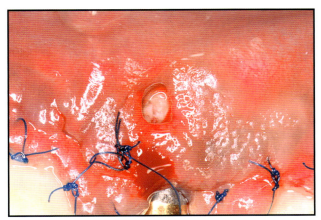

图9.26 组织处理不当和软组织质量不佳导致移植骨上部创口开裂。

笔者的经验是，根据皮瓣裂开的程度可将并发症描述为轻度、中度或重度。①对于轻度皮瓣边缘裂开，临床医生可以使用氯己定和大量生理盐水冲洗并保持创口干净。②中度皮瓣边缘裂开的

处理取决于移植物持续暴露的时间：如果移植物最近才暴露（若干天），将带蒂的颊侧或腭侧翻转瓣推进，翻转至撕裂处，与新鲜组织的边缘缝合；如果移植骨暴露超过上述时间（若干天），则应全部取出移植骨，为了使该部位愈合良好，可用生理盐水冲洗，在完全愈合前禁止再行移植手术。翻转的腭侧上皮下结缔组织移植（rotated palatal subepithelial connective tissue graft，RPSCTG）可用于覆盖移植物。对腭侧供区局部麻醉后，在右侧第一磨牙区做两个平行的腭侧切口，并向前移行至牙槽嵴顶切口线，以获得带蒂结缔组织。浅表上皮组织用锋利的刀片（15c号）切开后向后收缩；随后，分离、推进并向前翻转深层的上皮下结缔组织瓣以覆盖暴露的移植物并缝合。在供区，浅表上皮瓣原位缝合。术后1周内需服用抗生素并用盐水漱口。③当皮瓣边缘重度裂开时，在种植体或植骨部位缺少角化组织且移植物暴露区新鲜（仅几天）的情况下，将冠状复位瓣与下方的结缔组织缝合在一起，以增强角化组织带；脱细胞真皮基质（Acellular Dermal Matrix，ADM）（AlloDermBioHorizons，Birmingham，AL，美国）可在创面愈合后置于皮瓣下方，以提高软组织质量。ADM是一种脱细胞真皮基质，可作为正常组织重塑的生物支架。ADM同时包含结构和生化信息，以指导正常的血管重建和细胞再增殖，保存的蛋白多糖和蛋白质能引导患者自身细胞启动血管重建和细胞再增殖。移植的ADMs可维持其超微结构的脱细胞基质完整性，不会在宿主组织中引起排斥反应或炎症反应（Eppley 2000；Wainwright等1996）（图9.27）。

Batista和Batista（2001）在一份病例报告中指出，ADM可用于处理骨移植手术中的软组织开窗，这样可以在不暴露移植材料的情况下促进软组织完全愈合。此外，他们还对使用这种材料矫正牙槽嵴畸形的患者进行了6个月的随访。目前，AlGhamdi和Buhite（2008）建议在所有的移植手术前应常规使用ADM，以减少软组织开窗的风险。ADMs和CTGs的组织学表现相似（Cummings、

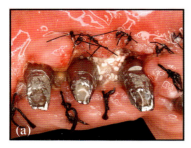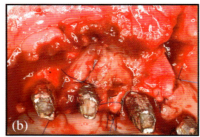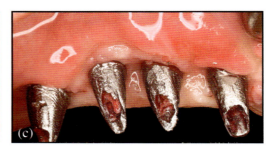

图9.27　（a）严重的皮瓣开裂伴移植骨暴露在口腔中。（b）结缔组织移植物放在唇侧。（c）术后4周最终组织愈合。

Kaldah和Allen 2005；Harris 2003）。ADMs已成功用于治疗牙龈退缩（Aichelmann-Reidy等2001；Henderson等2001；Mahn 2001；Tal等2002）、骨再生（Fowler等2000；Griffin等2004）和软组织增量（Harris 2003；Mahn 2003）。然而，使用ADM需要进行大量的临床训练。

9.4.2　自体骨移植的并发症

目前，虽然骨增量的方法很多，但自体骨移植依然是首选（Nkenke等2007），它能提供最佳质量和数量的骨以及具有较高的临床可预期性，成为最受欢迎的术式。自体骨移植被认为是最有效的，成功率高达95%，由于不存在免疫反应，并且具备骨诱导和骨传导特性，还能保留骨祖细胞和生长因子（Rabelo 2010），被认为是骨增量的"金标准"（Rabelo等2010；Roccuzzo等2004）。自体移植物可分为口外或口内来源（Rabelo 2010）。Schwartz-Arad、Levin和Sigal（2005）指出，口内植骨术是一种可期测的手术方法，成功率很高（图9.28）。从口内提取移植物具有无须住院治疗、降低患者发病率和不适感的优点（da Silva和Camilli 2006；Misch 1997；Rabelo等2010）。自体骨移植的主要缺点是术后出现并发症，如牙齿相关并发症、黏膜相关并发症、皮肤感觉障碍、暂时性张口受限，有时还会出现面部轮廓改变（Cordaro等2011；Misch 1997；Rabelo等2010）。

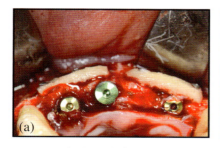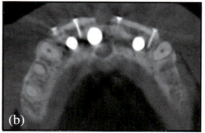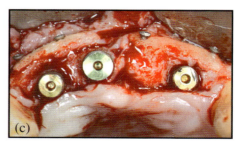

图9.28　（a）两块外置法单皮质骨移植物用钛钉固定。（b）CBCT扫描结果显示唇侧骨板轮廓完全恢复。（c）愈合3个月后显示移植骨完美结合。

下颌骨体部、下颌升支、正中联合部、冠突、上颌窦前壁、上颌结节、颧骨、颧弓和鼻前棘均可作为自体骨移植的供区。其最常用的是下颌骨体部、下颌升支和正中联合部。来自下颌升支的移植骨（Acocella等2010；Fakhr 2011）密度大，骨髓量少，能为1~3颗牙齿的缺损范围提供足够的骨量，术后需要4~6个月愈合时间。正中联合部比较容获得移植骨，虽然吸收率较高，但具备合适的皮质松质骨量和较多的松质骨，能为1~6颗牙齿的缺损范围提供足够的骨量（图9.29）（Cranin 2001；Gapski等2001；Raghoebar等2007）。

块状骨移植物结构稳定，能为种植体提供即

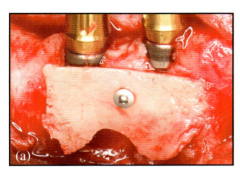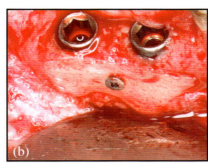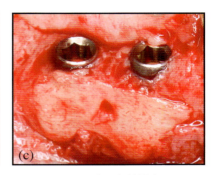

图9.29 （a）单皮质自体骨移植用于修复前磨牙区种植体相关的骨缺损。（b和c）移植后4个月显示移植骨完美结合。

刻稳定性。在受区固定外置移植物会影响移植的转归（Phillips和Rahn 1990）。不稳定的移植物可能会与宿主分离并被包裹。拧紧外置移植物的固定螺丝可以确保移植物与宿主床紧密结合。

自体块状骨移植（皮质松质骨）通常是由包绕着内部骨小梁的外层皮质骨组成。在第一周，移植骨成为炎症反应的中心，随后炎症反应消退，破骨细胞产生活性。此时骨块还可以作为支架或屏障，允许血管的生长和成骨细胞的聚积。新骨结构通过爬行替代形成，并最终形成板层骨。几个月之后，移植骨块逐渐钙化，大约12个月之后才能达到正常的生理强度。移植后2年左右才能实现稳定的生物特性，届时活骨和坏死骨的混合物才能在显微镜下清晰可见（Sheikh等2015a）。

9.4.2.1 供区的并发症

Barone和Covani（2007）认为，自体骨移植的主要缺点之一是创面腐败，当选择髂嵴作为供区时可引起严重的疼痛；其他并发症包括步态障碍、感染、髂骨骨折、供区半身不遂。这是许多患者无法接受的。术后出血是常见的并发症（可通过持续压迫控制），其他还有血肿形成、肿胀（Myeroff和Archdeacon 2011）、瘢痕和感觉障碍（Joshi和

Kostakis 2004）。髂骨移植可获得丰富的多功能干细胞或成骨前体细胞（Joshi和Kostakis 2004），但也会出现术后移植物大量吸收的情况（Antour等2001）。

从颏部取骨后，下唇和颏孔区可能会出现感觉障碍（Cordaro等2002），其中正中联合部的发生率为16%，下颌升支的发生率为8.3%。当供区附近的牙根受损时，牙齿感觉也可能发生改变（Raghoebar等2000）。

9.4.2.2 受区的并发症
9.4.2.2.1 感染

一般情况下，自体骨移植术后感染的发生率较低（Lindebom、Tjiook和Kroon 2006）。除了在种植手术时要严格遵守无菌术外（Günther、Scharf和Puhl 1993），临床医生在广泛且长期的重建过程中也要继续遵循无菌术，避免移植物术后感染（Carlson和Monteleone 2004）（图9.30）。

移植骨应小心处理，采集的移植骨应保存在无菌生理盐水中，而不是用潮湿的海绵或毛巾来保持细胞活力（Steiner和Ramp 1988）；还应尽量缩短移植骨从采集到植入的时间。执行无菌操作并使用无菌覆盖物。在移植和操作过程中，移植骨应始

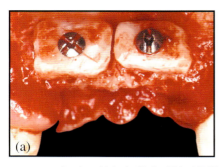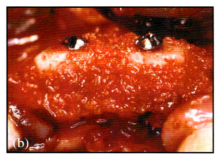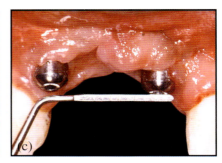

图9.30　（a）两块颏部的皮质松质骨块用钛螺丝固定以修复水平向骨缺损。（b）颗粒状骨移植物充填间隙。（c）软组织处理不佳导致移植失败。

终用骨夹或组织钳固定，而不是戴手套的手指。有记录表明，手套粉末有污染移植物的风险（Field 1997），但是手套与移植物之间的意外接触可能不会导致任何问题，因为移植物通常只与手套的外部接触，而不是与含有手套粉末的内部接触。在10%聚维酮碘溶液中浸泡10分钟，可消除移植物表面的细菌，而不会改变移植物的组织学完整性（Hooe和Steinberg 1996），但移植物后期的成骨过程和成骨特性是否延迟还不得而知。唾液污染可能是移植物污染的另一个因素。建议在术前使用止涎药，如甘吡咯酸盐，减少唾液分泌，降低细菌进入移植部位的可能性。

当在口外供区（胫骨、髂骨）取骨时，必须严格遵循无菌操作原则。术前准备时，应进行皮肤消毒，手术区用无菌覆盖物隔离，患者应在术前1小时预防性服用抗生素，并持续服用1周（Lindeboom等2006；Misch 1992）。口内取骨术前用氯己定漱口可减少细菌污染（Young等2002a）。创口开裂与受区术后感染的发生率有较高的相关性（Albrektsson和Johansson 2001）。

移植物相关感染的症状包括水肿、肿胀、发红、硬结、脓性渗出物、创口开裂和移植物穿透软组织。如果这些症状是最近出现的，建议联合使用广谱抗生素治疗（即阿莫西林+甲硝唑），并在抗生素治疗两周后随访。如果抗生素治疗两周后不良反应消失，则感染得到控制；如果症状复发，则应考虑立即取出移植物。

对于晚期感染，即患者出现持续超过1周的感染症状，取出移植物是唯一的选择。

对于侵入植骨块的直接感染，应立即取出植骨块，并尝试在抗生素覆盖和盐水冲洗的情况下关闭软组织。直接感染的症状对于临床医生来说是众所周知的，因此，出现任一症状都应进行彻底的检查，以确认是否存在感染。

9.4.2.2.2　移植骨的重建与吸收

因为胚胎起源的一致性，自体移植骨的吸收是可预期的。最近研究强调了移植骨的微观结构在胚胎起源上的重要性（Manson 1994；Ozaki和Buchman 1998）。随着时间的推移，移植骨被重塑并替换为新骨（爬行替代）（Manson 1994）。松质骨髓中浓度较高的骨细胞在移植后存活并产生类骨基质（Manson 1994）。自体移植骨必须重新血管化，与宿主床结合。与皮质骨相比，松质骨血管重建更快（Burchardt 1983）。来自下颌骨或颅骨的膜状骨移植，其吸收率比来自软骨内部（如髂嵴）的移植骨更低。当进行外置法骨增量时，较致密的皮质移植骨比多孔的松质移植骨发生骨吸收的情况更少（Ozaki和Buchman 1998）。来自下颌骨的单皮质移植骨吸收量最小并能保持致密的质量，使其成为理想的种植前外置法骨增量的移植材料。植入前，进行外置法骨增量的骨移植，其皮质骨的体积损失小于20%。由于含有较薄的皮质骨和较多的多孔松质骨成分，髂骨皮质骨移植会导致更多的骨吸收，可高达40%。皮质松质骨移植物的宽度在前3个月变化最大，高度上的吸收在一年后趋于稳定（Nyström等1996）。为了避免愈合时骨体积丧失造成的影响，在进行牙槽嵴重建时应适当过度成形（图9.31）。

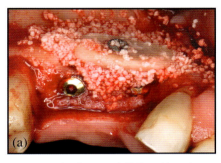 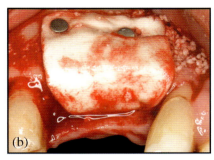 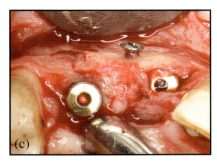

图9.31 （a）图示种植体已植入（Tapered Internal，BioHorizons，Birmingham，AL，美国），同时下颌骨单支质骨块由钛钉固定（KLS Martin，GmbH，Tuttilngen，德国）。（b）可吸收胶原膜（Mem-Lock，BioHorizons，Birmingham，AL，美国）用膜钉（Auto Tac，BioHorizons，Birmingham，AL，美国）固定，使移植术后骨吸收量最小。（c）植骨后4个月，显露种植体，移植骨完美结合（替代），然而移植骨的尺寸减小10%～20%（显示位于螺丝平头的下方）。

9.4.2.2.3 软组织变薄和开裂

创口开裂是自体骨移植术后受区最常见的并发症。术后2～3周，移植骨早期暴露通常会导致移植失败，因为在这个特定的时间段内，移植骨非常脆弱。临床医生应采取一切可能的预防措施，避免术后创口开裂。创口开裂直接导致移植的快速失败。切口裂开最常见的原因是皮瓣未行无张力缝合（图9.32和图9.33）。移植前应评估受区相邻牙齿的牙周健康和牙髓状况。比较保守的做法是在移植前，拔除受损或无法保留的牙齿，特别是感染的牙齿（Misch 2007）。骨缺损部位相邻牙齿的边缘骨高度决定了垂直向骨增量能达到的水平（图9.34）。

临床医生应仔细检查拟行移植的受区，包括质量、角化黏膜量、组织厚度、肌肉高附着、系带和瘢痕。术前应意识到桥体下方难以清洁到位，需加强管理。植骨部位需要拔除的牙齿都应在术前几周拔除。

应用自体移植骨块几个月后，常见的临床症状是固定螺丝或膜钉周围的软组织变薄。造成这种情况的原因包括固定螺丝的位置不正确（与骨移植的平面不齐）、定位螺丝未完全拧紧、没有预备螺丝孔以及使用不匹配的螺丝。如果患者没有出现美

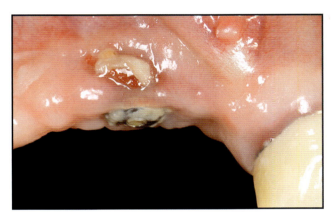

图9.32 软组织变薄导致移植物表皮剥脱。

学问题或发生软组织穿通，这些螺丝可以长时间保留（图9.35~图9.37）。

9.4.2.2.4 移植骨骨折

单皮质移植骨由于其厚度最薄，在转移时容易断裂，相比皮质松质移植骨更容易发生移植骨骨折（Nyström等1996），在制备自体移植块时应极其小心（Jensen 1994；Matsumoto等2002）（图9.38）。移植骨块形状的修整和大小的裁剪增加了移植骨骨折的风险（Buser等2002）。在供体床进行大块移植骨移植，需要进行细致的处理和掌握先

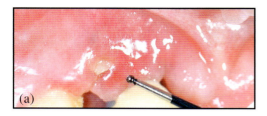
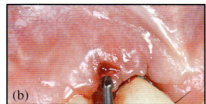
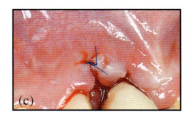

图9.33　（a）由于移植准备不充分，自体移植骨穿通软组织。（b）用金刚砂圆头车针去除移植物的锐边。（c）创口边缘拉拢。

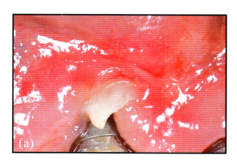
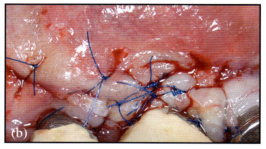
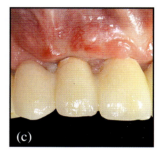

图9.34　（a）单皮质自体移植骨穿通薄黏膜。（b）皮瓣松解后，修整移植物，创口边缘拉拢。（c）愈合3个月后。

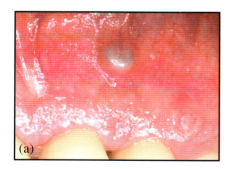
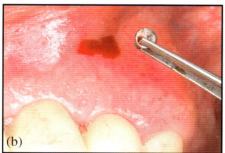
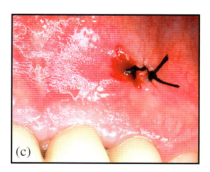

图9.35　（a）膜钉使用3个月后（Auto Tac，BioHorizons，Birmingham，AL，美国）。（b）非常保守地行多个切口暴露膜钉。（c）切口缝合。

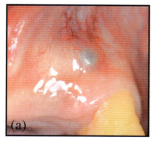
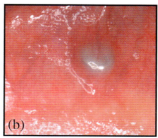

图9.36　（a和b）膜钉上的软组织变薄。

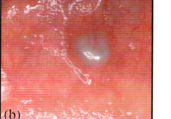
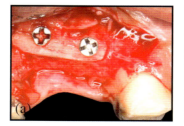
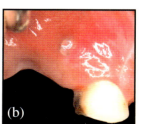

图9.37　（a）单皮质骨块植入3个月后的临床观察。（b）钛螺丝上变薄的软组织。

进的临床技能。拧紧固定螺丝时应避免用力过度，否则受体床会因受压过大导致大块移植骨骨折。移植区应去除任何可摘式修复体，以免对移植骨造成压力。当种植手术与骨移植手术同期进行时，更有可能将力转移到移植骨上，所产生的楔入效应可能导致骨折。移植骨受损时必须进行处理，甚至整个手术都需要中止。移植骨骨折也可能是由于宿主床准备不足所造成（Wang、Waite和Steinhauser 1976）。

植骨骨块上的锐边都应用粗金刚砂车针来修整和磨除。如果移植骨暴露50%以上，则预后不良，应考虑去除（图9.39～图9.42）。

据报道，松质移植骨的弹性更大，血运重建更快，这有助于避免移植骨骨折（Carlson和Monteleone 2004）。我们可以得出这样的结论：由于临床经验不足，移植骨可能会形成死骨。宿主床准备充分能加速移植骨的血运重建，提高移植骨的骨结合（De Carvalho、Vasconcellos和Pi 2000），前提是移植物要准确就位，以便营养物质能够到达移植骨本身。受区的去皮质化可改善移植骨的适合性，并显著改善效果（De Carvalho等2000）。皮质松质移植骨块几乎不需要调整，因为松质骨部分通常形成牙槽嵴的形态，因此，了解口内的血管分布对于预防不良愈合至关重要。暴露受区的切口常常

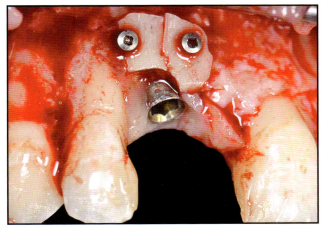

图9.38　移植骨骨折。

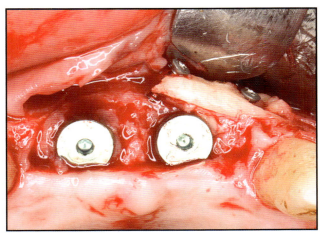

图9.39　移植失败，注意软组织干扰了移植骨和宿主床之间的结合。

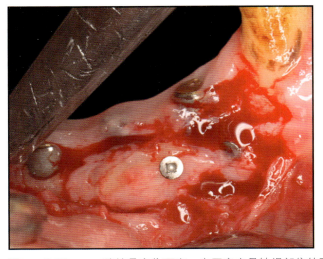
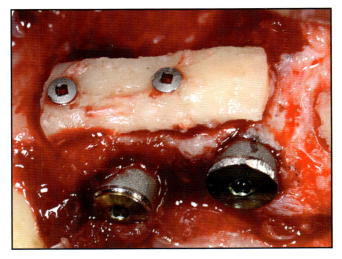

图9.40和图9.41　移植骨定位不当、未固定在骨缺损部位的两个临床病例。

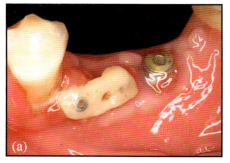
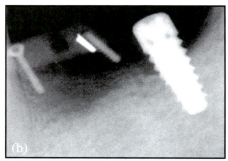
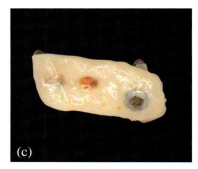

图9.42 （a）移植骨剥落（坏死），注意软组织到爬行移植骨下面，导致移植骨暴露在口腔环境中，移植骨错位。（b）影像学检查显示移植骨和相邻种植体均有骨缺损。（c）取出坏死的移植骨。

沿着牙槽嵴顶切开。牙槽嵴的表浅血管不会越过牙槽嵴到达腭部或舌部，因此，设计新月形切口能维持皮瓣的血液供应（Whetzel和Sanders 1997）（图9.43）。

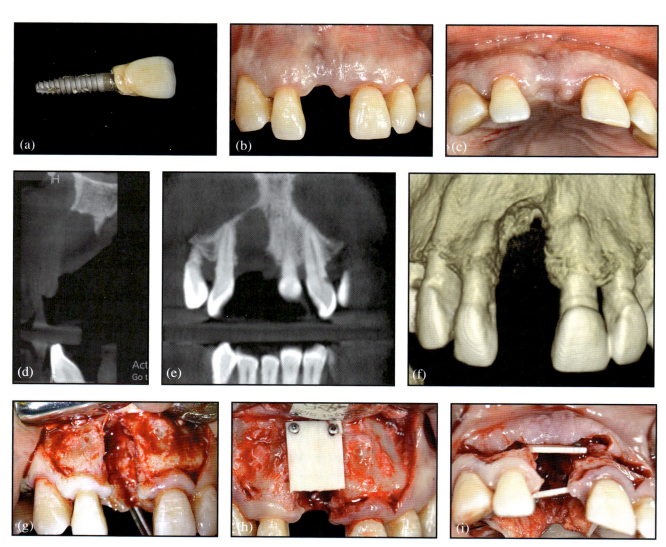

图9.43 （a）种植修复和骨移植后6个月，治疗失败。（b和c）临床可见唇侧和切端出现相应的骨缺损。（d~f）CBCT扫描影像显示唇侧和腭侧骨板吸收。（g）术中翻开皮瓣后可见骨缺损。（h）同时在唇侧、腭侧固定同种异体单皮质移植骨。（i）切端可见移植的骨板。

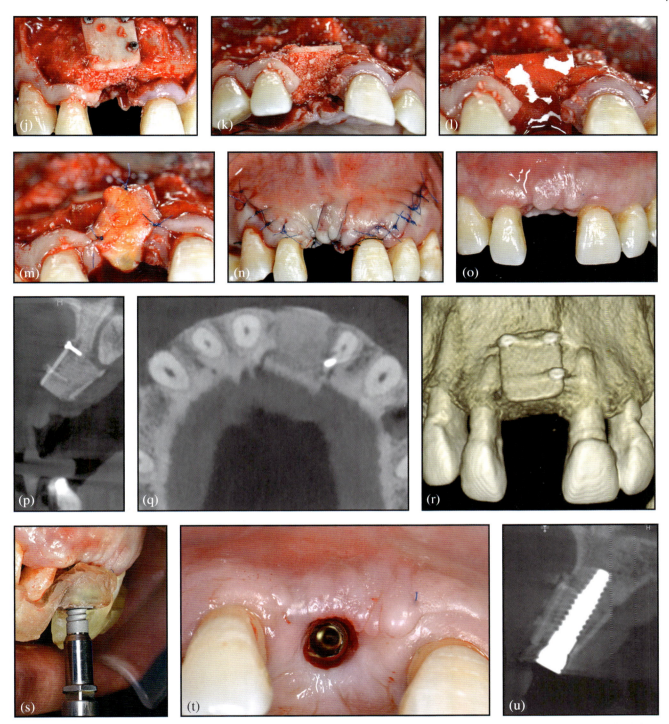

图9.43 （j和k）间隙被颗粒状骨移植物填满。（l）放置胶原膜并固定，覆盖移植骨。（m）结缔组织移植物在顶部缝合。（n）皮瓣缝合。（o）愈合1周后。（p~r）CBCT扫描影像显示移植骨植入。（s）CAD/ CAM种植导板就位以便种植。（t）口内照显示种植体植入。（u）CBCT扫描影像显示种植体位于两块骨板内。

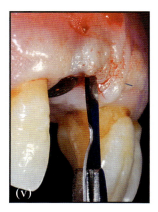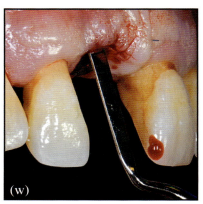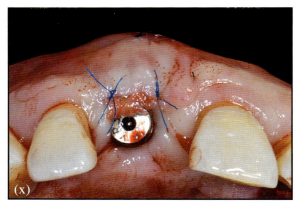

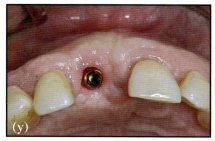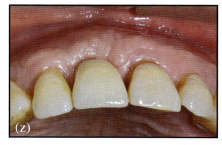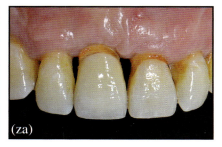

图9.43 （v~x）尝试放置结缔组织移植物以增强颈部的唇侧轮廓。（y）组织最终愈合并成熟，轮廓恢复。（z）切端观察见最终修复体植入表明疗程结束。（za）已完成病例的正面观。

植入移植骨前，骨缺损区和移植受区通常要充分暴露并做好准备，这样可以更好地评估骨缺损修复的需求并缩短骨块从截取到移植的时间。先从供区截取骨块可能会面临移植骨块过小的风险。术前应通过CBCT确定准确的移植骨尺寸（图9.44和图9.45）。

9.4.3　异体骨移植的并发症

与其他骨增量材料相比，同种异体移植骨更受牙科医生的青睐。同种异体移植骨易于使用和制备，能从许多组织中获取（Tomford等1983；Kozak、Heilman和O'Brien 1994）。遗憾的是，这些移植物的来源和制备方法并不一致（Lavernia等2004）。自20世纪初以来，从尸体上取移植骨取得了相当大的成功，并在过去几十年中被大量使用。为了在移植过程中获得最佳效果的同时保护受体，临床医生必须充分了解同种异体骨的生物学特性（图9.46）。

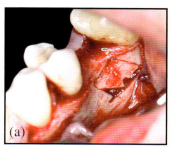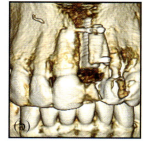

图9.44 （a和b）移植物尺寸不足的病例。

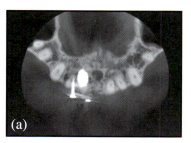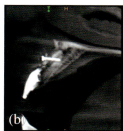

图9.45 （a和b）CBCT扫描影像显示钛螺丝的位置错误（进入天然牙根部）。

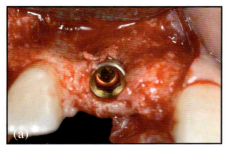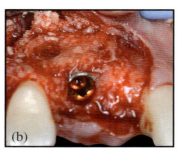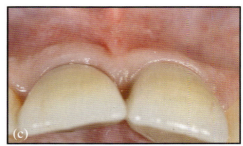

图9.46 （a）种植体植入但唇侧骨板裂开。（b）混合的颗粒状自体骨移植物填塞骨缺损，PDLLA膜覆盖，并用可吸收螺丝（KLS Martin，GmbH，Tuttilngen，德国，SonicWeld）固定。（c）最终修复完成后显示，组织轮廓和最终修复体唇侧侧貌恢复良好。

Hyatt和Butler（1957）以及Kreuz等（1951）证明了同种异体骨的生物学特性和安全性后，同种异体骨的需求量急剧增加。虽然组织库的数量增加，但在同种异体骨的采集和制备技术上存在很大的差异。尽管全世界范围内同种异体骨移植过程通过组织库进行准确、严格地控制，但它并不能完全预防疾病的传播。

同种异体骨可以通过多种方式采集和制备。根据捐赠者的既往史、先进的实验室方法、血液和骨髓的培养试验以及尸检，有助于全面筛选捐赠者并进行严格的疾病监测。使用这些措施可将受体的疾病传播风险降至最低（图9.47）。

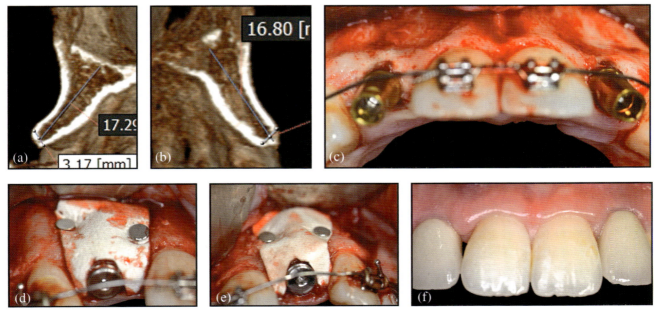

图9.47 （a和b）CBCT扫描影像显示牙槽嵴颊舌向宽度不足。（c）2颗种植体植入导致唇侧骨板开裂。（d和e）放置同种异体移植颗粒、覆盖胶原膜并用2枚膜钉（Auto Tac，BioHorizons，Birmingham，AL，美国）固定。（f）修复完成。

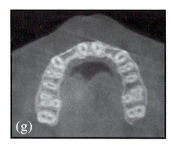
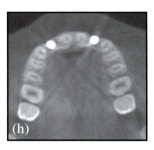

图9.47 （g和h）术前和术后随访12个月，结果显示，尽管移植手术步骤是最佳的，但种植体唇侧表面没有骨形成，这表明单独使用同种异体骨缺乏可预期性。

9.4.3.1 再生结果不一致和骨诱导性的不确定性

因供体在年龄、性别、残余矿物质、颗粒大小或制备方法方面存在差异，脱钙骨移植物的效果可能不同。Salyer等（1992）认为，脱钙骨种植物的成功率和安全性以及其他不同特性（包括骨诱导潜能）取决于材料加工的工艺流程。有研究检测了商业化脱钙冻干异体骨（demineralized freeze-dried bone allografts，DFDBA）诱导新骨形成的能力，以评估临床反应的广泛差异性，到底是取决于制剂的差异还是宿主反应的变化。研究发现，即使是在同一个库内（美国牙周病学会研究、科学和治疗委员会，2001），DFDBA的商业骨库制剂也存在很大的差异，包括诱导新骨形成的能力。但是，该委员会没有就DFDBA的成骨能力提供可靠的陈述。商业性骨库不核实他们出售的所有移植材料中BMP的具体数量或任一水平的诱导能力，因此移植物的质量标准并不统一。机体死亡后供体骨延迟采集、不适当的储存条件或其他处理因素可能显著影响异体移植物临床应用时的生物活性（Holtzclaw等2008）。

如果DFDBA颗粒作为骨基质在受区存留超过12个月，它们会削弱宿主骨并导致正常骨形成的延迟，可能是干扰破骨细胞再吸收DFDBA颗粒的能力所致（Grover等2011）。当使用颗粒状DFDBA时，颗粒大小可能是其影响骨诱导是否成功的一个重要因素。125~1000μm范围内的颗粒比<125μm

的颗粒具有更高的成骨潜能。最佳粒径似乎为100~300μm。这可能是由于表面积和堆积密度综合影响所致（Schwartz等1996）。很小的DFDBA颗粒会引起巨噬细胞反应，颗粒会被迅速吸收，很少或几乎没有新骨形成。提供DFDBA的组织库通常含有不同粒径的移植物，并且能提供不同范围的粒径。粒径为250~750μm最常见。Glowacki和Mulliken（1985）开发了粉末状脱矿骨移植物的制备技术。粉末能提供与受体靶细胞相互作用所需的最大表面积，从而刺激软骨内增殖。Glowacki等（1981）证明骨诱导的程度取决于种植骨表面积的功能。

Gendler（1986）在脱矿骨中制备微型孔隙，根据他的长期经验，这是新骨形成的中心。他推测脱矿孔隙骨的骨诱导机制与其他形式的脱矿骨基质相似，根据这个观点，他认为微型孔隙可以增强骨诱导作用。因此，脱矿异体骨中微型孔隙的存在也会影响移植骨的成骨潜能。笔者认为，单独使用同种异体骨颗粒并不能产生所需的成骨反应，因为骨颗粒经历了一系列加工过程，可能已经丧失成骨的能力。没有证据表明移植骨颗粒中存在骨形态发生蛋白，这需要进一步的研究来证实。临床医生必须了解所使用的移植材料的能力和临床结果，并且能够正确选择移植物以达到长期的成功率。通常在同种异体移植骨植入后，无法再次检查是否有骨形成发生。也就是说，临床医生不会再进行一次手术来检查移植骨的存留率，他们只能通过影像学检查来确定。在影像学检查中出现放射影像混浊并不能证实移植骨的活性。一些研究人员认为，辐射干扰了骨诱导过程（Singh、Singh和Singh 2016），另一些研究人员认为，大多数组织库用于骨组织消毒的辐射剂量（2.5Mrad）不会破坏同种异体骨的骨诱导性（Tallenter和IAEA 1990）。因此，灭菌处理可能是DFDBA骨诱导性发生变异的一个重要因素。使用同种异体骨有两个主要问题：抗原性和疾病传播风险（图9.48和图9.49）。

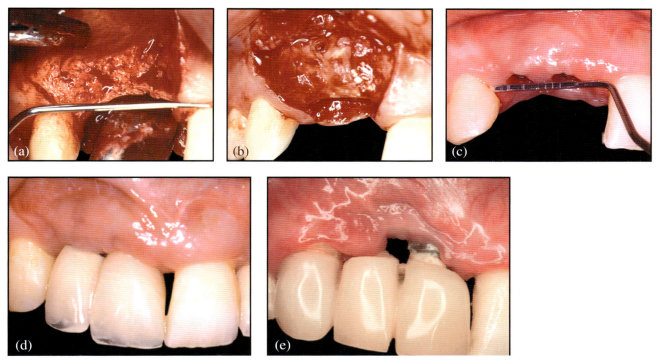

图9.48 （a）骨垂直向高度不足。（b）成功的骨移植手术。（c）天然组织结构的恢复。（d）最终修复体植入。（e）由于患者的系统性疾病（患有未控制的糖尿病），修复2年后移植骨出现吸收和崩解。

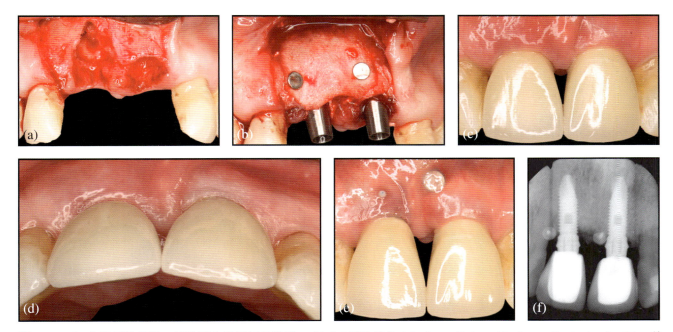

图9.49 （a）翻开黏骨膜，拔除牙齿后显示骨缺损。（b）2颗种植体（Spline，Sulzer Medica，Carlesbad，CA，美国）植入、放置同种异体骨移植物（Mineross，BioHorizons，Birmingham，AL，美国），覆盖胶原膜（Biomend，Sulzer Medica，Carlesbad，CA，美国），并用膜钉（Auto Tac，BioHorizons，Birmingham，AL，美国）固定。（c和d）2002年，最终用两个烤瓷冠修复的正面观和切面观。（e）植入3年后，即2005年，观察可见牙龈退缩。（f）2002年种植体植入，3年后的影像学表现为重度骨吸收。

为降低疾病传播的风险，常用γ射线或环氧乙烷进行移植物的二次消毒。在使用环氧乙烷或辐射灭菌后，由于排空不充分而产生的残留物也可能导致移植物出现变异。移植物中残留的环氧乙烷对成纤维细胞具有毒性，并可能导致成纤维细胞发生形态学的改变，这种改变可能是可逆的，也可能是不可逆的（Buck等1989）。除非将环氧乙烷或其副产物从移植物上去除，否则可能会产生炎症和愈合损伤。在异种移植的研究中，发现牛骨上的生物可吸收膜比GBR手术中使用的不可吸收膜发生感染的概率更高（Friedmann等2011）。选择合适的膜和合适的时间将膜取出可以降低感染的风险。口腔唾液污染可能是导致移植骨感染的主要因素（Glaser等2004）（图9.50）。

随着同种异体移植物的使用，抗原性导致了特殊的风险，包括宿主对来自其他人类供体移植物

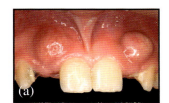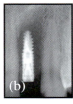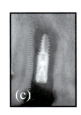

图9.50　（a）临床观察可见种植术后3周因感染导致软组织出现肿胀。（b和c）放射影像显示两颗种植体周围发生严重的骨吸收。

的过度反应。尽管同种异体移植物引起免疫反应的概率大大降低，但仍需谨慎其他相关风险因素，如艾滋病等传播的风险。Smith、Young和Kearney（1996）表明，即便使用可导致组织受损的剂量辐射（1.5~2.5Mrads），也不能杀灭1型艾滋病毒（图9.51和图9.52）。

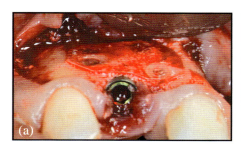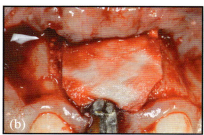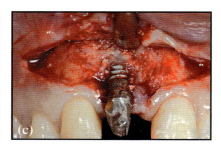

图9.51　（a）骨缺损进行同种异体骨移植。（b）移植骨上覆盖胶原膜。（c）免疫反应导致同种异体骨移植失败。

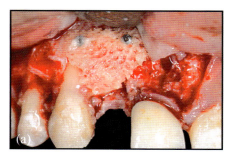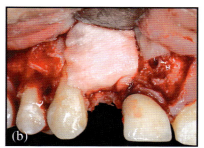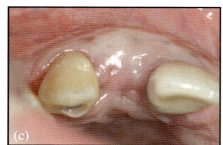

图9.52　（a）固定修整后的同种异体松质骨，治疗三维骨缺损。（b）胶原膜覆盖移植骨。（c）手术愈合后2周。

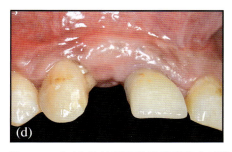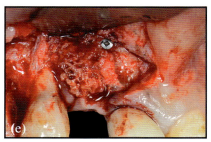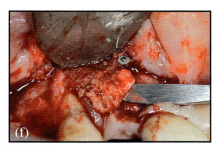

图9.52 （d）脓从侧面渗出表明存在感染。（e）翻开皮瓣显示移植骨吸收。（f）取出移植骨。

另一种类型的同种异体骨移植是块状骨，可分为单皮质骨块、皮质松质骨块（也称为J块）和松质骨块。由于移植物的尺寸较大，灭菌效果可能比颗粒状移植物更不确定。在Chaushu等的研究中（2010），共有101名患者［62名女性和39名男性；平均年龄（44±17）岁］进行了137个牙槽嵴严重萎缩位点的种植修复，并用异体松质骨块进行骨增量，同时记录与移植骨块受区的并发症（感染、膜暴露、切口缝线裂开、移植骨黏膜穿孔、部分移植失败、全部移植失败和种植失败）。137个骨增量部位中出现部分和全部移植骨块失败的数量分别为10个（7%）和11个（8%）（图9.53）。

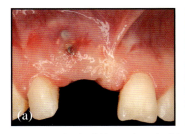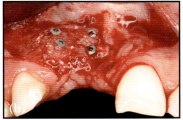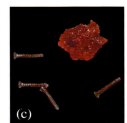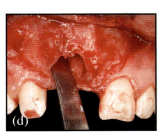

图9.53 （a）移植后4个月出现红肿及螺丝脱落。（b）黏骨膜瓣翻开。（c）取出病变的移植骨。（d）由此产生的骨缺损。

271例种植体的失败率为12例（4.4%）。软组织损伤的并发症包括胶原膜暴露［137例中42例（30.7%）］、切口缝线裂开［137例中41例（30%）］、黏膜穿孔［137例中19例（14%）］。137个骨块中有18个移植部位（13%）发生感染。因此，牙槽嵴缺损部位与受区并发症的预后有统计学影响。与上颌相比，下颌的并发症更多。并发症引起的治疗失败很少与松质骨块移植相关。

在另一项组织学和组织形态学研究中，Dellavia等（2016）治疗了20名牙列缺损患者，将新鲜冷冻的同种异体髂嵴骨块移植（14名）与自体骨移植（6名）进行比较。结果显示，自根尖到冠部的血管比例逐渐减少，根尖部的血管腔隙增多，冠部的血管数量减少。因此，可以认为牙槽骨重建中，新鲜冷冻的同种异体骨成功性及安全性不如自体骨移植。

在最近的另一项研究中，Deluiz等（2016）分析了牙槽嵴增量术中植入新鲜冷冻的同种异体骨（fresh-frozen bone allografts，FFBAs）相关的不良事件，并评估了种植牙植入重建部位后12个月的生存率。他们连续招募了58名患者［男15名，女43名，年龄38～76岁；平均年龄（58±9.2）岁］，要求在种植前进行上颌骨重建。随后，共有268颗种植体植入上述重建部位。其中感染6例（10.34%），裂开5例（8.62%），黏膜穿孔7例（12.07%）。有4例（6.90%）和3例（5.17%）分别出现部分和全部移植骨吸收的不良结果。58名患者中有12名（20.70%）放置了268个固定器，其中16个（5.97%）失败。研究指出，感染和缝线裂开与上颌FFBA增量术中移植物吸收显著相关（图9.54）。

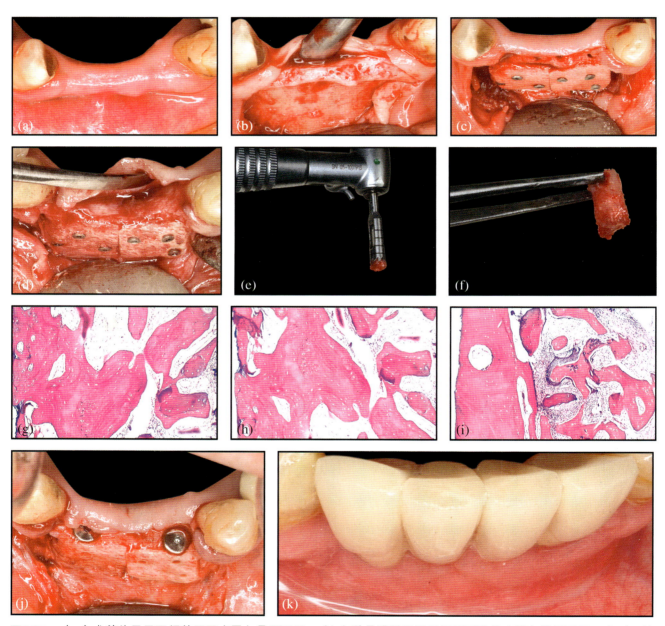

图9.54　（a）术前片显示下颌前牙区水平向骨量不足。（b）黏骨膜瓣翻开后显示严重的水平向骨量不足。（c）2块同种异体皮质松质移植骨块（Puros Allograft，Zimmer dental，Carlesbad，CA，美国）用微型钛螺丝（KLS Martin，GmbH，Tuttilngen，德国）固定。（d）术后4个月显示移植骨块与受体床结合。（e和f）环钻采集骨块以确认再生骨的性质。（g~i）组织学脱钙H&E染色切片显示多个骨小梁（网状骨），骨形成的节律模式（静息线）高度细胞化。（j）2颗种植体植入。（k）最终修复体安装。

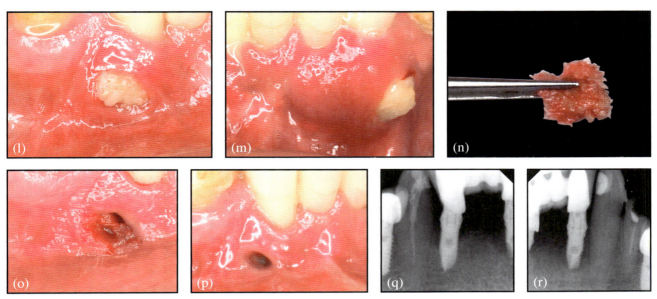

图9.54　（l和m）移植术后12个月显示移植物出现病变和脱落。（n）剥脱的移植骨。（o）取出移植骨后的缺损。（p）移植骨取出后1周。（q和r）放射影像片显示由此造成的骨缺损。

9.4.4　人工合成移植物的并发症

人工合成移植骨是为了克服同种异体骨出现的问题而开发的合成材料（Hench 1998）。人工合成移植物的主要优点包括天然材料较高的产量、无疾病传播风险和极低的抗原性（Shetty和Han 1991）。人工合成移植物具有骨传导特性，但不具有诱导成骨的能力，主要用作骨缺损的填充物和新骨形成的基质。目前有多种可供选择的人工合成移植物类型，如磷酸三钙（tri-calcium phosphate，TCP），这是一种多孔的磷酸钙。TCP有两种结晶形式，α-TCP和β-TCP（Hashimoto-Uoshima等1995）。另一种TCP形式是磷酸二钙（dicalcium phosphate dihydrate，DCPD），称为Brushite，声称可提供（部分成骨）不同数量的网状骨和纤维血管组织（Bauer和Muschler 2000）（图9.55）。还有一种被称为双相磷酸钙（Biphasic Calcium Phosphate，BCP）的新形式，是HA和$Ca_3(PO_4)_2$的混合物。

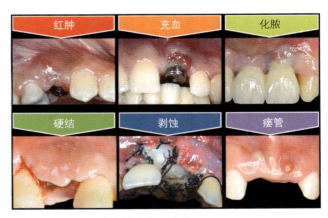

图9.55　移植骨感染的迹象和症状。

另一种人工合成移植物为合成羟基磷灰石，它长期用于骨再生，其应用形式有多种：多孔不可吸收、固体不可吸收和可吸收（非陶瓷，多孔）（Sheikh等2015b；Tevlin等2014）。然而，羟基磷灰石在体内的吸收和重塑能力有限，虽然不适合用于骨增量，但它是一种优良的空间制造和填充缺陷的材料（Petrovic等2012）（图9.56）。

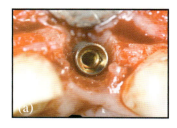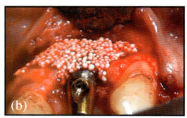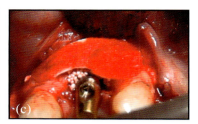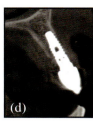

图9.56 （a）唇侧骨板缺失需要骨移植。（b）人工合成移植物移植到缺损区。（c）胶原膜用于覆盖移植物。（d）2年后CBCT扫描影像显示移植物完全吸收，这表明人工合成移植物缺乏可预期性。

在过去10年中，生物活性玻璃也是广为人知的一种人工合成材料。它有多种粒度，由二氧化硅（45%）、氧化钙（24.5%）、氧化钠（24.5%）和五氧化二磷（6%）组成（Schepers等1991）。研究表明，生物活性玻璃具有多种临床益处，包括延缓上皮细胞向下生长（Hallman和Thor 2008；Stanley等1997；Wilson 1993）。另一种类型的骨传导材料为生物陶瓷，已证明它可以降解并可被板层骨逐渐替代（Barinov等2006）（图9.57和图9.58）。

骨传导性变量的最佳临床结果有助力于我们

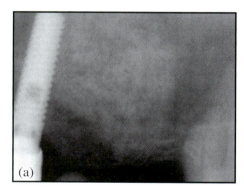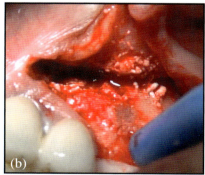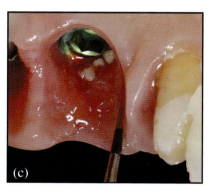

图9.57 （a和b）上颌窦植骨术后5年，人工合成移植物的颗粒与骨膜黏连。（c）人工合成移植物颗粒在龈沟里存留时间超过2年。

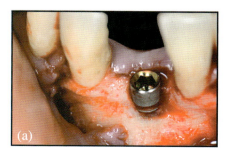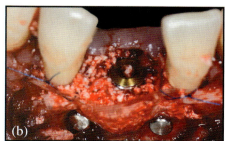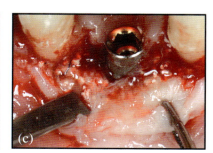

图9.58 （a）围绕种植体的骨开裂。（b）人工合成移植物植入治疗骨缺损。（c）术后3个月，显示人工合成物完全吸收。

更好地了解其功能和使用价值，大多数骨传导性材料（人工合成骨）仅用作新鲜拔牙位点的填料，或仅限于填充杯状骨缺损或提供支架。移植材料的效果是可变的。大多数已进行的研究都包含了许多变量，如缺陷类型、宿主、系统性疾病的影响、操作

者的技能和缝合时的软组织状况。许多其他商业趋动的研究质疑同种异体移植骨使用背后的真实性，而大多数研究的评估期为1年或2年，这也限制了对材料的总体评估（图9.59）。

为了提高人工合成骨移植物的临床效果，人

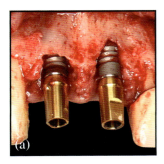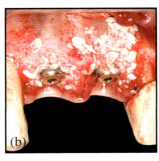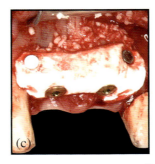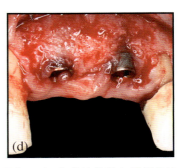

图9.59　（a）2颗种植体植入（Tapered Internal，BioHorizons，Birmingham，AL，美国）。（b）移植骨植入唇侧骨缺损处。（c）胶原膜就位后覆盖，用螺丝固定。（d）移植后4个月显示骨板再生不良。

们进行了很多尝试，如在磷酸三钙中加入富含血小板的血浆（platelet-rich plasma，PRP）使骨再生能力提高到38%。尽管如此，还是报告了32%~43%的吸收率，其中移植物晶体含量的类型和质量是影响吸收率的主要因素（Cabezas-Mojón等2012；Reinhardt和Kreusser 2000）。

笔者经过对人工合成骨移植物的长期临床评估，认为它们在骨再生方面的疗效值得怀疑；笔者认为，人工合成骨移植物只能作为多数自体骨移植物的辅助，而不能完全依赖于它们所具有的成骨潜能。异体骨应谨慎处理，作为成骨材料其作用不应被高估。人工合成骨移植物的短期评估结果误导了许多医生将其用于再生目的，而大多数研究并没有提供对该材料的长期评估；大多数医生用影像学检查评估材料的疗效，但实际上这并不能反映移植物的成骨潜能。

9.4.5　钛网的并发症

Boyne等（1985）引入了钛网支架的概念，并将其作为传统屏障膜的替代物。当时声称的优势

是，在愈合阶段能够显著增加和持续维持空间，以确保骨再生的发生，即使钛网暴露在外，也不必担心失败。钛因其低密度、低重量、耐高温、耐腐蚀等优点，广泛应用于许多外科领域。低密度的钛是一种高强度和轻质的牙科材料（Artzi等2003；Von Arx和Kurt 1999），已被用于引导组织再生。钛增强非可吸收膜可以保持空间的三维形状，使其具有特定的高度和宽度，克服了常规封闭或非封闭屏障的主要问题（Lekholm等1993）。用钛网创造空间，使再生空间完全由物理几何网格预先扩展。从那时起，许多研究报道了该技术成功实现了种植部位骨增量过程中的大量骨再生（Longoni等2007；Proussaefs和Lozada 2006）（图9.60和图9.61）。

Proussaefs和Lozada（2006）在一项组织形态学研究中使用钛网进行局部牙槽嵴增量。研究中采用自体骨移植物与无机牛骨矿物质等量混合。钛网埋入8.47个月。在17例患者中，2例观察到钛网早期暴露（2周），4例观察到钛网晚期暴露（3个月以上）。组织形态计量学评价结果显示，新骨所占的17个核心节段的平均面积为36.47%，使其再生

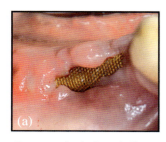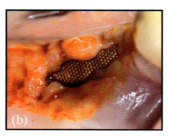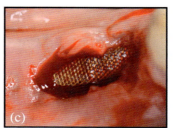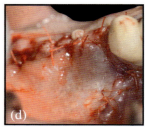

图9.60 （a）在原先放置的钛网上去除软组织。（b）用碘溶液进行位点消毒。（c）清洁伤口边缘（去除上皮边缘）。（d）皮瓣关闭。

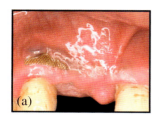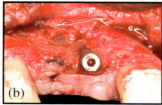

图9.61 （a）术后钛网暴露（3个月）。（b）由于钛网暴露导致骨再生不良。

骨量在临床医生看来是完整的，但在显微镜下，所形成的骨只占网下形成团块的1/3。为了克服这一局限性，去蛋白牛骨矿物质作为一种异种骨移植物被开发出来，可以与自体移植骨混合使用。自体骨与异种移植物混合的基本原理是，将异种移植骨的支架特性与自体移植骨的骨原性和成骨特性相结合（Misch和Dietsh1993）（图9.62～图9.64）。

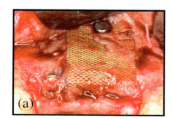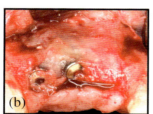

图9.62 （a）愈合后3个月显示钛网在位。（b）正面观显示钛网下骨再生不良。

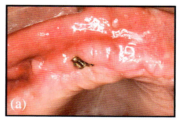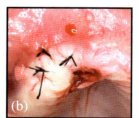

图9.64 （a）术后1周的图片显示软组织出现早期开裂。（b）翻转的腭侧瓣纠正开裂。

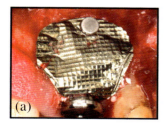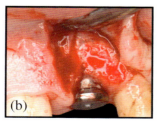

图9.63 （a）钛膜（Frios Bone Shields, Dentsply Friadent, Mannheim, 德国）的切端和根端由覆盖螺丝（Auto Tac, BioHorizons, Birmingham, AL, 美国）固定，注意膜的边缘靠近皮瓣边缘，这表明皮瓣设计不当以及钛网在非潜入式种植体颈部的应用不当。（b）临床结果表明由于钛网暴露而导致骨再生失败。

薄龈型患者其钛网暴露的风险较高，这与钛网下观察到的假骨膜层厚度增加和暴露区骨组织质量降低有关（Poli等2014）。Buser等（1990）指出，引导骨再生的可预期性与胶原膜部位的感染显著相关，并且形态的维持也无法预期（图9.65）。

事实上，钛网的使用会引起许多并发症，包括钛网顶部软组织开裂；血管生成细胞的生长阻塞了骨膜血供，导致愈合缓慢；钛网下再生骨质量低劣。Rominger和Triplett（1994）指出14%的感染（9个膜）和14%的裂开与钛网暴露有关。Maiorana

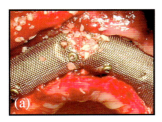
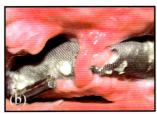

图9.65　（a）放置的钛网超出了牙槽嵴的原始尺寸。（b）由于缝线断裂，软组织出现严重的腐败现象。

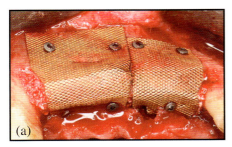
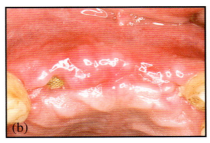
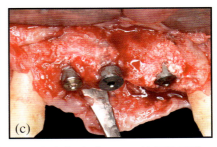

图9.66　（a）钛网由2枚微型螺丝（KLS Martin，GmbH，Tuttilngen，德国）固定。（b）愈合后1个月显示软组织开裂、钛网暴露在口腔环境中，软组织裂口每日涂布氯罗非西定。（c）移植后4个月显示因钛网暴露在口腔环境中而导致骨再生数量减少。

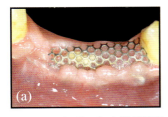
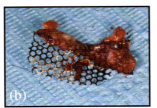

图9.67　（a和b）晚期暴露的钛网与软组织粘连。

Levine等（2014）介绍了有关使用钛网支架进行GBR的大型连续性系列研究的部分内容。他们的结论是，当该技术应用于重大再生手术时，与早期暴露和早期去除屏障膜相关的并发症会导致该技术变得不可预期，而软组织粘连将使得钛网更加难以取出。

9.4.6　再生手术指南

在下一节中将详细介绍一些临床指南，以提供可靠的再生结果并使治疗结果最优化。

9.4.6.1　鉴别缺损的性质

一旦确定了骨缺损的性质，无论是楔状缺损、二维缺损还是三维缺损，都要求准确地识别并理解骨缺损的性质，以便后期移植修复。根据已知方法的局限性和成功率，催生出了牙槽嵴增量的改良方法，并据此选择移植材料，选择依据是以材料的吸收速度或颗粒大小等作为参考。确定局部骨组织的类型（骨密度）不仅能预测治疗结果，还可作为选择特殊材料和技术的要求。临床医生需具备识别手术路径中所涉及的组织表型的能力，这将有益于提高再生手术的疗效。

因此，有必要了解现有的与牙槽嵴缺损相关的分类。Lekholm和Zarb（1985）根据吸收状态（A到E）和颌骨质量将牙槽骨分为4级（1～4级）。Cawood和Howell（1988）牙齿缺失后牙槽骨渐进性萎缩的假设，提出了无牙颌的分类系统，上颌骨分为1～6级。影响种植体稳定性的关键因素是骨的数量和质量。Friberg、Jemt和Lekholm（1991）指出，上颌无牙颌4类骨的种植体总失败率为38%，7mm长的种植体失败率为7%，而10mm以上的种植体失败率小于1%。Jaffin和Berman（1991）也指出骨结构对种植体稳定性的影响，其中4类骨的失败

等（2001）的一项研究也证实了这些发现，其中钛网暴露会引起暴露区15%～25%的早期移植骨吸收。钛网暴露时的临床处理为，当软组织较薄且暴露面积较大时，取出暴露的钛网，清除种植体表面的污染物，在修整软组织的同时重新进行骨移植，并完全覆盖该区域（图9.66和图9.67）。

率为44%，而1~3类骨的失败率为3.6%（图9.68和图9.69）。临床医生评估骨缺损性质和类型的能力非常重要，因为每个独立的骨缺损病例都需要医生自己做出可预期的手术方法和治疗方案，这使得临床医生能够在手术开始前就能预测最终的转归，并将其传达给患者。

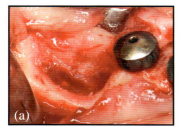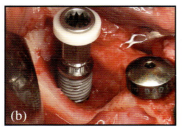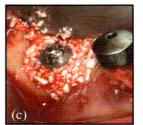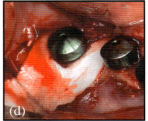

图9.68　（a~d）杯状骨缺损为骨移植手术提供了高度的预期性。

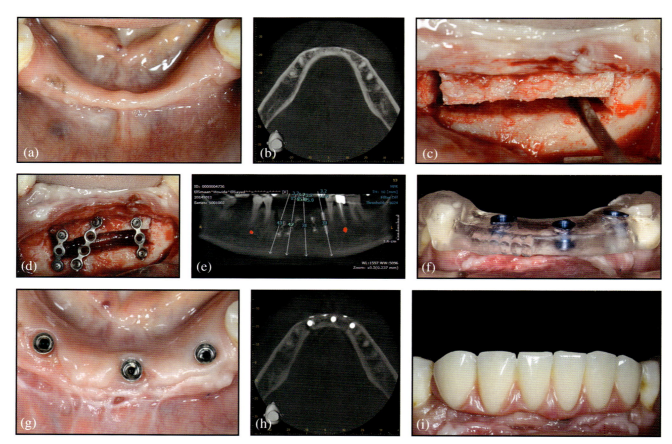

图9.69　（a和b）临床和放射学表现为严重的垂直向牙槽嵴缺损，这表明需采用特殊的治疗方法。（c）实施节段性截骨术。（d）用微型钛板固定活动的骨块愈合。（e）4个月后进行CBCT检查，为将来的种植位点制订计划。（f）CAD-CAM种植导板就位。（g）种植体植入愈合后2个月。（h）CBCT扫描影像显示种植体在位。（i）最终安装螺丝固位修复体。

另一方面，患者松质骨内的细胞承担至少60%的骨愈合能力，年轻健康患者的骨膜可额外增加30%。皮质骨中的细胞只承担10%的骨愈合能力（Sandberg和Aspenberg 2016）。随着松质骨髓腔的减少，成骨细胞的储备也会减少。CBCT可以显示术前受区松质骨与皮质骨的比例（图9.70）。

9.4.6.2 预测宿主的反应

患者的系统性疾病会直接影响手术的整体成功率，例如糖尿病、高血压、抑郁症、骨质疏松症等。下颌骨骨量的减少与其他部位皮质骨减少有微弱的相关性，但与上颌骨的骨量无关（图9.71a～o）。

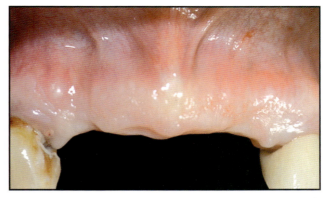

图9.70 组织表型（软组织和硬组织的质量）在很大程度上决定了手术的决策和手术方式。

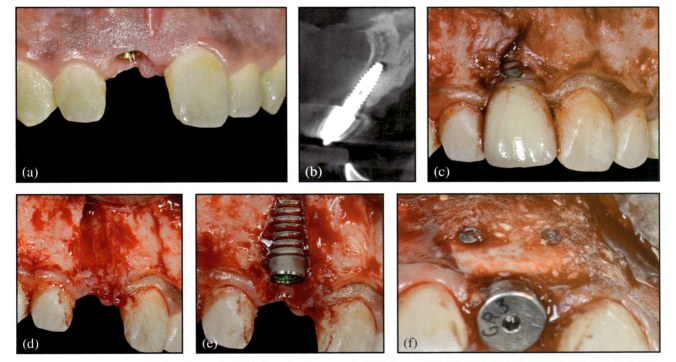

图9.71 （a）术后2个月种植体周围组织轮廓。（b）CBCT扫描影像显示唇侧骨板缺失以及吸烟导致的骨移植失败。（c）种植修复体失败的术中照。（d）种植体取出后，清理创面并去除颗粒。（e）新的种植体植入。（f）放置单皮质同种异体移植骨并用微型钛钉固定。

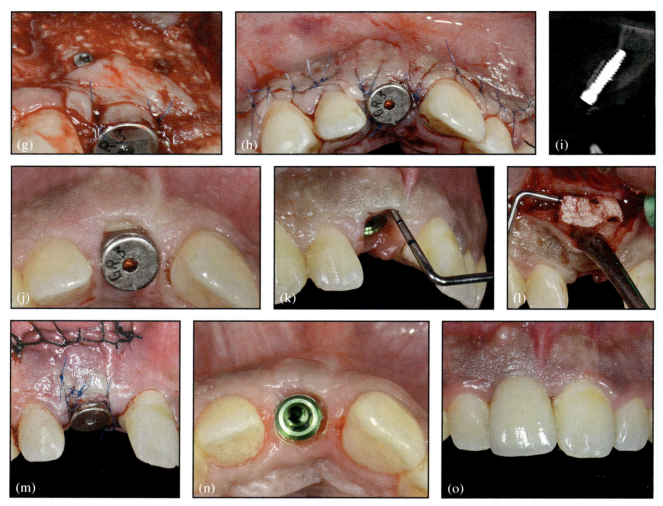

图9.71 （g）结缔组织被固定。（h）尝试关闭基台周围的皮瓣。（i）术后即刻CBCT扫描影像显示移植骨在位。（j）骨移植后2个月，临床图片显示移植骨暴露，宣告骨移植失败。（k）移植骨表面有牙周袋以及缺乏上皮附着。（l）前庭切口可避免牙槽嵴顶切口引起牙龈退缩，同种异体皮质片轻松取出。（m）移植的结缔组织就位后关闭皮瓣。（n）术后1周最终愈合。（o）病例最终修复完成。

患者应坦诚地告之正在进行的治疗和/或正在服用的药物，以及对治疗有影响的行为习惯。这不仅强调了种植治疗的禁忌证或重点关注领域（Sabes等1970），还可以提供关于种植牙潜在预后的有用信息（Halstead 1982；Misch 1982）。以

下与种植牙相关的风险（Wakley和Baylink 1988）可以通过详细的病史询问、体格检查和实验室检查进行评估，在处理医疗上有缺陷的患者时更应谨慎。日常接诊的患者，有些有治疗禁忌证，有些应在治疗前控制好基础病变，有些应推迟一段时间再

进行治疗。因此，术前必须完全了解患者的既往史。临床医生应通过收集患者的数据了解患者的健康状况，如果存在任何可疑症状，则应将患者转交给其他专科医生进行会诊，并提交一份清晰的报告。遵循这个原则可以在治疗过程中避免许多潜在的并发症。

肾脏疾病是种植牙的一个主要问题，应仔细询问病史并进行评估，因为肾上腺素和去甲肾上腺素是在肾脏髓质中自然产生的，负责调节血压、心肌收缩和兴奋性。来自皮质的糖皮质激素负责调节碳水化合物、脂肪和蛋白质的代谢。肾上腺功能减退可导致艾迪生病，表现为体重减轻、低血压和恶心呕吐，口腔表现为嘴唇和牙龈色素沉着。肾上腺功能亢进则导致库欣综合征，表现为满月脸、高血压和胶原分泌减少，造成患者伤口愈合不良，骨质疏松，感染风险增加。正常肌酐水平为每100mL 0.7～1.5mg，任何紊乱的迹象都可能提示肾功能不全，应进一步研究；如果忽视这一标准，可能导致骨质疏松和骨愈合不良。有任何慢性肾脏疾病的患者应额外由有经验的内科医生开具类固醇类处方药物。贫血、白血病、出血/凝血障碍等血液病也会对种植体产生影响。轻度贫血会引起许多口内症状，并引起疲劳、焦虑和失眠；而慢性贫血的特征是呼吸短促、腹痛、骨痛、四肢刺痛、肌肉无力、头痛、昏厥、心律改变和恶心。贫血的口腔症状包括舌体酸痛、疼痛、光滑发红、味觉丧失和口腔组织的感觉异常。贫血可能会导致并发症出现，包括骨成熟和发育受损，并在放射学上出现稀疏的骨小梁，表明有25%～40%骨小梁吸收（Elaskary 2008）。

骨密度降低影响初期种植体的植入，并可能影响种植体骨结合界面成熟板层骨的初始形成量。术前和术后应使用抗生素，并增加患者的复诊频率以指导其口腔卫生。贫血的情况应进行纠正。另一方面，血液白细胞疾病会导致白细胞增多，白细胞增多是由白血病、肿瘤、急性出血和/或急性炎症、坏死或白细胞减少等疾病引起，这些疾病可能伴随某些感染（如肝炎）或骨髓损伤（放射治疗）。血小板减少症往往引起感染、水肿和出血，这两种情况都可能导致并发症发生，并影响种植牙的成功率。在治疗白细胞疾病时，治疗计划应趋于保守。一般认为维生素D对种植牙也有影响，它在肝脏、皮肤、肾脏、肠道和甲状旁腺中合成，有助于增加钙和磷从肠和肾的吸收。维生素D缺乏被称为"软骨症"。软骨症在口腔中表现为骨小梁减少、硬骨膜模糊、慢性牙周病发生率增加。甲状旁腺功能亢进也有其独特的口腔表现，包括硬骨膜丧失、牙齿松动和骨小梁形态改变（磨玻璃样外观），由此可能产生中枢和外周巨细胞瘤。甲状旁腺功能亢进是种植治疗的相对禁忌证。免疫系统严重受损和患有严重胃肠道疾病（如肝炎、吸收不良等）的患者也应排除在所有种植牙的外科干预之外。患肌肉骨骼疾病［如骨质疏松症、骨硬化症和变形性骨炎（佩吉特病）］的患者由于成骨细胞活性增加而表现为缓慢的进行性骨组织疾病，通常以血清碱性磷酸酶和钙水平升高为特征。骨性肿大可经触诊诊断，影像学表现为棉絮状。此类患者易患骨肉瘤，是种植牙的绝对禁忌证。骨质疏松症是一种常见的影响种植体植入的口腔骨组织疾病，其原因是骨吸收率和形成率之间关系失衡。吸收过程占主导地位时，皮质骨板变薄，骨小梁形态更加离散，出现深度脱钙。骨质疏松症对女性的影响是男性的2倍，尤其是在更年期之后（Elaskary 2008）。虽然骨质疏松症不是种植牙的绝对禁忌证，但它影响治疗方式。预防措施应包括：雌激素摄入治疗、膳食钙的摄入、渐进性骨负重，设计宽直径的种植体并涂上羟基磷灰石以增加骨接触面积（Wakley和Baylink 1988）。

身体健康受损，无论是全身的还是局部的，都会影响种植牙的成功率。妊娠、持续性口腔感染、艾滋病、神经系统疾病（如脑卒中、麻痹、智力低下等）可能导致患者无法每日保持足够的口腔卫生，恶性肿瘤就是此类种植牙禁忌证的例子（Smiler 1987）。

越来越多的文献认为，吸烟是影响软组织愈合、牙周健康和种植治疗（Bergström和Preber 1994）的一个危险因素（Rees等1984）。关于吸烟与种植牙失败的关系，存在一些有争议的观点，现代科学已经证明，吸烟有潜在影响种植牙长期和短期成功率的风险（Gorman等1994）。Persson、Bergström和Gustafsson（2003）的一项研究评估了吸烟后软组织的反应，他们指出吸烟对牙周治疗的结果有相当大的负面影响。其原因可能与中性粒细胞的弹性蛋白酶和/或基质金属蛋白酶-8（MMP-8）的活性以及蛋白酶抑制剂α-1-抗胰蛋白酶（a-1-AT）和α-2-巨球蛋白（a-2-MG）的活性改变有关。这项研究包括15名吸烟患者和15名接受手术治疗的中重度牙周炎患者。术前及治疗后1周和5周进行临床检查和GCF收集。用显色低分子底物测定弹性蛋白酶活性，用酶联免疫吸附法测定a-1-AT、a-2-MG和MMP-8水平。结果显示吸烟者术后a-1-AT、a-2-MG和MMP-8水平未发生变化。在非吸烟患者中，a-1-AT和a-2-MG水平升高，而MMP-8水平降低。吸烟者和不吸烟者体内的弹性蛋白酶水平均保持不变。结果表明，在手术治疗后的恢复期内，吸烟者的a-1-AT、a-2-MG和MMP-8的水平保持不变。因此，解释了吸烟可能干扰治疗反应，同时在一定程度上也解释了吸烟患者治疗效果不佳的原因。曾有声明提出，不允许吸烟者接受牙周和种植治疗，直到他们遵循严格的戒烟方案。另一项研究（Henemyre等2003）通过磷酸钙的吸收测定了生理相关的尼古丁水平对猪破骨细胞功能的影响。研究中使用纯尼古丁，在培养基中稀释至以下浓度：0.03、0.15、0.30、0.60和1.50μm。将猪破骨细胞接种到磷酸钙复合试验载玻片上，在37℃下培养，每24小时更换一半培养基。细胞接受0、0.15、0.30、0.60和1.50μm尼古丁或25nm甲状旁腺激素（PTH）。通过测量磷酸钙基质的吸收表面积来量化破骨细胞的吸收率。研究表明，破骨细胞数量的增加与尼古丁浓度的增加直接相关；然而，破骨细胞的数量与吸收量之间没有相关性。尼古丁能促进破骨细胞的分化和磷酸钙的吸收，磷酸钙是

骨的主要成分。尼古丁调节并刺激破骨细胞可能在一定程度上解释了吸烟患者牙周骨吸收速度的增加和难治性疾病的发病率（Elaskary 2008）。

过敏是另一个令人担忧的问题。完整的系统病史和牙科病史对于过敏史的鉴别非常重要，能够指导种植治疗中使用或避免使用某些药物。由于钝性高和生物相容性好，牙科文献中没有发现对钛或钛合金出现过敏的报道（Bezzon 1993；Latta、McDougal和Bowles 1993）。然而，文献中有对义齿过敏（Hansen和West 1997）和修复用金属如铬钴、镍和钯铜金合金过敏的报道（Fieding和Hild 1993）。

安装人工关节的患者，如果因种植手术而发生菌血症，可能会因血行播撒导致关节植入物部位的感染。据推测，义齿上可能残留菌孢，并因牙科手术引起感染，因此术前必须提高抗生素的使用率。必须检查唾液腺和导管是否堵塞或存在唾液分泌减少和口腔干燥等问题，并可能由此更改拟定的修复计划。此外，还需评估肝脏功能，因为肝硬化会导致凝血因子合成减少、纤维蛋白原和凝血蛋白合成异常、维生素K缺乏、纤溶活性增强、血小板定量和定性检查异常。肝脏的两个更重要的功能是凝血因子的合成和药物的分解代谢。胆红素的变化范围（总：每100mL 0.7mg）提示肝脏疾病影响组织愈合、药物药代动力学和患者长期的健康状况。在小手术中，术后应使用牛胶原蛋白和附加缝合以控制出血（Elaskary 2008）。晚期外科手术需要住院治疗以控制出血。在拟定种植的部位，任何骨髓炎或放疗的病史都应该仔细调查，种植牙失败与放疗之间的关系并不十分清楚。与未经辐射的颌骨相比，用于治疗口腔癌的辐射似乎不会降低种植体的存留率，受辐射患者的主要问题是唾液分泌减少（口干）（Jisaander等1997）、血液供应减少导致感染以及发生放射性骨坏死的可能性（Marx和Johnson 1987）。

当辐射剂量超过64Gy时，就会出现放射并发症（Murray等1980）。一些研究者指出，上颌骨经放疗后更容易发生种植失败。从放疗结束到植入种

植体的等待期还不确定。一些研究者建议3～6个月（King、Casarett和Weber 1979），其他人则认为是6个月，因为在6个月后，由于细胞再生性降低和进行性缺血，预计放疗后的组织将开始纤维化。还有些人建议等待12个月（Albrektsson 1988）。口腔放疗后种植体的失败率似乎很低，但建议延长愈合期并使用高压氧治疗，特别是在上颌骨，以提高愈合能力，避免软组织溃疡，并减少纤维组织的形成（Keller 1997）。

身体状况和症状并不是口腔外科医生用于分析和评估的唯一指标。在检查和制订方案时，必须考虑到患者对长期治疗和维护的依从性。在咨询期间，临床医生应确定患者是否对长期治疗做好足够的心理准备。例如，有恐惧症或高度焦虑的患者可能疼痛阈值较低，并且会拒绝接受随访。另一方面，如果患者的牙科症状源于系统疾病，则很可能对种植治疗的结果不满意（Melamed 1989）。

不幸的是，并不是每个人在精神上、心理上、身体上和情感上都是健全的。因此，有些病例可能不适合进行种植治疗。以患有急性精神或心理障碍的人为例，这些障碍可细分为①无法理解信息、遵循指示或做出合理决定（如精神病综合征、严重神经病或性格障碍等）；②忘记日常口腔卫生维护或运动协调能力受损（如脑损伤综合征、老年痴呆症前期等）；③缺乏动力、营养不足和不遵守口腔卫生方案导致慢性、严重的药物成瘾（Smith、Silverman和Auclert 1989）。与以往一样，最好选择那些理解能力强、合作程度较高的患者，以保证最终的成功（Elaskary 2008）。内分泌系统疾病（如不受控制的糖尿病、甲亢、垂体/肾上腺疾病等）应谨慎治疗，因为75%的糖尿病患者出现牙槽骨吸收和牙龈炎性改变增加，这可能对骨结合产生负面影响。"低血糖"是糖尿病患者在牙科手术中最严重的并发症，它是由于胰岛素水平过高、降糖药物过量或食物摄入不足造成，其症状包括：虚弱、紧张、震颤、心悸和/或出汗，严重的患者会出现混乱和激动，导致癫痫发作，甚至出现

昏迷。糖尿病不会直接影响种植体的失败。一项共识表明，在代谢控制型糖尿病患者体内植入种植体，失败的风险并不比一般人群高；但一项群组研究表明，对于清洁的伤口，糖尿病患者感染的风险并不比没有糖尿病的患者更高（Goodson和Hunt 1979）。感染的发生可能是由于血管变薄和变脆，从而导致血供变化。总之，目前的外科观点是，控制良好的糖尿病患者（低于250mg/dL）可能不会面临更多的手术风险，而控制不良的糖尿病患者或高危患者（高于250mg/dL）可能经常会出现伤口恶化；因此，糖尿病控制不好的患者会出现更棘手的管理问题，建议推迟手术，直至糖尿病得到更好的控制（Smith等1992）。

饮酒不利于种植牙的成功（Sampson等1996），有研究证明它会造成骨质疏松和骨量减少。研究表明，饮酒会导致骨平衡破坏和进行性骨吸收（Lindholm等1991），进而导致种植位点的骨量不足。Bombonato等（2004）的研究评估了酒精饮料对大鼠牙槽骨内种植体周围羟基磷灰石磷酸三钙修复性骨形成的影响。研究证实，采用组织学差异点计数法在酒精性大鼠肺泡中检测到修复性骨形成显著延迟。种植前必须进行全面的体格检查，以评估患者目前的健康状况，并发现任何未确诊疾病的早期迹象。双指触诊嘴唇、口腔黏膜、硬软腭、口咽和颏下、下颌下和颈部淋巴结，评估是否存在肿块（Smith、Silverman和Auclert 1989）。通过轻轻地向前、向上和向侧方抓住和提起舌体，也可以检查口底和舌体。登记信息和记录既往史只是种植治疗术前阶段的一个方面。记录患者的生命体征（脉搏、血压、呼吸频率和体温）对于评估患者目前的整体健康状况非常重要。当存在或疑似存在医源性损害时，可能需要进行其他医学测试和/或咨询患者的主治医生。值得注意的是，文献建议对每个拟种植的患者进行医源性损伤的评估，因为仅受医源性损伤并不一定意味着种植失败（Elaskary 2008；Elaskary等1999a，b）（图9.72）。

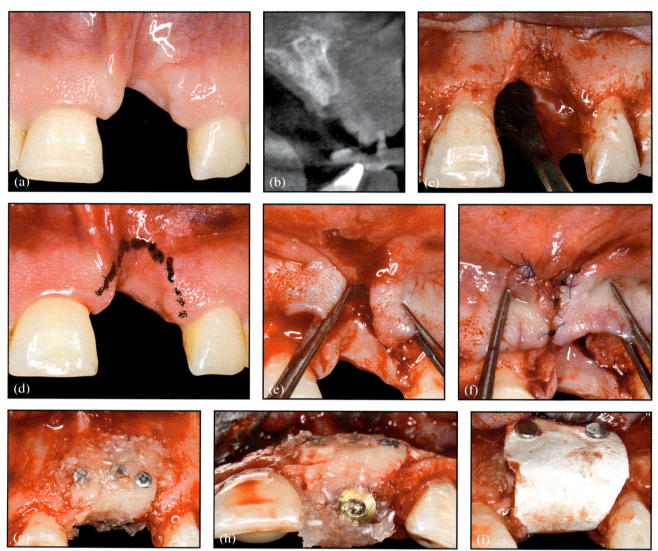

图9.72 （a）与左上中切牙相关的垂直向骨吸收，需要高度成骨的移植材料。（b）CBCT扫描影像显示唇侧和舌侧骨板完全吸收。（c）术中照显示严重的骨吸收。（d）黑色标志显示切口线（倒V字母）。（e）接近伤口边缘。（f）双侧牙龈乳头邻近皮瓣创面边缘的缝合。（g）用钛螺丝（KLS Martin，GmbH，Tuttilngen，德国）固定从颏部取出的自体骨块。（h）植入3.8mm×15mmLaser-lock种植体（Laser-lock，BioHorizons，Birmingham，AL，美国）。（i）胶原膜（Mem-Lock，BioHorizons，Birmingham，AL，美国）用2枚膜钉（Auto Tac，BioHorizons，Birmingham，AL，美国）固定。

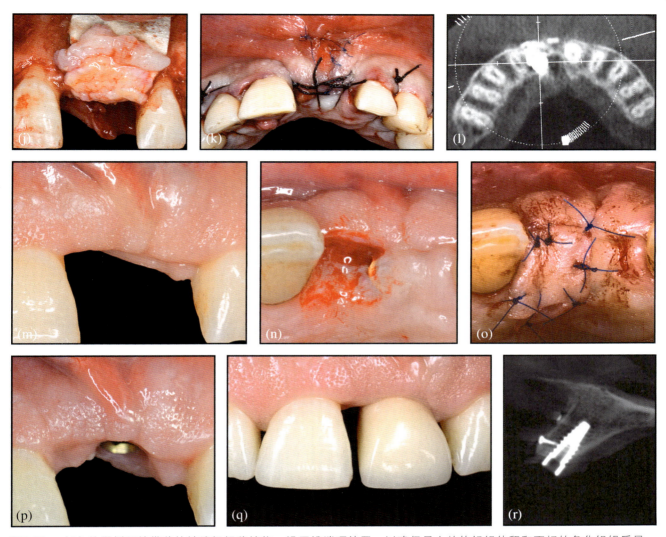

图9.72 （j）从腭侧翻转带蒂的结缔组织移植物，沿牙槽嵴顶放置，以确保最大的软组织体积和更好的角化组织质量。（k）皮瓣缝合的术中照。（l）CBCT扫描影像显示唇侧和舌侧骨板轮廓重现。（m）愈合后结果。（n）缺损牙槽嵴的去上皮化。（o）覆盖移植角化组织是为了改善组织状态。（p）愈合后1个月。（q）安装最终修复体。（r）CBCT显示，唇舌侧骨组织重建预后良好。

9.4.6.3 最佳的软组织管理和关闭

笔者个人认为，优化软组织管理比骨移植手术本身更重要，因为当上覆软组织失败时，骨移植很容易失效，因此骨移植的成功与软组织的状态密切相关。在愈合阶段，皮瓣的移动会导致纤维组织和上皮细胞填充缺损区并侵入移植物，留下许多瘢痕和纤维组织。上述所有口腔软组织管理都应仔细考虑。笔者个人认为，在进行再生治疗时，临床医生应从软组织管理开始，再进行骨治疗，当出现软组织不足或失败时，应中止再生治疗。再生过程首先通过管理软组织开始，可确保该软组织能够保护并覆盖再生材料，从而杜绝或减少潜在并发症（图9.73）。

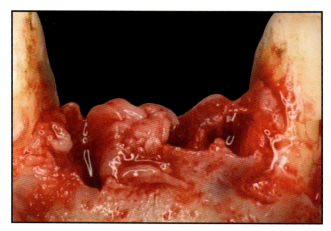

图9.73 在移植手术前去除炎症组织是很重要的，在很大程度上关系到移植手术成功与否。

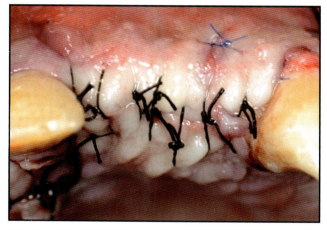

图9.74 精细的骨膜反应、最小的组织损伤、无张力缝合和避免组织撕裂是所有移植手术成功的重要因素。

9.4.6.4 移植材料的稳定性与空间构建

再生治疗中最重要的步骤之一是稳定所有的移植物成分，无论是自体移植物、人工合成移植物还是同种异体移植物。骨块固定后，在不稳定的情况下不要用胶原膜覆盖；移植骨块稳定后才能保护下方的血凝块，抵消骨膜的愈合张力，并尽量减少成纤维细胞对移植骨块的侵袭。当软组织闭合而移植物颗粒不稳定时，颗粒会通过肌肉运动或咀嚼运动分散在各个部位。固定装置，如骨钉、胶原膜钉、金属丝等，必须无一例外地一直使用。引导骨再生术是建立在从周围软组织中分离出移植部位的基础上，这更加强调了稳定的重要性。GBR膜使生长较快的组织，如上皮组织、纤维组织或牙龈结缔组织，不受缺损的影响，确保在重要的骨形成过程中进行可控的再生。在骨缺损中应用骨移植材料能防止胶原膜塌陷，并作为新骨再生、血管以及成骨细胞生长的骨传导支架的位置保持器。

复合移植物的稳定性是目前许多临床医生忽视的重要因素之一。复合移植物的稳定性成为所有再生治疗的首要因素（图9.74）。

通过稳定移植物，可以保留足够的空间，以确保足够的血供（图9.75）。一旦骨移殖物的空间被保护好，再生过程就会正常开始。空间构建是一个亘古的话题，多年来许多研究者都进行过详细的阐述。自从骨引导理论被提出以来后，它仍然是牙科再生领域中最重要的种植先决条件之一。

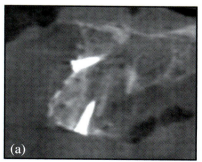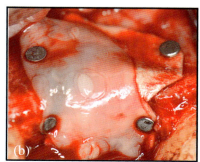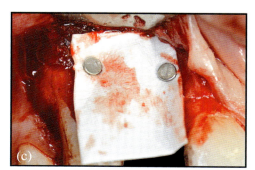

图9.75 （a~c）通过使用膜钉或固定螺丝获得移植复合物的稳定，是膜下血凝块获得稳定的绝对必要条件。

9.4.6.5 选择合适的再生方法和材料

移植材料和技术的正确选择，取决于几个因素：移植物成分的成骨潜能；移植物应具备一定的成骨能力；移植物基质必须包含或促进成骨细胞的繁殖；患者的经济状况；临床医生对所选材料的控制能力以及科室材料的准备情况。现在，临床医生有多种选择以确保移植手术的成功。骨移植是再生而不是修复，术语"修复"意味着恢复丧失的组织；再生是一个生物过程，不仅是重获组织，而且还要恢复其结构和功能。血凝块作为细胞迁移的初始基质，还作为成骨细胞的固定装置，因此血凝块的稳定也很重要。市场上有许多移植材料和技术，临床医生有责任选择最佳的材料和技术，以提供最佳的治疗结果。垂直向骨增量与位点保存所使用的材料明显不同，这表明选择最佳植骨材料的重要性。

笔者提出一种可以保证再生过程具备良好可预期性的移植方案，最佳的颗粒状混合物（Optimal Particulated Mix，OPM）由2/3的自体骨和1/3的去蛋白无机牛骨矿物质（deproteinized inorganic bovine bone，DBBM）组成，最好是马来源的。移植骨混合物为手术中用专业刮骨器采集的自体骨屑和平均粒径为300M的DBBM移植物组成（图9.76）。使用自体骨的原因是为了确保移植物具有很高的成骨潜能，其余部分用作填充物，以保持移植物具备良好的骨量，确保术后移植物的重建最小，实现抗原性或可能的组织反应最小或无抗原性的情况下尽量减少术后移植物的重新分配。使用OPM的主要数据显示其重建率最低，再生能力高，使用方便，患者不适感较少。

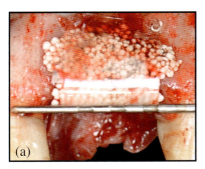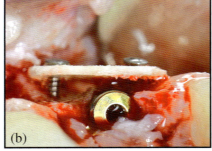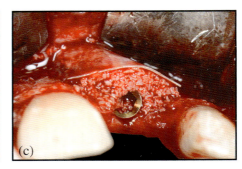

图9.76 （a～c）空间构造的示例。

可以使用钻头、超声刮匙、刮骨器和手动刮匙从供区获取自体骨屑。口内供区的部位包括上颌结节、下颌磨牙后区和正中联合部（Kainulainen等2002，2003）（图9.77）。

Miron等（2011）的研究工作支持选择骨屑作为自体骨移植的首选方法。在一项体外研究（猪）中，他们评估了移植骨在成骨细胞培养中促进成骨反应的能力，在第1、2、3和5天测量细胞增殖。他们比较了4种自体骨移植形式：①研磨的块状骨移植物；②刮骨器获取的骨屑；③骨钳获取的骨

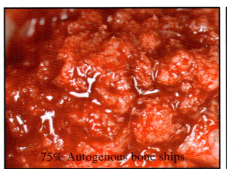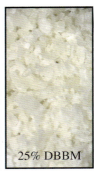

75% Autogenous bone ships   25% DBBM

图9.77 笔者认为最佳的混合物移植方案为，75%的自体骨屑和25%的去蛋白无机异种骨组合而成，以减少骨吸收，并为移植物提供足够的体积。

浆；④超声骨刀获取的骨块。该研究指出，在研磨的块状骨移植物和刮骨器获取的骨屑样本上，成骨细胞显示出较高的胶原蛋白、骨钙素和骨基质水平，并能产生更多的矿化组织，这解释了使用骨屑的原因（图9.78）。

不使用骨收集器的原因在于它造成骨污染的可能性较高（Young等2002b）（图9.79）。

综上所述，因为口腔的实际情况复杂多变，没有一个具体的方案能够适用于所有的临床病例。临床医生应了解每种方法的益处和副作用及其临床可预期性。建议使用上述提到的指南作为再生治疗的参考，这些指南已被证明是非常有效的，并能实现再生结果的高度可预期性（图9.80）。

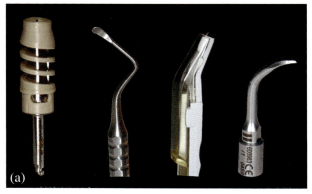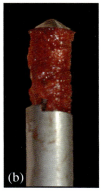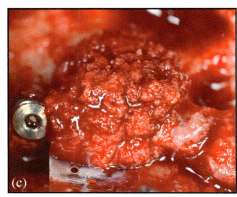

图9.78　（a）外科手术时用于自体骨屑采集的钻头、刮匙、刮骨刀、超声骨刀工具。（b和c）右侧颗粒状骨移植混合物的一个病例，其中75%是用刮骨刀采集的自体骨屑。

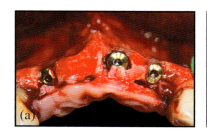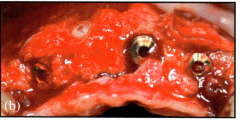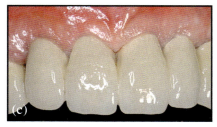

图9.79　（a）前牙区水平向骨缺损，尝试种植体植入和同期进行移植骨植入。（b）用采集的骨屑与1/3异体材料混合制成的颗粒状骨移植物植入缺损区，并全部用PDLLA膜覆盖。（c和d）正面和切端观察病例最终修复完成后情况。

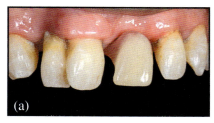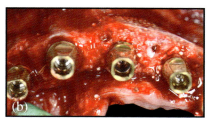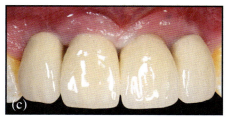

图9.80　（a）术前照显示骨轮廓及中、侧切牙缺失。（b）局部缺损区植入采集的骨屑与1/3的异体材料混合制成的微粒状骨移植物，全部用PDLLA膜覆盖。（c）病例最终修复完成。

扫一扫即可浏览
参考文献